웰빙 스포츠 & 댄스

개정판

한경희 · 김병화 · 임호남 · 유 실 · 김광래 · 김수미 공저

교학연구사

저자 소개

한경희
한양대학교 체육학과 졸업
한양대학교대학원 이학박사
한양여자대학 사회체육과 교수

김병화
한양대학교 체육학과 졸업
명지대학교대학원 이학박사
한양여자대학 사회체육과 교수

임호남
이화여자대학교 체육학과 졸업
경기대학교대학원 이학박사
한양여자대학 사회체육과 교수

유 실
상명대학교 체육학과 졸업
한국체육대학교대학원 이학박사
한양여자대학 사회체육과 조교수

김광래
한양대학교 체육학과 졸업
한양대학교대학원 이학박사
한양여자대학 사회체육과 조교수

김수미
부산대학교 무용학과 졸업
경희대학교대학원 체육학 박사
한양여자대학 사회체육과 겸임교수

머리말

현대 산업화 사회는 물질적 풍요로움을 얻은 반면에 물질만능주의로 인하여 인간성이 상실되어가고, 사회범죄가 늘어나고 있으며, 향락풍조가 만연되고 있다. 더욱이 여가가 증대된 반면, 신체활동이 줄어들고 대기와 수질의 오염으로 새로운 질병에 시달리게 되어 점점 신체와 정신이 나약해지고 있다.

이러한 현실에서 건강의 중요성이 더욱 절실해지고 운동의 필요성이 더욱 필요해진 것이다. 더욱이 신체활동의 욕구가 가장 왕성할 나이의 청년 대학생들이야말로 넘치는 건강으로 미래를 준비해야 할 것이다. 넘치는 건강을 위해서는 무엇보다 운동을 생활화해야 한다.

스포츠와 댄스는 건전한 신체활동을 통하여 신체적, 정신적 건강을 유지 향상시키고, 현대인의 스트레스를 말끔히 해소시켜 건강하고 가치 있는 삶을 영위하게 하는 것이며 이것이 바로 웰빙(Well-being)이라는 것이다.

이 책은 웰빙을 위한 스포츠와 댄스를 실시하기 전에 먼저 개념의 정립과 운동의 기초과학을 이해한 후, 스포츠와 댄스의 여러 종목 중에서 보편화되고 가치 있는 몇 개 종목을 선택하여 실기를 쉽게 익힐 수 있는 안내서이다. 아무쪼록 건강 스포츠 및 댄스 수업이나 실기 연습을 함에 있어서 좋은 길잡이가 되기를 바라는 바이다.

저자 일동

차례

제1편 스포츠 및 댄스이론 10

제1장 체육 · 스포츠의 개념 10

1. 체육이란 무엇인가? 10
2. 스포츠란 무엇인가? 12

제2장 댄스의 개념 14

1. 댄스의 정의 14
2. 댄스의 본질 14
3. 댄스의 발달과정 15
4. 댄스의 종류와 특성 17

제3장 웰빙의 개념 20

1. 건강의 필요성 20
2. 웰빙의 의미 21

제4장 운동의 기초과학 22

1. 스트레스와 운동 22
2. 운동부족병(증)과 운동 25
3. 신체적성 27

제5장 여성과 스포츠 34

1. 여성의 특성 34
2. 여성과 신체운동 36
3. 임신과 운동 37
4. 폐경기(갱년기)와 운동 39

제2편 웰빙스포츠 및 댄스의 실제 45

제1장 골프 46

1. 골프의 역사 46
2. 골프의 특성 및 효과 47
3. 경기 용구 47
4. 경기 방법 48
5. 골프의 기본 기술 48
6. 용어 해설 50

제2장 게이트볼 52

1. 게이트볼의 역사 52
2. 게이트볼의 특성 및 효과 52
3. 경기장 및 용구 53
4. 경기 방법 55
5. 주요 반칙 및 공의 조치 56
6. 용어 해설 59

제3장 볼링

1. 볼링의 역사 60
2. 볼링의 특성 및 효과 60
3. 볼링의 에티켓 60
4. 시설 및 용구 61
5. 볼링의 기본 기술 62
6. 경기 방법 63
7. 용어 해설 64

제4장 소프트볼 66

1. 소프트볼의 역사 66

2. 시설 및 용구　66
3. 경기 방법　67
4. 소프트볼의 기본 기술　67
5. 주요 규칙 및 용어 해설　68

제5장 배드민턴　71
1. 배드민턴의 역사　71
2. 배드민턴의 특성 및 효과　71
3. 시설 및 용구　71
4. 경기 방법　72
5. 기본 기술 및 용어 해설　74
6. 기타 용어　76

제6장 댄스스포츠(DanceSport)　77
1. 댄스스포츠의 역사　77
2. 댄스스포츠의 효과　78
3. 댄스스포츠의 종류 및 예절　79
4. 댄스스포츠의 실제　80
5. 용어 해설　114

제7장 에어로빅 댄스(Aerobic Dance)　116
1. 에어로빅 댄스의 개념　116
2. 에어로빅 댄스의 역사　116
3. 에어로빅 댄스의 효과　118
4. 에어로빅 댄스의 운동 방법　119
5. 에어로빅 댄스의 안무　124

제8장 피트니스 댄스(Fitness Dance)　131
1. 피트니스 댄스의 개념　131
2. 피트니스 댄스의 실제　133

제9장 레크리에이션 댄스(Recreation Dance) 193

1. 레크리에이션 댄스의 정의 193
2. 레크리에이션 댄스의 효과 193
3. 레크리에이션 댄스의 구성 형식 195
4. 레크리에이션 댄스의 실제 196
5. 용어 해설 201

제10장 요가(Yoga) 203

1. 요가의 정의 203
2. 요가의 종류 203
3. 요가의 8단계 205
4. 차크라 207
5. 태양예배 자세 209
6. 스탠딩포즈 215
7. 시팅 포즈 221

참고문헌 227

제 1 편 스포츠 및 댄스이론

제 1 장 체육 · 스포츠의 개념

제 2 장 댄스의 개념

제 3 장 웰빙의 개념

제 4 장 운동의 기초 과학

제 5 장 여성과 스포츠

제1장 체육 · 스포츠의 개념

1. 체육이란 무엇인가?

신체활동은 직접적인 인간의 표현이며 내적 자아의 행위이므로, 인간과 신체활동은 중요한 의미를 지니고 있다. 그러므로 체육은 신체활동을 매개로 하여 바람직한 인간을 형성시킨다고 하는 교육의 일분야로 보는 견해가 지배적이다.

Wood와 Cassidy는 체육을 '근본적인 심신활동에 의하여 어린이의 완전한 교육을 이루게 하는 공헌작용'으로 보았고, Williams는 체육을 '종목으로 선택되고, 결과를 고려하여 수행하는 인간활동의 총체'라고 하였으며, Brownell과 Hagman은 체육이 '한 인간의 성장 · 발달 및 행위에 있어 제가치를 충분히 고려하여 선택하고 수용하는 신체활동에 의한 한 방법'이라 하였고, Nixon과 Cozens는 체육을 '활발한 근육활동과 그에 따른 반응, 그리고 그 반응에 따른 개인적 결과에 관계되는 모든 교육과정'이라고 하였다.

또한 가와무라는 체육이란 '개인의 특성을 고려하여 선택된 신체활동의 잠재적 가치를 구현함으로써 인간을 형성하려는 작용'이라고 하였고 , 오이시는 체육을 '인간이 어떠한 환경에서 인간에 대하여, 신체활동을 매개로 하여 인간형성을 이끄는 기능적 작용'이라고 하였으며, 마에가와는 '체육이란 인간의 신체활동 즉, 대근육 활동을 수단으로 하는 신체의 교육인 동시에 신체에 의한 교육'이라고 하였다.

이상 열거한 많은 학자들의 체육에 대한 정의에서 공통적으로 발견할 수 있는 것은 신체활동과 교육관계를 다루고 있다는 것이다. 즉, 체육은 교육의 일부분이며, 교육을 수행하는 매개체는 신체활동이라는 것이다. 이것을 가와무라는 다음과 같이 도식화하였다.

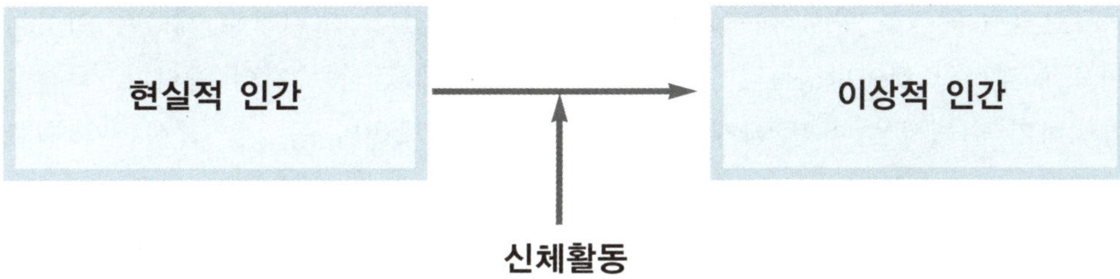

다시 자세히 설명하면,

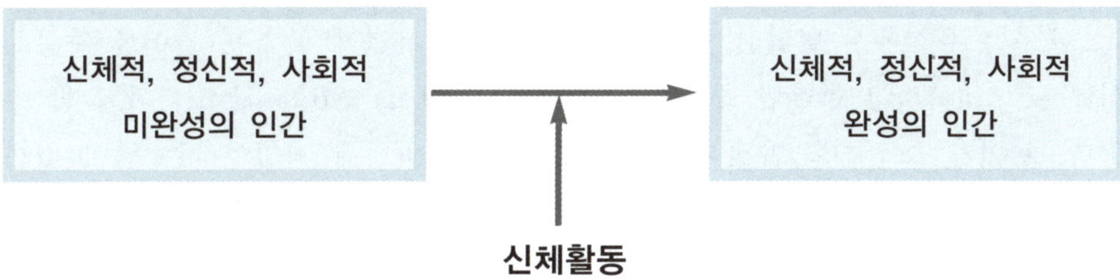

인간의 본질, 신체활동의 본질이란 입장에서 본다면,

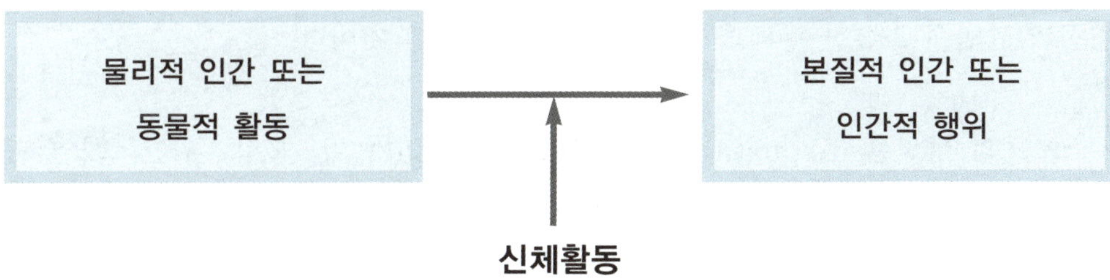

와 같이 표시하였다.

결국, 인간 자체는 미숙·불완전하기 때문에 인격적인 인간과는 상당한 거리를 가지고 있고, 이 거리를 단축시키는 것이 곧 교육이며, 체육은 그런 뜻에서 신체활동을 통하여 인격을 형성시키는 교육이라 하겠다.

우리 나라 국민체육진흥법 제2조에는 체육의 정의를 다음과 같이 명시하고 있다.

'체육이라 함은 운동경기·야외운동 등 신체활동을 통하여 건전한 신체와 정신을 기르고 여가를 선용하는 것을 말한다'.

이상의 내용을 종합하여 볼 때, 체육이란 스포츠, 댄스, 레크리에이션 등의 건전한 신체활동을 통하여 신체적, 정신적, 사회적으로 원만하고 쓸모 있는 인간

즉, 전인적 인간을 형성하는 교육이라고 말할 수 있다. 그러므로 체육은 이상적이요 목적적인 것이다. 목적은 눈에 보이거나 손에 잡히는 것이 아니다. 목적을 달성하기 위해서는 어떤 매개체가 있어야 한다. 체육의 목적을 달성하기 위한 매개체, 그것이 곧 스포츠인 것이다.

2. 스포츠란 무엇인가?

스포츠는 유희에서 발달한 것이다. 아이들이 자유롭게 즐기는 놀이를 자유유희(free play)라고 한다면 스포츠는 조직적 유희(organized play)라고 할 수 있다. 놀이가 스포츠로 발전하는 과정의 교량적 위치에 게임이라는 말이 있는데, 게임은 놀이가 발달하여 보다 조직화되고 역할이 분화된 형태의 활동이라고 할 수 있다. 즉, 즐거움 추구의 개별성과 무질서한 속성을 지닌 놀이라는 초보적 활동에 조직화를 위한 규칙과 보수화를 위한 경쟁성의 개념이 도입 · 적용된 활동이 게임이다. 게임이 더욱 조직화되고 역할이 다양하게 분화되어 여러 가지 형식적 규범을 소유한 형태의 표현 활동이 스포츠인 것이다.

스포츠의 어원은 disportare 또는 desportare였으며, 오락 · 위안 · 희열 또는 각자를 즐겁게 한다, 유쾌히 나돌아 다닌다는 뜻이었다. 그 후 disport 또는 desport로 되었고, 앞의 철자 di(de)가 없어져 sport가 된 것이다. dis(des)는 분리를 뜻하는 접두어로서 away에 해당되고, port는 운반 즉, carry의 뜻을 가지는 것으로서, disport(desport)는 carry away라는 말이 된다. 따라서 스포츠는 '자기가 해야 할 본래의 일에서 마음을 다른 면으로 옮기는 것' 이란 뜻을 지니고 있다. 즉, '일에 시달릴 때 기분전환으로 어떤 활동을 한다' 는 의미이다. 그러므로 기분전환이 되는 즐거운 활동이면 그것이 곧 스포츠가 된다.

그러나 스포츠는 좁은 의미의 유희와는 다소 성질을 달리 한다. 스포츠는 어디까지나 진실하게 생각하고, 규칙적이며, 상호 경쟁하는 유희라고 해석하고 있다.

Lawther는 '스포츠란 즐거움과 여가선용을 위하여 활동 그 자체를 추구하며, 보편적으로 일정한 전통적인 형태 또는 일련의 규칙에 따라 이루어지는 다소 활발한 신체활동' 이라 하였고, Kenyon은 '스포츠는 조직화되고 경쟁적인 총체로서의 신체활동'이라고 하였다. 결국, 스포츠는 기분전환으로 실시하는 즐거운 활동으로서, 일련의 규칙에 따라 이루어지는 상호 경쟁적인 신체활동이라고 할 수 있다.

현대생활에서 스포츠는 매우 중요한 의미를 가지고 있으며, 문화생활에 대비하여 인간의 욕구를 충족시키는 유일한 방법이기도 하다. 게임 활동은 인간의 생리적 활동이나 직업적 노동과 같이 생명 유지를 위하여 불가결한 것은 아니지만 인간의 사회생활상 필요한 활동이다. 생리적 활동, 직업적 노동의 필요성은 매우 크다 하겠다. 더욱이 산업사회로 말미암은 생활환경의 오염, 여가증대에 따른 신체활동의 감소, 물질만능주의에 따른 향락풍조 · 사회범죄의 증가 등 심각한 사회문제를 근본적으로 해결할 수 있는 방법이 곧 스포츠인 것이다. 스포츠 활동을 통하여 인간성을 회복하고 신체적 · 정신적 스트레스를 말끔히 해소하며, 건강하고 가치 있는 삶을 영위할 수 있기 때문이다.

스포츠는 본질적으로 유희성, 기술성 및 사회성을 가진다. 스포츠는 유희적이며 비노동적이기 때문에 이해를 초월하고 승부를 떠나 페어 플레이(fair play) 정신이 함양되어야 한다.

스포츠에 있어서 기술성이 중요한 것은 유희가 기술성을 가질 때 스포츠의 차원으로 발달하기 때문이다. 스포츠의 기술성은 그 활동을 조직화하고 규칙화해 가는 것이다. 또한 스포츠에서의 일정한 규칙은 경기자의 공정을 보증하는 조건이며, 상호 즐겁고 공평한 경기를 수행하자는 데서 만들어진 것이다.

스포츠 활동은 본래 인간의 사회적 제욕구에서 발로되었다고 볼 수 있다. 스포츠가 경기를 주로 하고, 경기에는 적수가 있기 마련이지만 실은 적은 적이 아니고 나의 상대인 것이다. 즉, 상대는 동지로서 존재하는 까닭에 대항(against)이 아니라 더불어(with)가 되는 것이다. 상대를 존엄하게 대함으로써 자신이 존중되고, 상대를 위로할 때 나에게 기쁨이 오는 것이다. 스포츠맨쉽(sportsmanship)을 통한 협력, 이해, 관용, 희생, 봉사 등의 덕망은 실사회에서의 생활태도를 형성하는 계기가 될 것이다.

이와 같이 스포츠는 사회성을 강조하고 도덕관을 확립시켜, 인간의 참된 모습을 함양하려는 노력의 연속이라 하겠다.

제2장 댄스의 개념

1. 댄스의 정의

댄스는 인간의 신체운동을 통하여 자기의 사상과 감정을 표현하는 신체예술이다. 그러므로 댄스는 각자가 느낀 신선한 신체의 움직임으로 표현하는 것으로부터 시작되어야 하며, 개성을 발휘하여 자유로이 표현할 수 있는 기초적인 신체활동이 필요한 것이다. 그러나 여기서의 신체 운동이란 신체의 근육운동을 뜻하는 것이 아니라 신체의 전체를 공간에서 움직여 아름다움을 나타내게 하는 공간형성의 운동을 말한다.

댄스는 또한 인간의 미적 욕구를 만족시켜 주는 동시에 자기표현의 수단으로 이용되고 있다. 자기표현이란 자기를 개조하여 가려는 것이며, 미적 표현의 노력은 자기를 미적으로 개조하여 가려는 것을 의미한다.

결국 댄스란 우리들의 사상 · 감정 · 감각 · 공간형성에 의한 인간의 신체운동을 통하여 표현하고, 미적 가치 판단을 나타내는 예술이라고 할 수 있다.

2. 댄스의 본질

일반적으로 '춤을 춘다'는 것은 댄스일 수는 있으나, 그것만으로는 창작되는 예술로서의 댄스의 본질을 이해하기 어렵다. '춤을 춘다'라는 말의 뜻을 생각하면 창작하는 댄스는 오히려 '추지 않는다'라는 뜻이 되기 때문이다. 영어의 dance나 독일어의 tans도 처음에는 '춤'이란 뜻이었다. 따라서 댄스란 근대적 대혁명을 거쳐서 급진적인 발전을 가져옴으로써 창작댄스에 까지 이른 것을 말하며, '춤춘다'라는 개념은 이 혁명 이전 즉, 창작되는 예술로서의 댄스로 되기 이전에 나온 것이기 때문에 원시적 상태를 나타낸 것이다.

댄스는 인간의 신체를 바탕으로 하는 예술이다. 그러나 댄스에서 신체라고 하는 것은 엄밀히 말해서 육체만을 이야기하는 것이 아니라 영혼과 육체가 하나로 된 것을 뜻한다. 그러므로 신체 그 자체가 댄스는 아니며, 댄스는 어디까지나 신체의 운동으로 이루어지는 예술인 것이다. 그리고 신체운동 중에서도 자연운동만이 댄스가 될 수 있다. 또한 댄스는 인간의 여러 가지 감정이나 사상을 신체운동에 의해서 표현하는 예술이라는 뜻에서 표현을 중시하지 않으면 안된다.

이와 같이 댄스는 창작으로부터 시작되며, 창작이 신체의 운동을 소재로 하여 우리의 사상과 감정을 표현한다는 데에 본질이 있는 것이다. 즉, 신체운동을 통하여 형이상학적인 미를 창조, 형성하는 것이 댄스이며 그것이 댄스의 본질이다.

3. 댄스의 발달과정

1) 원시시대의 댄스

원시인들은 항상 그들 종족의 상징으로 위대한 힘을 가지고 있는 자연과 동물을 숭배하면서 그들끼리 서로 융합하면서 종족으로서의 생명력을 굳게 하고 있었다. 이 때의 댄스는 단순한 희·비·애·락의 감정표현이었다고 볼 수 있으며, 또한 종교와 의식수렵과 전쟁수단으로 댄스가 이용되면서 발전되어 왔다.

2) 고대의 댄스

고대 그리스 사람들은 댄스를 인간의 교육수단으로 삼았으며, 미를 찬미하고 자연을 상징했던 당시의 사조는 댄스를 자연표현의 방법으로 매우 가치 있게 평가하였던 것이다. 로마시대는 오랜 전쟁의 여파로 민심이 약해지고 오락이나 현실 타개로 생활을 영위해 갔으므로 문화의 창조나 보존 육성이 침체되고, 다만 모방문화로 시종하였다. 한편 인도에서는 이 때부터 종교의식으로 댄스가 행하여졌는데 몸짓이 매우 세련되어 섬세한 움직임의 댄스로 고대 아시아 댄스를 대표하고 있다.

3) 중세기 댄스

기독교가 통일을 한 이 시대는 육체문화를 거부했기 때문에 다른 신체활동과 함께 어둠에 묻힌 시대였다. 그러나 교회 밖에서 몰래 자신이 춤을 추며 즐길 수 있는 사교적인 궁정댄스와 대중 오락적인 민속댄스가 행하여진 시대이기도 하다. 궁정댄스(Court dance)는 축일이나 왕후 알현시에 의식적인 동작에서 춤이 만들어져 점차 고도화된 Court dance로 발전하였으며 민속댄스(Folk dance)

는 여러 나라의 농민들 속에서 성장하였는데, 건강하고 자유롭고 재미있는 이 댄스는 언제, 누가 만들었는지도 모르는 사이에 육성되고 발전되었다.

4) 문예부흥시대의 댄스

오랜 암흑기에서 벗어나 르네상스 시대로 접어들면서 인간중심사회로 변모되자 인간의 지적 계발과 예술의 창조적 활동이 전개되기 시작하였다. 14~15세기경에 흔히 행하여졌던 무언극, 가면극, 막간극 등에서 발생되었다고 하는 발레(Ballet)는 1489년 이탈리아의 밀라노 공자 가레아소와 이사벨라 공주와의 결혼 축하연에서 베르곤지오 디보타가 막간에 여흥으로 춤춘 것이 기원이었다고 한다. 그 후 프랑스를 비롯한 전 유럽에 전파되었으며, 프랑스 헨리 2세의 왕비인 카드리노에 의하여 급속히 발전되었다. 1661년에는 루이 14세에 의하여 왕립댄스학교가 설립되었고, 여기에서 발레의 기본인 '다섯 가지 포지션'이 제정되었다. 1681년에는 댄스학교 교장인 률리가 '사람의 승리'라는 작품을 안무하였는데, 이제까지 소년이 여성역을 대역하던 것을 이 때부터 여성무용가를 처음으로 무대에 등장 시켰다. 그 후 여성댄스인인 카마르고가 1726년 파리의 오페라에 출현할 때 스커트를 짧게 하고, 처음으로 뒤꿈치가 없는 신을 신었다. 또한 지금의 타이즈와 비슷한 얇은 내의를 입고 경쾌하고 민활한 활동을 하였다. 한편 샤레는 희랍의 조각에서 본뜬 모스린으로 된 천을 온몸에 감고 자유로운 표현운동을 했다.

5) 근대의 댄스 혁명

카마르고 샤레의 뒤를 이어 발레의 역사상 특기할만한 개혁자는 장조르쥬 노베르로서, 그는 의상의 개혁과 함께 가면을 배격하였다. 프랑스의 혁명으로 인하여 정지된 발레가 이탈리아로 옮겨지면서, 샬바토오레 뷔가노에 의하여 댄스를 드라마틱한 연기와 춤과 음악이 합치되어야 한다고 주장되었고, 카르토 브라지스에 의해 댄스교수법이 완성되었다.

발레의 전성기를 맞아 발달할만큼 발달하여 궁극에는 전체적인 효과보다 주역을 빛내려는 사고가 지배적으로 되면서 19세기말에는 프랑스의 발레가 쇠퇴하기에 이르렀다. 이와 때를 같이 하여 러시아 발레가 출현하였다. 러시아 발레를 세계적인 것으로 만든 명연출가 디아길레프는 러시아 발레단을 조직하여 백조의 호수 · 잠자는 미녀 · 장미의 정 · 화조 등 주옥같은 명작을 발표하여 전 유럽을 매혹시켰으며 세계적인 댄스로 승화시켰다.

한편 발레가 문학이나 음악, 미술의 힘을 빌리고 있는데 대한 반발로서 인간의 신체 운동만으로 무엇인가를 표현해 보겠다는 인간의 기본적 욕구가 대두되어 발레에서 줄거리가 없는 형식을 가지고 드라마틱한 발레와 대항하기도 하고 새로운 풍조의 댄스가 전도되었다.

새로운 풍조의 댄스는 오늘날 모던 댄스(Modern dance)란 이름으로, 오직 신체운동만으로 자유로이 춤추며 발레와 같은 일정한 형이나 기교에 속박당하지 아니하고 의상이나 음악에 구속되지 아니한 자연적으로 우러나는 신체운동으로 된 댄스로 현대 댄스의 지표를 세웠다. 이를 댄스사상 근대의 댄스혁명이라고 부르며, 이 혁명은 미국 태생의 댄서 이사도라 덩칸(Isadora Dancan:1878 ~ 1927)에 의하여 제창되었다.

6) 모던 댄스

덩칸은 재래의 인습에 도전하여 현대적 댄스의 토대를 이룩하였으나, 오늘날과 같은 모던 댄스를 결정적으로 만들지는 못했다. 현대의 창작댄스인 모던 댄스를 확고한 위치로 쌓아 올린 사람은 루돌프폰 라반과 마리 비그망이다.

라반은 댄스의 예술로서의 독자성을 강조하여 춤이나 음악이나 연극, 미술의 종속물이 아님을 주장하고 입증했으며, 댄스보의 발간으로 공간운동을 기록하는 방법을 생각해 낸 댄스 이론주의자였다. 또한 비그망은 군무의 가치를 높였고, 음악 댄스를 육성하였으며, 라반과 함께 모던 댄스를 확립한 선구자였다.

모던 댄스는 주로 미국에서 이루어지고 있는 것으로, 미국 모던 댄스의 제1인자로서는 마사 그라함이다. 그라함은 모던 댄스를 보다 고차적으로 발전시켰으며, 표현은 훈련의 소산임을 강조하고 자칫하면 미에의 치중으로 기울기 쉬운 모던 댄스를 객관적인 발레의 예술미로 접근시켜 가며 한걸음 더 발전시켰다.

4. 댄스의 종류와 특성

1) 댄스의 종류

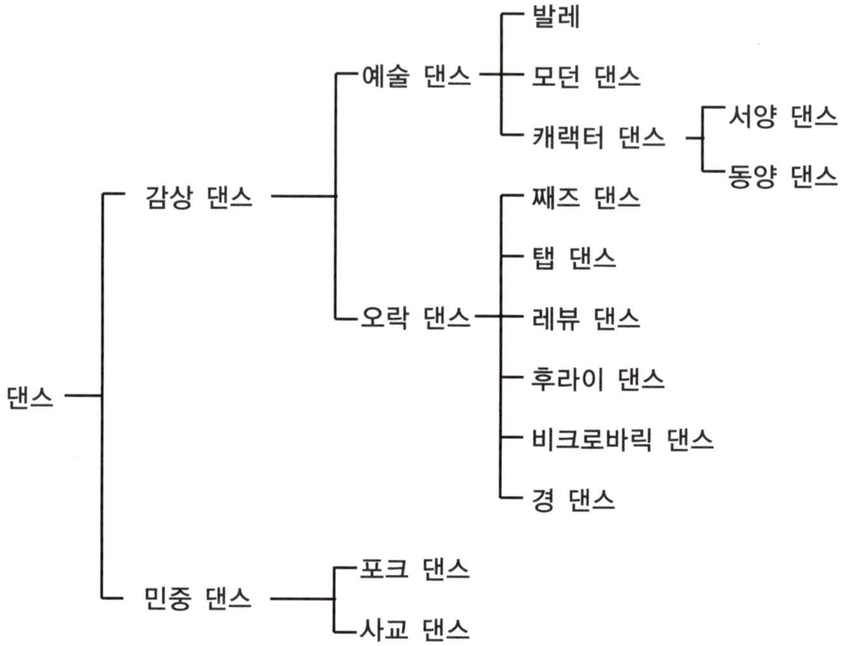

1) 발레(Ballet)

발레는 자유로 춤추는 것이 아니고 정해진 형이 있고 줄거리를 엮어가는 소위 댄스의 오페라라고 할 수 있는 것으로 댄스 · 음악 · 미술이 삼위일체를 이루는 종합예술이다. 여자 댄서는 토 슈즈를 신고 발끝으로 서는 동작이 많다.

2) 모던 댄스(Modern Dance)

모던 댄스는 20세기에 이르러 탄생된 새로운 현대 댄스로, 형이 짜여진 발레에 대하여 움직임에의 정해진 형을 깨뜨리고 자유스럽게 춤추는 댄스이다. 음악이나 미술 등의 도움도 받지 않으며, 토 슈즈나 타이즈도 벗고 움직임의 공간 형성에 댄스의 예술적 독자성을 추구하는 것이다.

3) 포크 댄스(Folk Dance)

포크 댄스는 일반 민중의 생활 가운데서 자연발생적으로 생겨 민중에게 전통적으로 전승된 춤이다. 포크 댄스에는 그 지방의 풍속이나 습관, 생활 감정 등이 서려 있고, 춤 자체가 소박하면서도 재미있어 모든 사람이 즐길 수 있다.

4) 캐랙터 댄스(Character Dance)

캐랙터 댄스는 본래 포크 댄스였던 것이 오랜 동안에 걸쳐서 다듬어진 민속적, 예술적 요소를 갖춘 춤이다. 폴카나 미뉴엣, 그리고 캐스터네츠 등의 기구를 이용하고 있는 스페인 댄스가 좋은 예라고 하겠다.

5) 레뷰(Revue)

최초에는 프랑스에서 일어났으나 미국에 건너가서 성행된 춤으로서, 째즈 곡에 맞추어서 추는 춤이다. 탭 댄스, 훌라 댄스 등을 모아 노래나 음악 · 곡예 등을 잘 조직화하여 관객을 즐겁게 하는 춤이다.

제3장 웰빙의 개념

1. 건강의 필요성

현대 산업화 사회는 인간에게 물질적 풍요와 편익을 제공하였다. 반면에 물질 만능주의로 인하여 인간성이 상실되고 사회 범죄의 증가와 향락풍조가 만연되고 있다. 또한 각종 공해로 인하여 새로운 질병이 발생하고, 여가의 증대로 말미암아 신체활동은 감소하게 되어 현대인의 건강을 더욱 악화시키고 있다. 이러한 실정에서 새삼 건강의 중요성이 강조되는 것은 당연하다.

한편, 의식주의 문제가 해결되고 의학이 발달되어 인간의 수명이 늘어나고 있는 것은 좋은 현상이나 실제로 건강 나이는 수명과 큰 차이를 보이고 있다. 통계에 의하면 최근 한국인의 평균 수명은 80세를 넘고 있지만 건강 나이는 70세를 넘지 못하고 있는데, 이러한 결과는 10년 이상을 불편하고 고통스럽게 보내다가 죽게 된다는 점을 시사하는 것이다.

허약자나 병약자가 행복을 누릴 수 없을 것이며, 왕성한 의욕과 적극적 활동에 의하여 자기 발전과 안녕이, 그리고 평화로운 가정, 건설적인 사회, 부강한 국가가 이루어지는 데에 있어서 그 원동력은 바로 건강에서 시작되고 그 유종의 미는 건강에 의하여 거두게 되는 것이다(김종훈 외, 1998). 건강은 인간의 수명을 늘이는 의학적 노력과 함께 일생을 보람 있고 행복하게 살 수 있도록 하는 수단 방법이라고 할 수 있다.

건강하지 못하면 귀한 생명을 유지할 수 없을 뿐만 아니라 원대한 포부와 희망을 가지고 있더라도 실현할 수 있는 능력과 자신감을 잃게 되므로 인생의 낙오자가 되고 만다. 그러므로 건강은 개인, 가정, 사회 그리고 민족의 장래와 국가의 번영을 위하여, 또한 인류의 문화 향상에 기여하는 바가 지대하기 때문에 그 필요성이 절실한 것이다.

2. 웰빙의 의미

웰빙은 한 마디로 건강복지라는 말로 표현할 수 있다. 즉, 신체적, 정신적, 사회적 건강을 통하여 행복한 삶을 영위함을 의미한다.

흔히 질병이 없다거나 허약하지 않으면 우리는 건강한 상태라고 말하지만, 진정한 의미에서의 건강이란 육체적인 면 뿐만 아니라 정신적, 사회적인 면에서도 완전히 양호함을 의미한다.

1946년 6월 19일 뉴욕에서 열린 세계보건기구(WHO : World Health Organization) 회의에서는 다음과 같이 건강의 정의를 내렸다.

「건강이란 신체적, 정신적 그리고 사회적으로 행복을 누릴 수 있는 완전한 상태를 말하는 것으로, 단지 병이 없다거나 허약하지 않다는 것만을 의미하는 것은 아니다.」

'Health is a state of complete physical, mental and social well-being, and not merely the absence of desease or infirmity.'

이는 곧 인류가 추구하는 이상적 목표라고 할 수 있다. 한 걸음 더 나아가 건강을 저축하여 수명과 건강 나이와의 균형을 이루도록 해야 할 것이다. 즉, 스포츠, 댄스 등의 건전한 신체 활동을 생활화함으로써 넘치는 건강(Dynamic health)을 유지 향상시키며, 그렇게 해서 얻은 건강은 장년, 노년기 까지 이어져 오래도록 건강하고 행복한 삶을 누릴 수 있는 것이다. 말하자면 넘치는 건강이란 청년 대학생들의 입장에서 볼 때, 노후의 건강복지를 위하여 건강을 저축하는 바와 같은 것이다.

제4장 운동의 기초 과학

1. 스트레스와 운동

1) 스트레스로 인한 신체의 반응들

"요즘 스트레스가 쌓여서 정말 미치겠다", "그 사람 도대체 왜 그런지 모르겠어", "그 사람 때문에 스트레스 받어" 등 스트레스란 무엇이며 그리고 무엇이 스트레스를 쌓이게 하는가? 도대체 '스트레스'란 무엇인가? 스트레스란 외부로부터의 자극에 적응하기 위해 체내에서 일어나는 대응의 과정이라고 정의된다. 이러한 생체의 변화를 스트레스(Stress)라 부르고, 스트레스를 일으키는 자극을 스트레서(Stressor)라고 부른다.

스트레스를 받는다는 표현은 자극 혹은 외부적인 어떤 충격을 받는다는 의미로 사용된다. 스트레스를 받게 되면 여러 가지 심리적, 생리적, 행동적, 생화학적 반응이 수반된다. 예를들면 식욕감퇴, 불면, 질병 유발등을 들 수 있다. 현대의 사회 생활을 하다보면 사람들은 이제까지와는 다른 새로운 환경에 적응하기 위하여 끊임없이 긴장하게 된다.

이러한 상태는 초조와 불안을 낳게되고 스트레스라는 신종 질병에 시달리게 된다. 그러나 스트레스가 너무 많아도 혹은 너무 적어도 좋은 상태라 볼 수 없다. 지나치게 많을 경우에는 초조, 식욕 감퇴, 불면, 불안감 등에서 질병을 유발하는 병으로 심신을 상하게 할 뿐만 아니라, 스트레스가 너무 낮을 때에는 일을 수행하는 면에서 남들보다 뒤떨어지는 경우가 있을 수 있다. 적당한 강도의 스트레스는 오히려 인간을 발전시키는 요인으로 작용하므로 무조건 피해가는 것은 좋지 않다.

그러나 일반적으로 현대사회에서 스트레스는 부정적인 의미로 받아들여 지고 있으며, 스트레스를 적절히 해결하지 못한다면 비만, 고혈압, 식욕부진, 수면장애, 근육경련, 화가나면 먹고 싶은 충동, 자주 명치 끝이 쓰림, 만성적인 설사와 변비, 지속적인 피로감, 빈번한 두통, 아스피린 등 항시 약을 복용함, 식사량이 줄고 포만감이 심함, 숨이 참, 탈진감 및 구역질, 슬퍼도 눈물이 나오지 않거나 그다지 슬프지 않은데도 눈물이 나옴, 그리고 지속적인 긴장상태 등과 같은 증상들이 나타날 수 있다.

2) 스트레스 자가 진단법

부정적인 스트레스를 효과적이면서 적극적인 방법으로 해소시키지 못하고 누적이 된다면 만성 피로 증후군으로 발전 될 수 있다. 본인이 만성 피로 증후군에 포함이 되는지 아닌지를 정확히 알기 위해서는 병원에서 시행하는 전문적인 검사를 받아야 하지만, 시간과 고가의 비용을 지불해야 하는 번거로움이 있을 수 있다.

따라서 정확하지 않을 수도 있지만 아래에 제시된 표를 이용하여 현재 본인이 주관적으로 느끼고 있는 부정적 스트레스의 정도를 파악하는 것은 부정적 스트레스를 해소하기 위한 방법들을 찾는데 도움을 줄 수 있을 것이다.

표 4-1. 스트레스 자가 진단표

신체상의 징조	행동상의 징조	심리 · 감정상의 징조
□ 숨이 막힌다	□ 반론이나 불평, 말대답이 많아진다.	□ 언제나 초초해 하는 편이다
□ 목이나 입이 마른다	□ 일의 실수가 증가한다	□ 쉽게 흥분하거나 화를 잘 낸다
□ 불면증이 있다	□ 주량이 증가한다	□ 집중력이 저하되고 인내력이 없어진다
□ 편두통이 있다	□ 필요 이상으로 일에 몰입한다	□ 건망증이 심하다
□ 눈이 쉽게 피로해 진다	□ 말수가 적어지고 생각에 깊이 잠긴다	□ 우울하고 쉽게 침울해진다
□ 목이나 어깨가 자주 결린다	□ 말수가 많고, 말도 되지 않는 주장을 펼칠때가 있다	□ 뭔가를 하는 것이 귀찮다
□ 가슴이 답답해 토할 기분이다	□ 사소한 일에도 화를 잘낸다	□ 매사에 의심이 많고 망설이는 편이다
□ 식욕이 떨어진다	□ 화장 · 복장에 관심이 없어진다	□ 하는 일에 자신이 없고 쉽게 포기하곤 한다
□ 변비나 설사가 있다	□ 사무실에서 개인적인 전화를 하거나 화장실에 가는 횟수가 증가한다	□ 무언가 하지 않으면 진정할 수가 없다
□ 신체가 나른하고 쉽게 피로를 느낀다	□ 결근, 지각, 조퇴가 증가한다	□ 성급한 판단을 내리는 경우가 많다
합계 ________	합계 ________	합계 ________

★ 각 항목당 4개 이상이면 스트레스 수준이 높은 쪽에 해당된다.

3) 스트레스 해소를 위한 올바른 방법들

스트레스를 해결하는 방법은 다양하지만, 많은 사람들이 음주 및 폭식으로 해결하는 경우가 많다. 하지만 부작용 없고 건강한 스트레스 해소법으로는 건강식 섭취와 휴식 및 숙면, 긍정적인 마음, 운동등을 들 수 있다.

(1) 건강식을 먹자!

필수 영양소를 섭취하게 되면 스트레스를 억제하는데 도움이 된다. 즉 곡물로 만든 빵에는 필수 아미노산인 트립토판이 많이 함유되어 있는데, 이것은 신속히 흡수되어 세로토닌 분비를 증가시키고 진정작용을 하게 된다. 칼륨이 많이 들어있는 오렌지, 견과류, 콩, 우유등은 신경전달물질의 활동을 원활하게 해준다. 비타민 B, 티아민, 시금치 같은 녹색 야채, 땅콩, 맥아 등에는 스트레스에 대항하는데 필요한 광물질인 마그네슘이 많이 들어있다. 그래서 이런 성분들은 건강 드링크 및 알약에 포함되는 경우가 많다.

(2) 몸과 마음의 충분한 휴식 및 숙면을 하자!

휴식과 수면은 사람에게 가장 기본적이고 근본적인 휴식 시간을 제공한다. 체력을 축적할 수 있는 에너지의 공급이 이루어지는 것도 바로 수면을 통해서이다. 성장기의 아이들에게 꼭 필요한 성장호르몬이 가장 많이 분비되는 시간도 바로 수면중에 발생하게 된다.

(3) 긍정적인 사고로 즐겁게 일하자!

적극적인 스트레스 대처법은 즐겁게 일하는 것이다. 불안정한 사회 때문에 조기 퇴직을 하는 경우도 있으며 또는 정년 퇴직 후 마냥 휴식을 갖는 경우도 있다. 보람이 있고 약간의 긴장이 있는 일을 하는 것은 건강의 핵심이다. 일을 좋아하는 사람에게 일할 기회를 빼앗는 것은 병이 들게 하는 것과 같다.

(4) 운동을 하자!

규칙적인 유산소 운동은 신진 대사를 활발하게 해주고, 세로토닌의 분비를 촉진시키게 되며, 운동 직후에는 기분이 흥분 상태로 고조되나 몇시간 후에는 피로와 긴장감을 풀어주고 심신의 이완을 주게 된다. 또한 전신에 혈액 순환이 잘 이루어 지게 도와주며 땀과 노폐물이 배출되어 육체의 자각하지 못하는 스트레스까지 제거해 준다. 그리고 뇌하수체 전엽을 자극하여 자연 진통제인 베타 엔돌핀을 생성해 낸다. 스트레칭은 스트레스로 인해 긴장된 근육을 이완시킴으로서 정신적으로도 이완감과 안정감을 동시에 가져오게 된다.

(5) 목욕으로 스트레스 해소하기

목욕 문화가 발달한 우리 나라는 단순히 씻기 위한 목욕에 그치지 않고 건강을 위한 목욕을 많이 찾고 있다. 그래서 물 온도는 목적에 따라서 조금씩 달라진다. 피로 회복을 위한 목욕이라면 체온과 비슷한 36-37℃가 적당하다. 그러나 스포츠 · 육체 노동을 한 뒤에나 근육 · 관절의 통증이 있는 경우엔 40-45℃의 뜨거운 물이 좋다. 불면증이 있는 사람은 낮시간 동안 긴장된 신경과 근육을 이완시키고 진정시키기 위해서 약간 미지근한 약 35℃가 적당하다. 25-35℃의 시원한 온도는 상쾌한 느낌이 들게 하고, 18-21℃의 찬물은 몸이 나른하고 둔해질때나 강한 자극을 원할 때 좋지만 오래 하지 않는게 좋다.

2. 운동부족병(증)과 운동

1) 운동부족병(증)과 성인병

운동부족병이라는 말이 처음으로 사용된 것은 1962년 미국에서 였다. 이 해에 "Hypokinetic Disease-Disease Producted by Lack of Exercise"라는 책이 핸스、크라우스와 윌헤름、라이프 두 박사에 의해 출판되었다는 것에 기인하고 있다. Hypo는 부족을 Kinetic은 운동을 의미한다. 신체 활동이 점점 줄어가는 현 시대에서 특히 이 운동부족은 성인병 발병의 여러 위험 인자들 가운데 다른 어떤 위험인자들 보다도 그 심각성을 더 하고 있다고 생각된다.

예를들어, 육체 노동을 하거나 규칙적인 운동을 하는 사람들은 좌업생활자에 비해 상대적으로 건강하여 성인병 질환에 걸릴 위험성이 적다고 한다. 그러므로 규칙적으로 운동하는 생활 습관으로 비만 예방을 위한 체중 조절과 고혈압을 낮출 수 있으며, 당 대사 이상을 조절하고 고밀도 콜레스테롤 농도를 증가시키는 등의 긍정적인 효과를 가져올 수 있다. 이러한 이유 때문에 더욱 더 신체활동에 대한 중요성이 강조되고 있는 것이다.

사회 · 환경적 요인		건강저해요인		제1차 영향		제2차 영향
기계화 교통발달 TV보급 영양과다 정보화 경쟁화	→	운동부족 스트레스	→	체력저하 저항력저하 비만 정서불안 의욕저하	→	고혈압 당뇨병 기관지질환 비만증 정신질환 동맥경화증 요통

그림 4-1. 운동부족병과 성인병

2) 운동부족병(증)의 자가 진단법

"왜 이렇게 피곤하지? 혹시 지금 내가 운동부족증에 걸려있는 것이 아닐까? 라고 의심될 때, 운동부족증인지 아닌지를 한번 체크해 봅시다.

표 4-2. 운동부족증 자가진단표

	자가진단내용	예	아니오
1	쉽게 피로를 느끼고 무기력할 때가 많다		
2	빨리 걸으면 숨이 차고 쉽게 지친다		
3	목이나 어깨가 자주 뻐근하고 통증을 느낄때가 많다		
4	소화가 잘 안되고 가끔 변비가 생긴다		
5	어깨가 굳어져 있고 가끔 통증이 있다		
6	다리를 뻗고 앉아서 허리를 굽혀 보면 다리가 당기고 관절이 굳어서 허리가 잘 굽혀지지 않는다		
7	가까운 거리일지라도 꼭 자동차를 이용한다		
8	눈에 충혈이 잘 되고 얼굴에 윤기가 없으며 피부가 탁하다		
9	운동을 하고 나면 다음날은 심한 피로감, 근육통과 같은 후유증이 있다.		
10	날씨가 춥지 않을 때도 손발이 차갑다		
11	환절기에는 감기에 잘 걸린다		
12	근육에 탄력이 없고 밋밋하게 굵다		
13	항상 머리가 멍하고 개운하지 못하다		
14	식사 후에는 식곤증을 많이 느끼고 졸릴때가 자주 있다		
15	TV 보기를 좋아하며 기대거나 누워서 지낸다		
16	휴일이라도 외출하기 보다는 집에서 보낸다		
17	서 있으면 다리나 허리가 빨리 피곤하고 간혹 아프다		

테스트 결과 0~3개까지 『예』가 있다면 정상이며, 4~7개까지는 가벼운 운동부족증 현상이 나타나고 있으나, 운동을 시작하면 쉽게 회복을 할 수가 있다. 8개 이상은 심한 운동부족증으로 이미 체력 수준이 많이 저하되어 있으며 건강도 나빠지는 것으로 판단할 수 있다.

3) 운동부족병(증)을 예방하기 위한 효율적인 운동 10계명

운동부족증을 예방하고 치료하기 위해 운동을 시작하고자 하는 사람들은 운동의 효율성과 안전성을 위하여 다음의 10가지 사항들을 고려하여 운동을 시작해 보자.

(1) 운동의 목적이 체중감량을 위한 것인지, 체력 향상을 위한 것인지 분명히 한다.
(2) 혈압, 컨디션, 근육통등의 건강 상태를 체크하라.
(3) 자신이 하려는 운동의 시간과 강도, 주의사항, 칼로리 소비량등 운동의 사전 정보를 충분히 파악하라.
(4) 준비운동 · 본운동 · 정리운동의 순서를 지켜라.
(5) 유산소 운동, 근력 운동, 유연성 운동을 골고루 해라.
(6) 운동 종목에 맞는 운동복과 운동화를 갖춰라.
(7) 운동 후 열량을 내는 3대 영양소는 물론이고, 대사 과정에 필요한 비타민, 무기질등의 균형잡힌 영양을 섭취하라.
(8) 지나치게 경쟁심을 유발하는 운동을 피하라.
(9) 운동 후에 미지근한 물로 샤워를 하고 숙면을 취함으로서 충분한 휴식을 취하면 피로 회복에 좋다.
(10) 하루쯤 빠졌다고 포기하지 말라. 매일 운동하는 것은 쉬운 일이 아니다.

3. 신체적성

1) 신체 적성의 개념

신체적성(Physical fitness)이란 외계의 스트레스에 대하여 생명을 유지하는 신체의 방위력과 적극적으로 외계에 동작하는 행동을 말하는 것으로 흔히 체력이라는 말로 통한다. 신체적성은 개체가 질병에 걸려있지 않고 허약하지 않을 뿐 아니라 생리적 기능이 정상인 상태로, 육체적 · 정신적 · 사회적으로 완전한 상태에 있으면서 자기 자체를 능동적으로 조정하여 과격한 일을 능률의 감소 없이 장시간 지속할 수 있는 능력을 뜻한다. 신체적성을 가지고 있다는 것은 어떠한 스트레스나 피로와 질병에 대해서도 이겨낼 수 있게 한다는 것이다. 그러므로 신체적성을 얻기 위해서는 적당한 신체적 운동을 계속하여야 한다.

2) 체력의 구조

일반적으로 체격이 크고 근력이 강하면 그것이 곧 체력의 강함을 뜻하는 것으로 생각하고 있으나 체력은 그렇게 간단한 구성요소로 되어있는 것이 아니며, 보다 복잡하고 역동적(dynamic)인 면을 갖고 있는 것이다. 큐리톤(Cureton)은 인간의 기관조건이 체력의 근간을 이룬다고 했다. 즉 인간의 심장 · 간 · 혈관 · 혈액 · 면역성 등이 원천적으로 체격을 좌우한다는 것이다. 그 다음은 체격을 중요 요소로 들고 있는데 이를테면 가슴둘레가 허리둘레보다 크면 클수록 체력 면에서 유리하다는 것이며, 그 다음은 근력 · 민첩성 · 순발력 · 지구력 · 평형성 · 유연성 등을 들어 소위 기초체력을 이루고 있는 요소라고 하였다.

한편 이가이(Ikai)는 체력의 구성을 에너지(energy)적인 입장에서 신체적인 요소와 정신적인 요소로 분류하고 다시 행동체력과 방위체력으로 구분하여 다음과 같이 세분화하였다.

표 4-3. 체력의 요소(이가이)

- 신체적성 (체력) physical fitness
  - 신체적요소 (physical factor)
    - 행동체력(fitness for performance)
      - 형태(structure)
        - 체격(physique)
        - 자세(posture)
      - 기능(function)
        - 민첩성(agility)
        - 근력(strength)
        - 동력(power)
        - 지구력(endurance)
        - 평형성(balance)
        - 협응성(cordination)
        - 유연성(flexiblity)
    - 방위체력(fitness for protection)
      - 형태(structure)
        - 기관조직의 구조
      - 기능(function)
        - 온도조절(temperatureregulation)
        - 면역(immunity)
        - 적응(adaptation)
  - 정신적요소 (mental factor)
    - 행동체력(fitness for performance)
      - 의지(will)
      - 판단(judgement)
      - 의욕(wish)
    - 방위체력(fitness for protection)
      - 정신적 스트레스에 대한 저항력(resistance to stress)

3) 체력강화 훈련법

(1) 훈련의 구분

① 반복훈련(repetition training)

운동과 운동과의 사이에 완전한 휴식을 두면서 트레이닝을 반복하는 방식으로 스피드 양성, 강운동의 지속, 근력의 강화 등을 목적으로 한다.

② 간격훈련(interval training)

휴식을 취하기는 하지만 충분한 회복이 되기 전에 다음 부하에 옮기는 방식으로 이 방법에는 완전히 쉬지 않고 조깅(Jogging) 등으로 이어나가는 방법과 쉬기는 하지만 휴식시간이 불충분한 가운데 다음 부하로 옮기는 두 가지 방식이 있다. 주로 심폐기능의 지구력과 스피드를 동시에 기르는 것을 목적으로 한다.

③ 지속훈련(continuance training)

한 번 트레이닝을 시작하면 중도에서 전혀 휴식을 취하지 않는 방식으로 지구력이나 순환훈련에 목적을 둔 것이다.

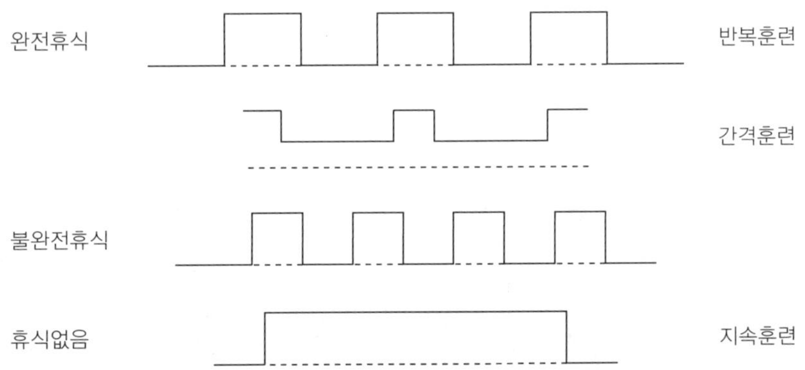

그림 4-2. 훈련형식과 훈련

② 내용적인 구분

a. 근력 훈련

b. 순발력 훈련

c. 조정력 훈련

d. 유연성 훈련

e. 전면적 훈련 등의 내용으로 구분한다.

(2) 훈련의 원리

① 과부하의 원리

신체가 외부의 강한 자극에 대해 적응을 일으키려면 몸이 견디기 어려울만큼의 강한 자극이 주어지지 않으면 안 된다. 즉, 근육을 기르기 위해서는 근육이 견디지 못할 정도의 강한 것이라야 한다.

② 점진성의 원리

부하를 너무 급속히 증가시키면 장해를 가져오기 쉬우므로 적당한 자극을 주어야 체력이 향상된다. 따라서 점차로 부하를 더해 나가는 것이 필요하다.

③ 계속성의 원리

며칠간 트레이닝을 하고 며칠간은 쉬게 되면 효과가 없다. 따라서 운동기간은 물론 시합 후에도 트레이닝은 계속하여야 한다.

④ 개별성의 원리

각자 자기의 체력에 맞는 트레이닝을 하는 것이 이상적이다. 즉, 체력이 강한 사람은 강한 트레이닝을, 체력이 약한 사람은 약한 트레이닝을 해야만 트레이닝의 효과를 올릴 수 있다.

⑤ 자각성의 원리

트레이닝은 자기가 자각하여 계획을 세우고 트레이닝의 목적에 의해 실시 방법을 자신이 검토함으로써 비로소 효과가 오른다. 즉, 맹목적으로 예로부터의 방법을 반복하거나 선배들의 말을 맹종해서는 효과가 오를 수 없는 것이다.

(3) 훈련의 방법

① 근력의 강화

근육이 수축하여 발휘하는 작용력을 근력이라고 한다. 근수축에는 근의 길이가 변하지 않은 채 장력을 발생하는 정적 수축(isometric contraction), 근의 길이가 단축되면서 장력을 발생하는 단축성 수축(concentric contraction), 그리고 근의 길이가 길어지면서 장력을 발생하는 신장성 수축(eccentric contraction) 등이 있다.

a. 강도의 조건

최대 근력을 사용하는 것일수록 효과는 크나 위험성이 있으므로 목적에 따라 강도를 조절한다. 근력과 민첩성을 아울러 가지려면 최대근력의 2/5 정도로 민첩하게 하며, 근육을 증강하고 몸매를 만들려면 최대 근력의 2/3 정도가 필요하다. 최대 근력이란 자기가 전력을 다해서 한 번을 겨우 올릴 수 있는 힘이며, 2/3 정도의 강도란 보통 8~10회 정도를 계속하여 들 수 있는 무게이다.

b. 시간의 조건

중량이 무거울수록 반복 회수는 단축되고 가벼우면 길게 된다. 아이소메트릭 트레이닝에 있어서는 다음의 표와 같다.

표 4-4. 아이소메트릭 트레이닝에 필요한 근력과 수축 지속시간

트레이닝 강도 (최대근력의 %)	트레이닝 시간(수축 지속 시간 · 초)	
	최저한도	적정한도
45~50	15~50	45~60
60~70	6~10	18~30
80~90	4~6	12~18
100	2~3	6~10

c. 빈도의 조건

하루에 한 번씩 하는 것이 가장 좋다. 이틀에 한 번씩 행하여도 훈련의 효과는 다소 작아지나 큰 차이는 없다. 3일에 한 번씩 행하면 그 효과는 70%로 떨어지고, 1주일간에 한 번씩 행하면 그 효과는 50%로 떨어지며, 3주간에 한번씩 행하면 0%로 된다.

② 순발력의 강화

순간적으로 폭발하는 동적인 힘을 순발력(power)이라고 하는데, 순발력(P)=힘(F)×속도(V)로 나타낼 수 있다. 근력을 강화하는 것과 속도를 높이는 훈련을 동시에 행함으로써 효과를 거둘 수 있다. 최대 근력의 1/3정도의 부하량으로 최대 속도를 내는 근운동이 적절하다. 즉 15회 정도 반복할 수 있는 무게로 최대 속도의 동작을 행하거나 단거리 달리기의 스타트 대시, 각종 뜀뛰기 등을 행한다.

③ 지구력의 강화

지구력이란 동일 작업을 반복하여 할 수 있는 시간적 능력을 말하는데, 지구력은 국소지구력(근지구력)과 전신지구력(심폐지구력), 유산소지구력과 무산소지구력, 정적지구력과 동적지구력 등으로 나눈다. 지구력 강화훈련에는 일반 지구력을 위한 지구주, 인터벌 트레이닝, 파르틀렉 트레이닝(fartlec training : 지속 트레이닝의 변형으로 산이나 들판 등을 자기에게 맞는 스피드로 계속 달리는 방법)등이 있다.

④ 조정력의 강화

계속적으로 변화하는 운동 과제에 대하여 정확하게 효율적으로 운동을 수행하는 능력을 말한다. 평형성, 민첩성, 교치성 등이 이에 속하는데 근본적으로 근육과 신경의 협응작용에 의한 것이라 할 수 있다. 정확한 동작을 반복 훈련하되 단순한 운동에서 복잡한 운동으로 계통성 있게 행한다.

⑤ 유연성의 강화

유연성은 관절의 각도를 크게 움직이는 능력으로서 관절의 가동성에 의하여 나타나며, 여기에는 관절 · 힘줄 · 근육 등이 관여한다. 그러므로 관절의 가동성, 근육의 신전성에 좌우되며, 또한 환경의 온도에도 많은 영향을 받는다. 유연체조 등을 통하여 발달시킬 수 있다.

⑥ 전면적 훈련의 강화

전술한 체력훈련의 어느 요소에 기울이지 않고 전신 운동을 목표로 상기한 트레이닝 방법을 섞어 짜는 것이 좋겠으나 한 종목으로 행하는 경우에는 서킷 트레이닝(circuit training)이 대표적인 것이다. 서킷 트레이닝은 주로 지구력 및 근력을 발달시키는 것으로 전혀 휴식없이 각 종목을 돌아가면서 실시하는 훈련방법이다.

(4) 플라토와 슬럼프

① 플라토(plateau)

연습과정에서 기술의 진보가 일시 정지된 상태를 고원(plateau)이라고 하는데, 이것은 연습과정의 중간기에 나타나는 것으로 다음 단계로의 발전을 의한 준비기라고 할 수 있다.

② 슬럼프(slump)

연습기간 중 그 효과가 일정한 기간 올라가지 않고 오히려 기록이 저하되는 현상이다. 그러므로 그 원인을 정확히 진단하고 분석하여 그것을 제거하는데 힘써야 한다.

제5장 여성과 스포츠

1. 여성의 특성

1) 신체적 특성

남녀의 신장 · 체중 · 흉위 등 형태는 특별한 차이 없이 성장 · 발육되다가 사춘기 직전(9~12세경)에는 여자가 남자보다 급격한 발육을 보여 2년 정도 빠른 발육상태를 보인다. 그 후 여자는 증가율이 감소하는 반면, 남자는 17세까지 계속 발육함으로써 이 때부터 남녀의 체형이 달라지기 시작한다. 그러나 남녀의 형태적 차이를 신장과의 상대적 관계로 보면 별로 차가 없으나 신체의 각 부위별로 보면 남녀 간의 차이를 발견하게 된다. 즉, 골반의 형태에 있어서 여자는 난소와 자궁을 지니고 있기 때문에 산도의 역할을 하기에 알맞은 형으로 되어 있으나 압력이나 충격에는 저항이 약하다. 허리둘레는 남자보다 크며 그것은 골반의 크기와 피하지방이 많기 때문이다. 성인의 경우 심장은 여자가 남자보다 작고 체중이나 면적도 남자에 비하여 작다.

한편, 조직에 있어서의 남녀차를 보면 여자는 체중에 비해서 근육의 비중이 남자보다 작으나 지방의 비중은 남자보다 크다. 그리고 뼈는 남자보다 가늘고 약하며, 여자의 골격은 남자의 약 65%의 강도를 나타내고 있다. 또한 근육의 수분 함량은 여자가 많으며 혈액의 산소운반 성분은 여자가 적다.

표 5-1. 신체 구성요소의 남녀비율요소

요소	남자	여자
전 체 중	100%	100%
골	20	15
근 육	40	36
지 방	20	30
피부 · 내장	12	12
혈 액	8	7

기능면에 있어서의 남녀차를 보면, 근력은 성인의 경우 남자의 50~65% 밖에 안되며, 호흡과 순환 기능도 최대산소섭취량, 최대산소부채량, 박출량 등의 기능이 남자의 60~85% 정도의 차를 나타내고 있다. 신경기능에서는 전체적으로는 큰 차가 없으나 부분별로는 약간의 차를 나타낸다.

표 5-2. 남녀의 기능 비교 항목

요소	남자	여자	남자/여자(%)
악 력(우)(kg)	47.7	30.5	63.9
배 근 력(kg)	130.3	88.2	67.7
폐활량(cc)	3,786.3	2,612.0	69.0
반응시간(광)(sec)	0.216	0.231	93.5
때리기속도(beats/10sec)	51.1	52.9	103.5

2) 심리적 특성

남녀 공히 아동기에는 활동적인 놀이를 즐겨하고 있으나 점차 성격적인 차이가 생기기 시작하면서 남녀의 특징이 달라진다.

9~12세경에는 성적 성숙을 위한 준비기간으로서, 여자는 9세, 남자는 12세부터 성적 의식에 눈을 뜨기 시작하여 남녀의 특징이 나타난다. 12~15세경에는 사춘기에 접어들면서 급격한 생리적 변화를 일으켜, 생식기의 성숙과 더불어 불안과 초조감을 갖게 되고 심신의 갈등이 생긴다. 이 때는 지능적 발달도 현저하여 자신을 인식하게 되며, 고독을 즐기고, 자아를 주장하며 자유를 요구하게 된다. 가정과 친구, 사회에 대한 반감을 갖게 되고 체력이나 기술이 열등하며, 특히 여자들은 운동하는데 대한 비판적 태도를 갖는다. 15~18세경이 되면 성적 특징도 정비되고 성인다운 체력과 지능을 갖게 되나, 미성숙한 관계로 정신적 동요와 불안감을 가지며, 감정이 격하고 현실을 부정하는 태도가 생긴다. 이때는 운동을 좋아하는 사람과 싫어하는 사람의 차가 명백해진다. 18~25세의 청년 후기는 남녀 모두 완성기로서, 정신적으로 안정되며 현실적이고 건설적이 된다. 여성은 남성보다 먼저 가정을 갖게 되고 가정과 사회에서 주부 또는 어머니로서의 책임감을 가짐으로써 스포츠 활동의 기회가 멀어지게 된다.

청년기의 여성은 심리적 특성으로 퇴행의 시기이기도 하다. 섬세하고 아름다움을 동경하고 체중이 늘어나며 비만형을 두려워 하기도 한다. 그러므로 적절한 신체활동을 통한 발육 · 발달에도 신경을 써야 할 필요성이 있는 것이다.

3) 사회적 특성

과거 스파르타의 여성들은 튼튼한 아이를 낳기 위한 어머니로서의 자질을 갖추는데 역점을 두고, 남성과 같은 강한 신체훈련을 실시하였다. 이것은 우성학적으로 볼 때, 남자는 자기가 받은 선천적인 체질과 후천적으로 유전형질을 수정함으로써 인류의 미래에 이바지한다면, 여자는 자기가 받은 형질과 후천적으로 다듬어진 형질을 자녀에게 유전함은 물론, 자녀들을 양육한다는 면에서 인류의 미래를 위하여 위대한 공헌을 하게 된다는 점을 재인식하게 하는 것이다.

현대사회에 있어서 기계문명이 발달하고 여가가 증대됨으로써, 신체활동의 부족과 이로 인한 건강의 위협은 결국 퇴화해가는 체력을 향상시키기 위한 신체활동의 필요성을 요구하게 되었다. 그러므로 현대사회가 여성에게 바라는 것은 현모양처로서 뿐만 아니라 건강한 여성으로서, 사회적 역할까지도 요구하고 있다. 현대의 여성은 가정적으로나 사회적으로 중요한 역할을 자각하고, 주체적이며 자발적인 행동을 실천해야 할 것이다.

2. 여성과 신체운동

1) 여성 스포츠의 목적

여성 스포츠는 신체의 미와 건강을 위하여, 생활기능을 향상시키기 위하여, 바람직한 사회적 성격을 육성하기 위하여, 그리고 여가선용의 능력을 향상하기 위하여 적절한 신체운동을 실시함으로써, 행복한 가정과 명랑한 사회생활을 영위하려는 데에 그 목적이 있다고 하겠다.

2) 여성의 신체미와 건강

건강은 여성의 생명이라고도 할 수 있는 아름다움의 표현이며, 균형 잡힌 몸매야말로 여성미의 극치라고 해도 과언이 아닐 것이다. 그런데 이와 같은 건강과 신체의 미를 위해서는 필연적으로 신체운동을 통해서 이룩하지 않으면 안 된다. 일반적으로 한국여성의 체격은 가슴이 얇고 좁으며, 허리는 굵고 엉덩이는 아래로 처져 몸통이 길게 보이며, 다리, 특히 하퇴부가 굵은 특징을 보이고 있는데, 이는 과거로부터 오랜 기간을 두고 이루어진 동양적 체구의 구성이라 할 수 있다. 따라서 8등신이라는 여성체격의 기준에 미치지 못하고 7등신에 가까운 것이 우리 나라 여성의 체격이라 하겠다.

요즈음 에어로빅 댄스나 휘트니스, 요가 등이 성행하고, 헬스클럽이 늘면서, 여성들의 미용체조에 관심을 보이는 것은 그것이 곧 신체 각 부위의 근육활동을 통해 신체 균형을 이루려는데 목적을 둔 것이라고 할 수 있다. 댄스 뿐만 아니라 각종 스포츠를 비롯한 모든 신체활동은 여성의 건강과 신체미를 창조하는 데에 도움을 준다.

3. 임신과 운동

임신 중에는 불필요한 신체활동을 피하고 휴식을 주로 취하는 것이 좋은 것으로 알려져 있었지만 적절한 운동을 해야만 산모의 건강을 유지할 수 있으며, 특히 운동강도와 운동시간이 적절하다면 산모의 컨디션 저하와 피로의 누적을 어느 정도 억제하는 효과가 있으며, 근력을 유지해야 출산이 용이하고 출산 후 지나친 복부 팽창을 막을 수 있다. 그러므로 합병증이 없는 건강한 임산부라면 운동의 부작용을 염려하여 운동을 제한할 필요는 없다. 또한 최근 연구에서는 임신 중에 적당한 운동을 통하여 체중 조절, 요통, 산모의 불편함을 해소하고 산고의 시간도 2시간 짧았으며, 제왕절개 수술 빈도는 24%, 겸자 분만 빈도도 14% 줄었다는 보고가 있다.

1) 임신 중 운동을 하면 안 되는 경우

(1) 임상적으로 의미 있는 심판막이나 허혈성 심장 질환의 진단을 받은 경우
(2) 제1형 당뇨병, 말초혈관 질환, 불안정성 고혈압이나 갑상선 질환과 다른 심각한 전신성 질환이 있는 경우
(3) 자궁 경부의 기능 부전으로 진단을 받은 경우
(4) 이전의 임신 중 2번 이상의 자의적인 낙태 경험, 출혈이나 전치 태반의 진단을 받은 경우
(5) 최근의 임신 기간 중 양수막의 파열이나 조기 분만의 경우

(6) 최근의 임신 기간 중 중독증이나 자간증(신장의 부전기능 등과 연관이 있으며 여러 기관의 문제가 복합적으로 작용하여 발생하는 것으로 두통, 상복부 통증, 시력 장애, 140/90 이상의 고혈압 증세, 발작, 하지부종 등이 증상으로 나타난다)이 있는 경우
(7) 흡연이나 지나친 알코올 섭취
(8) 심한 저체중, 식욕부진성 섭식 장애의 병력이 있는 경우
(9) 다태 임신(한번에 둘 이상의 태아를 임신하는 일)인 경우

2) 임신 중 운동

(1) 운동은 태아가 태반에 완전하게 자리 잡은(임신 3개월)이후에 실시하는 것이 좋다.
(2) 운동 지속 시간은 20~30분 정도가 적당하며, 운동 전·후에는 낮은 강도의 유산소 운동과 스트레칭을 실시하여야 한다. 유산소 운동과 스트레칭은 혈류의 정맥 체류를 막고 피로 회복을 촉진시킨다. 유산소 운동과 부드러운 유연성 운동을 혼합하여 준비운동과 정리운동을 꼭 실시해야 한다.
(3) 운동은 규칙적으로 실시한다. 적당한 빈도는 주당 3~4회 정도 운동하는 것이 좋지만 매일 실시할 수도 있다.
(4) 지나친 신전 운동은 삼가야 한다. 임신 중에는 호르몬 분비가 증가되어 인대와 같은 결체 조직의 유연성이 증가하므로 반동을 이용하거나 지나친 스트레칭은 하지 않는 것이 좋으며, 자칫 잘못하면 인대나 관절 부위에 손상을 줄 수 있으므로 매우 주의해야 한다.
(5) 운동 중 체온이 39~40℃를 초과하지 않도록 한다.
(6) 적당한 강도의 웨이트 트레이닝은 근력과 근지구력을 높여 임신 중의 신체 이동과 태아의 양육에 도움을 준다.
(7) 웨이트 트레이닝은 대퇴 안쪽(내전근)부위와 허리(척추기립근), 하체(대퇴근)부위에 초점을 맞추어 각 종목당 15~20회의 반복 횟수로 3번 정도 실시하는 것이 좋다.
(8) 누운 자세에서의 운동은 태아에게 제공되는 혈류가 감소하므로 피하는 것이 좋다.

4. 폐경기(갱년기)와 운동

1) 폐경기와 갱년기의 정의

성년기에서 노년기로 이행하는 시기를 갱년기라 하는데, 여성의 생식 기능이 소실되는 징후로 나타나는 월경 폐지의 시기를 폐경기라고 한다. 갱년기와 폐경기는 흔히 혼돈해서 사용되는 경우가 많은데, 폐경은 월경이 끝나는 것이고, 갱년기는 난소와 호르몬의 변화로 야기되는 모든 현상으로 폐경 기간 전후를 포함하여 지칭한다. 폐경이 일어나는 연령은 개인적인 차이가 있지만 일반적으로 평균 51세를 정점으로 전후 5~10년 사이에 발생하게 된다.

2) 갱년기의 증상들

전체 여성들 중 25% 정도는 폐경후에도 별다른 증세를 느끼지 않으며, 50% 정도는 가벼운 증세를 느끼며, 25% 정도는 심각한 증세를 경험한다고 보고하고 있다. 그러나 갱년기에 들어가게 되면 안면 홍조, 야간에 씩은땀을 흘리거나, 질과 요도계의 변화와 같은 가벼운 증상부터 정서 상태의 변화(우울증, 조울증), 근골격계 질환(골다공증, 관절염), 심혈관 질환(고혈압, 심근경색, 동맥경화, 뇌졸중)과 같은 질병들이 증가할 가능성이 커지기 때문에 주의가 요구된다.

3) 갱년기 극복을 위한 요법들

갱년기 극복을 위한 요법들은 다양하지만 일반적으로 호르몬 대체 요법, 운동요법, 식이요법, 정신요법으로 크게 분류할 수 있으며 본서에서는 운동요법과 식이요법만을 제시하고자 한다.

(1) 운동요법

운동은 크게 걷기, 달리기, 수영, 자전거 타기와 같은 유산소성 운동과 기구를 들거나 자기 체중을 이용해 팔굽혀 펴기와 같은 무산소성 운동(중량운동)으로 분류된다. 유산소성 운동은 보다 건강한 심장, 혈압의 정상화, 체지방 감소, 나쁜 콜레스테롤 감소, 스트레스 감소 및 기분 전환과 같은 이점들이 존재한다. 이러한 운동들을 힘들지 않은 수준에서 운동시간은 30~40분, 일주일에 3~5일 정도를 수행하는 것이 바람직 하다.

중량 운동은 기능적 체력의 향상, 자세의 향상, 골밀도 증가, 요통과 디스크 예방에 효과적인 것으로 알려져 있으며, 기구를 이용할 때는 가벼운 무게로 많은 반복수를 수행하고, 자기 체중을 이용한 운동(팔굽혀 펴기, 윗몸 일으키기, 앉았다 일어나기)을 수행할 때는 느린 속도로 최대한 할 수 있을 때까지 수행하며, 일주일에 3~5일을 수행한다.

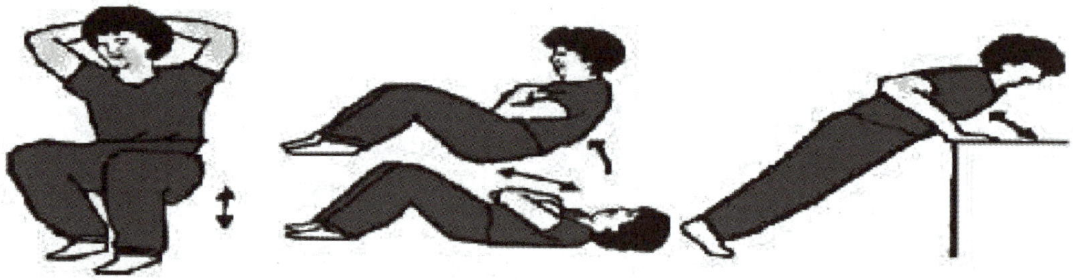

그림 5-1. 자기 체중을 이용한 근력운동

또한 갱년기 여성들은 인대와 건이 약해질 수 있기 때문에 스트레칭을 수행하는 것이 좋은데 약간의 당김이 있는 정도로 그 동작을 10초간 유지하며, 각각의 동작을 3~5번 반복한다. 일주일에 3~4회 정도 하지만 매일 가볍게 수행하는 것도 효과적이다.

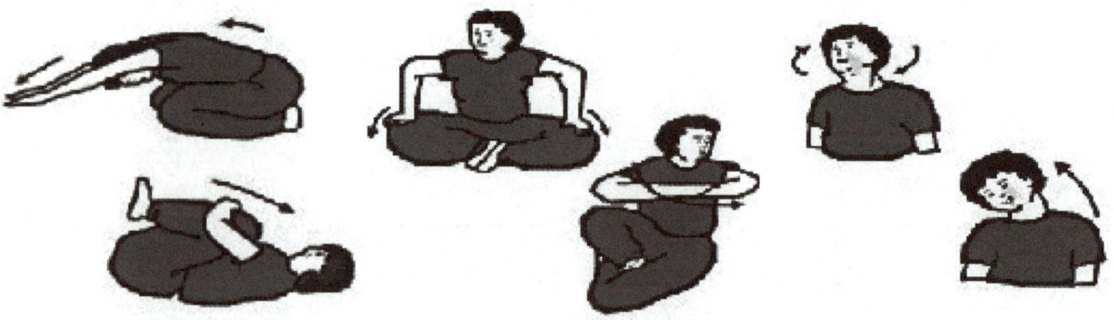

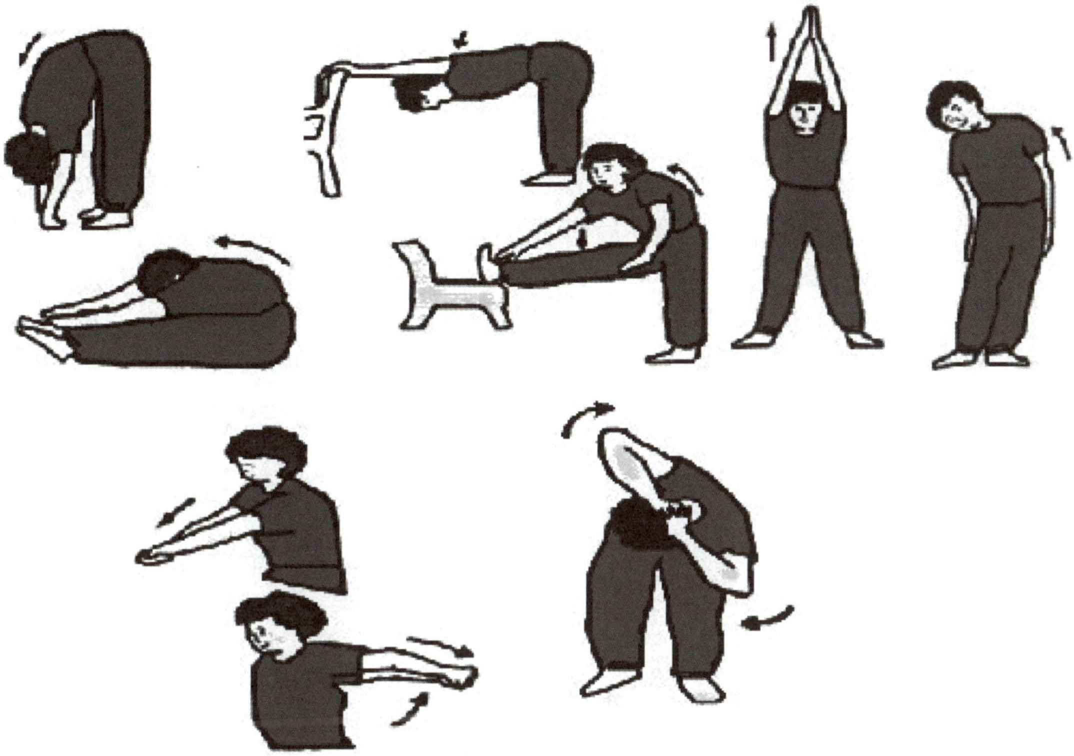

그림 5-2. 다양한 스트레칭 동작들

(2) 식이요법

갱년기 여성들의 경우 운동뿐만 아니라 무엇을 어떻게 먹느냐도 중요한 요소로 작용하게 되는데 우선 동물성 지방의 섭취를 자제하고 식물성 지방의 섭취를 증가시키며, 고단백, 저칼로리, 저지방 식이를 하는 것이 이상적이다. 에스트로겐은 음식을 통해 체내에 들어오는 칼슘을 포함한 무기질을 뼈에 침착시키는 역할을 수행하게 되는데, 갱년기가 되면 난소에서 여성호르몬인 에스트로겐의 분비가 더 이상 되지 않기 때문에 골감소증이나 골다공증에 걸릴 확률이 증가하게 된다. 따라서 칼슘 함유 식품(멸치, 뱅어포, 우렁이, 해파리, 북어, 우유, 깨소금, 검정깨, 참깨, 치즈, 미역, 튀각)과 신선한 과일과 야채를 섭취한다. 그러나 칼슘 흡수를 증가시키기 위해서는 술, 담배, 커피, 짠 음식, 붉은색 고기, 탄산음료, 인스턴트 식품등은 가급적 피하는 것이 좋다.

용 어 해 설

스트레스(stress) : 외부로부터의 자극에 적응하기 위해 체내에서 일어나는 대응 과정으로 일반적으로 부정적인 의미를 가지고 있다.

베타 엔돌핀(β-endolphin) : 베타 엔돌핀은 면역력을 강화시켜 주고 통증에 대한 정보 전달에 관련되는 뇌부분의 진정제 수용기와 상호 작용하는 물질로서, 적당한 운동을 수행하면 베타 엔돌핀이 증가하여 운동 후 기분 상승과 통증 감소 및 심신 이완에 도움을 주게 된다.

운동부족병(hypokinetic disease) : 모든 성인병이 운동부족에 의해 발생된다는 것으로 오늘날에는 성인병을 운동부족병으로 표현하기도 한다.

고밀도 콜레스테롤(high density lipoprotein cholesterol) : 혈관벽에 붙어 있는 저밀도 콜레스테롤을 떼어 내어 간으로 운반, 분해하는 역할을 하기 때문에 좋은 콜레스테롤이라고 부른다.

저밀도 콜레스테롤(low density lipoprotein cholesterol) : 동맥경화증의 원인이 되는 저밀도 콜레스테롤은 혈액을 따라 신체 속을 돌아다니다 손상된 혈관벽에 달라 붙어 혈관을 좁히거나 아예 혈관을 막아버려 혈액 순환에 장애가 되기 때문에 나쁜 콜레스테롤이라고 부른다.

무기질(mineral) : 뼈와 치아 형성(칼슘, 인), 수분 평형과 근육, 신경 기능의 수행(Na+ K+), 심근, 소화관, 근육 운동과 신체의 성장(칼슘), 갑상선 호르몬(요오드), 혈색소(철)등을 총칭하여 무기질이라고 한다.

신체구성(body composition) : 인체는 물, 단백질, 지방, 뼈의 4가지 성분으로 구성되어 있는 것을 말하며, 크게 지방을 포함하는 체지방과 그 나머지를 말하는 제지방으로 나뉜다.

에스트로겐(estrogen) : 난소안에 있는 난포에서 분비되는 호르몬으로 여성의 2차 성징의 발현, 배란과 생리주기에 관여하며, 특히 폐경 이후의 여성들에게서는 더 이상 에스트로겐이 분비되지 않아 심혈관계 질환이나 골다공증 발병 위험을 증가시키기도 한다.

신진대사(metabolism) : 영양분을 섭취한 후 인체내에서 여러 가지 합성물을 생성하고 노폐물을 제거하는 과정

만성피로 증후군(chronic fatigue syndrome) : 특별한 원인 없이 6개월 이상 심한 피로감이 지속되거나 충분한 휴식에도 피로가 회복되지 않거나 50% 이상의 활동력 상실과 함께 피로를 호소하는 경우를 말한다.

겸자 분만(forceps delivery) : 분만이 이미 제2기에 들어가 모체 또는 태아의 생명에 위험이 임박했을 때 분만을 도울 목적으로 산모내 태아의 머리를 겸자로 붙들고 견인회선하여 급속히 분만을 끝내게 하는 산과 수술의 일종

허혈성 심장 질환(ischemia heart disease) : 신체의 어느 부위로의 순환이 폐색에 의해 국소적·일과성으로 혈액 공급이 끊어져 발생하는 심장 질환으로 대표적인 것이 심장마비이다.

전치 태반(placenta previa) : 태반은 아기가 나오는 자궁 입구로부터 떨어 져서 착상이 되는데 간혹 태반이 정상 위치에서 아래쪽으로 착상되어 자궁 입구를 부분적으로나 전체적으로 가리게 되는 경우를 말한다.

고혈압(high blood pressure) : 혈액이 신체 전체를 순환하기 위해서는 혈관의 압력이 필요한데 이것을 혈압이라고 한다. 그러나 혈관에 혈전이나 콜레스테롤이 쌓여 혈액의 흐름이 원활하지 못하여 혈관의 압력이 비정상적으로 높아지게 되는데 이것을 고혈압이라고 한다. 일반적으로 120/80은 정상, 140/90 이상을 고혈압이라고 한다.

갱년기(climacteric) : 성년기에서 노년기로 이행하는 시기를 갱년기라 하는데, 여성의 생식기능이 소실되는 징후로 나타나는 월경 폐지의 시기를 폐경기(menopause)라고 한다. 갱년기와 폐경기는 흔히 혼돈해서 사용되는 경우가 많은데, 폐경은 월경이 끝나는 것이고, 갱년기는 난소와 호르몬의 변화로 야기되는 모든 현상으로 폐경기간 전후를 포함하여 지칭한다.

심근경색(Myocardial infarction) : 심장에는 심근세포에 혈액을 공급하는 관상동맥이 있다. 이러한 관상동맥이 동맥경화와 혈전에 의해 막혀버리면 심장근육에 혈액공급이 중단되고 그 결과 심근세포의 괴사가 일어나게 되는 것을 말한다.

동맥경화(atherosclerosis) : 혈액의 순환을 담당하는 동맥 혈관에 혈전이나 콜레스테롤 덩어리가 침착되어 동맥 혈관이 딱딱해지는 증상. 고혈압을 유발하게 된다.

뇌졸중(stroke) : 뇌의 일부분에 혈액을 공급하고 있는 혈관이 막히거나 터짐으로써 뇌가 손상되어 나타나는 신경학적 증상

골밀도(bone density) : 골의 단단함을 말하는 것으로 폐경 이후의 여성들은 골감소증 혹은 심하면 골다공증에 걸릴 확률이 높아지게 된다.

제 2 편 웰빙스포츠 및 댄스의 실제

제 1 장 골프
제 2 장 게이트볼
제 3 장 볼링
제 4 장 소프트볼
제 5 장 배드민턴
제 6 장 댄스스포츠
제 7 장 에어로빅 댄스
제 8 장 피트니스 댄스
제 9 장 레크리에이션 댄스
제10 장 요가

제1장 골프

1. 골프의 역사

골프의 기원은 불분명하나 양치던 목동들이 양떼를 몰기 위하여 나뭇가지로 돌멩이를 쳤던 것에서 시작되었다는 설도 있고, 로마 제국이 스코틀랜드를 정복했을 때 그 곳 군사들이 골프와 비슷한 놀이를 하던 것이 시작이었다고도 한다. 근대화된 골프는 영국에서 발전되었으며 영국인들은 골프를 생활화할 정도로 성행하고 있다.

우리 나라의 골프 역사는 1900년경에 처음 영국인들에 의하여 소개되었고, 1927년 서울 컨트리 클럽에 18홀 코스를 갖춘 최초의 골프장이 생긴 이래 6 · 25 사변으로 잠시 중단되었다가, 1954년 이후부터 다시 빛을 보기 시작하였으며 생활 수준이 높아지면서 점차 곳곳에 크고 작은 골프장이 개설되고, 시내 곳곳에 골프 연습장이 생겨날 정도로 이제 골프는 생활 스포츠로 정착되고 있다.

특히, PGA, LPGA 등 국제적인 프로 골프대회에서 우리 나라 남녀 선수들이 여러 차례 우승하는 등의 맹활약으로 국위를 떨치고 있고, 아시안 게임에도 정식 종목으로 채택되어 더욱 각광 받는 스포츠로 발전하고 있다.

2. 골프의 특성 및 효과

골프는 대자연 속에서 행하는 자연 스포츠로서 심신 건강에 매우 좋은 스포츠이다. 또한 광활한 골프장에서 10cm의 컵 속에 공을 넣는 치밀하게 전개되는 지적 스포츠이다. 골프는 자기가 친 공이 날아가는 방향과 낙하지점을 쳐다 볼 때 느끼는 짜릿함과 긴장감을 느끼는 동시에 통쾌함을 맛보게 된다. 골프는 경기 조건이 까다롭고 변화 무쌍한 상황 전개에 따라 이를 극복해내는 인내와 지적 발달을 가져다 준다. 그러면서도 남을 방해하거나 남의 간섭을 받지 않고, 경쟁심을 유발하지 않으며 상대방의 인격을 존중하는 신사적인 경기이다. 골프경기의 스코어는 신고제로서 각자가 자신의 경기에 책임을 지며 도덕성이 요구되는 스포츠라 할 수 있다.

3. 경기 용구

1) 공의 구조 및 종류

(1) 공의 구조

골프 공의 종류에는 솔리드 볼(Solid ball)과 와운드 볼(Wound ball)이 있다. 솔리드 볼은 단일한 재질로 된 원피스 볼(One piece ball)과 솔리드 볼을 중심으로 하여 카바를 씌운 투피스 볼(Two piece ball)이 있다. 공은 단단할수록 나는 거리가 길어지며, 그 정도에 따라 검정, 빨강, 파랑색이 있다. 골프 공 표면에는 무수한 오목점이 있는데 이를 딤플(Dimple)이라고 한다.

(2) 공의 종류

① Large size : 직경 1.68인치(4.2672cm) 보다 크고, 중량은 1.62온스(45.927g)이다. 국제경기에서 사용되고 있다.

② Small size : 직경 1.62인치(4.1148cm) 보다 크고, 중량은 라지 사이즈와 같은 1.62온스이다.

2) 클럽

(1) 구조

골프채를 클럽이라고도 한다. 클럽의 구조는 샤프트는 스틸, 크라파이트, 보른 등으로 구성되어 있고, 헤드는 감나무, 메탈을 거쳐 티타늄으로 구성되어 있다.

(2) 종류

골프 클럽은 비거리를 주 목적으로 하는 우드 클럽과 목표에 정지시키는 것을 목적으로 하는 아이언 클럽, 그린에서 홀 컵으로 공을 굴리는데 사용하는 퍼터 등 세 가지로 나뉘어진다.

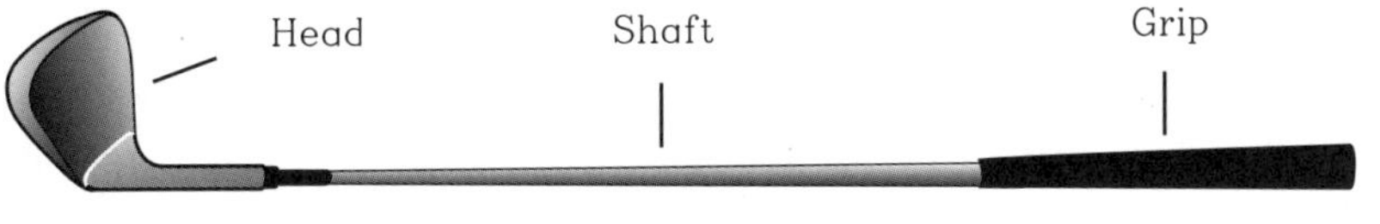

그림 1-1. 클럽의 구성

4. 경기 방법

골프 코스는 출발점에서부터 결승점까지 18개 홀로 되어 있고, 각 홀 간의 거리는 130~150yd 로 되어 있어 일정하지 않다.

18개 홀에 순서적으로 공을 쳐 넣음으로써 전장 약 6,500yd의 코스를 일주하면서 행한다. 작은 골프장에서의 홀수는 9개로 하고 일주를 한다.

골프장은 홀의 소재, 지형, 거리에 따라서 여러 가지 클럽을 사용하기 때문에 캐디(cadie)가 이것을 운반해 준다.

승패의 결정법에는 스트로크 플레이와 매치 플레이의 두 가지 방법이 있는데, 스트로크 플레이는 미리 정해진 홀 수의 스코어를 종합하여 그 숫자가 적은 사람이 이기는 방법이며, 매치 플레이는 매 홀에서 그 타수로 승부를 정해 가는 것이다.

5. 골프의 기본 기술

1) 그립

그립은 스윙을 좌우하는 중요한 요소로서, 좋은 그립이란 양손이 일체가 되어 작용함으로써 근력을 클럽에 충분히 전달할 수 있어야 한다. 그립의 종류에는 오버랩핑 그립, 인터로킹 그립, 내츄럴 그립이 있다.

2) 스탠스

스탠스란 골프 공을 향한 두 발의 위치를 말하는 것으로서, 스윙할 때 몸의 균형을 유지하게 할 뿐만 아니라 지형에 따라 적절한 스탠스는 안정된 스윙을 하게 하는 목적을 가진다. 스탠스의 종류에는 스퀘어 스탠스, 클로즈드 스탠스, 오픈 스탠스 등이 있다.

3) 어드레스

어드레스는 공을 치기 위한 기본 동작으로서, 볼을 치기 전에 자세를 취하는 것을 말한다.

4) 스윙

클럽을 사용하여 공을 치는 것으로서, 올바른 스윙 동작을 익히기 위해서는 그립, 어드레스, 타이밍, 리듬 감각 등의 여러 요인들을 가미하여 하나의 동작으로 나타내야 한다. 스윙은 테이크 백, 톱 오브 스윙, 다운 스윙, 임팩트, 폴로 스루, 피니쉬 등의 순서로 동작을 구분한다.

용 어 해 설

갤러리(gallery) : 골프 경기의 관람자.

그린피(green fee) : 골프 코스의 사용료.

그립(grip) : 클럽을 쥐는 부분. 클럽을 쥐는 방법.

그래스 벙커(grass bunker) : 잔디가 돋아 있는 구역.

다운 스윙(down swing) : 클럽을 휘둘러 내리는 동작.

더블 보기(double bogey) : 그 홀의 표준보다 2 타 많은 타수로 홀아웃 함.

드라이버(driver) : 우드 클럽의 1번을 말함.

딤플(dimple) : 공의 표면에 오목하게 파여 있는 곳.

라운드(round) : 각 홀을 차례로 플레이 하며 도는 것.

런(run) : 공이 구르는 것.

로스트 볼(lost ball) : 분실한 공.

롱 아이언(long iron) : 1번, 2번, 3번의 아이언 클럽

롱 퍼트(long putt) : 긴 거리의 퍼팅.

버디(birdie) : 그 홀의 표준 타수 보다 1타 적은 타수로 홀 아웃함.

보기(bogey) : 그 홀의 표준 타수 보다 1타 많은 타수로 홀 아웃함.

샤프트(shaft) : 클럽의 손잡이 부분.

샷(shot) : 클럽으로 공을 치는 것.

쇼트 어프로치(short approach) : 그린을 향해 공을 접근시켜 치는것.

쇼트 아이언(short iron) : 보통 7 · 8 · 9번의 아이언 클럽을 말함.

스윙(swing) : 공을 치기 위해 클럽을 휘두르는 것.

스크래치(scratch) : 핸디캡을 정하지 않고 동등한 조건으로 하는 경기.

스탠스(stance) : 플레이어가 공을 치기 위해 양발의 위치를 잡는 것.

스트로크(stoke) : 공을 치는 것.

싱글(single) : 1단위의 핸디캡, 또는 그 핸디캡을 갖는 플레이어.

오비(OB) : 아웃 어브 바운즈. 코스 외의 금지구역으로 표시됨.

아이언 클럽(iron club) : 클럽 헤드가 금속제로 된 것.

어드레스(address) : 스탠스를 잡고 공에 클럽을 재고 겨루는 것.

어프로치 샷(approach shot) : 그린 가까이에서 핀을 향해 모아치는 것.

언더파(under par) : 타수가 표준 타수보다 적은 스코어.

오버파(over par) : 타수가 표준 타수보다 많은 스코어.

임팩트(impact) : 공이 클럽 헤드에 맞는 것.

트리플 보기(triple bogey) : 그 홀의 표준 타수보다 3타 많은 타수로 홀 아웃.

티 그라운드(tee ground) : 각 홀의 제1타를 치는 장소.

페이스(face) : 클럽 헤드의 때리는 면.

플랫 코스(flat course) : 평탄한 코스.

핸디캡(handicap) : 플레이어의 기량에 상응하여 정해진 타수와의 차이.

헤드(head) : 클럽의 머리 부분.

홀인원(hole in one) : 티 그라운드에서 1타로 홀에 공을 넣는 것.

제2장 게이트볼

1. 게이트볼의 역사

게이트볼은 한 때 유럽에서 유행했던 「크로케(Croquet)」에서 착안하여 고안된 것이다. 크로케의 기원은 13세기 초 프랑스 농민들이 즐겨하던 「페일메일(Paille maille)」이란 놀이인데, 이 경기는 양치기들이 사용하는 끝이 굽은 막대로 공을 쳐서 수양버들 가지로 만든 문을 통과시키는 것이었다. 그 후 페일메일이 발전하여 크로케가 되었고, 17세기경에 영、미 전역으로 퍼졌으며, 1850년 전후에 용구 및 경기지침서가 판매되었다고 전해진다.

1947년 일본인 스즈키가 크로케에서 힌트를 얻어 게이트볼을 고안하였다고 하며, 1953년에는 일본게이트볼협회가 설립되기에 이르렀다. 우리나라에는 1980년경부터 노인회 모임 등에서 소개되어 즐기고 있었던 것으로 전해진다. 1983년에 한국게이트볼협회가 창립되고, 이듬해 5월 사단법인 한국게이트볼협회로 인가를 받게 되었다. 현재 사단법인 한국게이트볼협회와 국민생활체육 전국게이트볼연합회가 양대 산맥으로 전국적인 조직을 하고 100만명 이상의 게이트볼 인구를 확보하고 있다.

2. 게이트볼의 특성 및 효과

게이트볼은 좁은 공간에서, 남녀노소 누구나 쉽게 할 수 있는 종목이다. 게이트볼은 시설과 용구가 간편하고 복장에 큰 구애를 받지 않고 할 수 있다. 게이트볼은 경기 내용이 간단하지만 승부를 겨루기 위한 전술이 매우 다양하여 두뇌플레이를 해야 한다. 따라서 지적 발달에 유익하다고 할 수 있다. 게이트볼은 스파크 타격과 같은 통쾌한 기분을 느낄 수 있고, 역전의 기회가 항상 존재하므로 정신적 쾌감과 묘미를 느낄 수 있는 경기이다. 게이트볼은 치고 걷는 반복된 동작으로 신체의 건강 유지에도 도움이 되며, 팀원간 단합과 상대편과의 폭 넓은 교제를 통하여 사회성 발달에도 매우 유익한 경기이다.

한편, 게이트볼은 노인경기라고 잘 못 이해하는 사람들이 있는데, 그것은 노인들이 큰 무리없이 즐길 수 있는 경기라서 노인 동호인들이 많기 때문이지만, 분명히 게이트볼은 남녀노소 누구나 즐길 수 있는 종목이다. 최근 각 대학에 게이트볼이 교과목으로 채택되고 전국 규모 대학생 게이트볼대회가 매년 개최되고 있으며, 어린이부터 노인에 이르기까지 3세대로 팀을 구성하는 대회도 있을 정도로 남녀간, 노소간, 이웃간의 벽을 허무는 매력적인 스포츠 종목임에 틀림이 없다.

3. 경기장 및 용구

1) 경기장

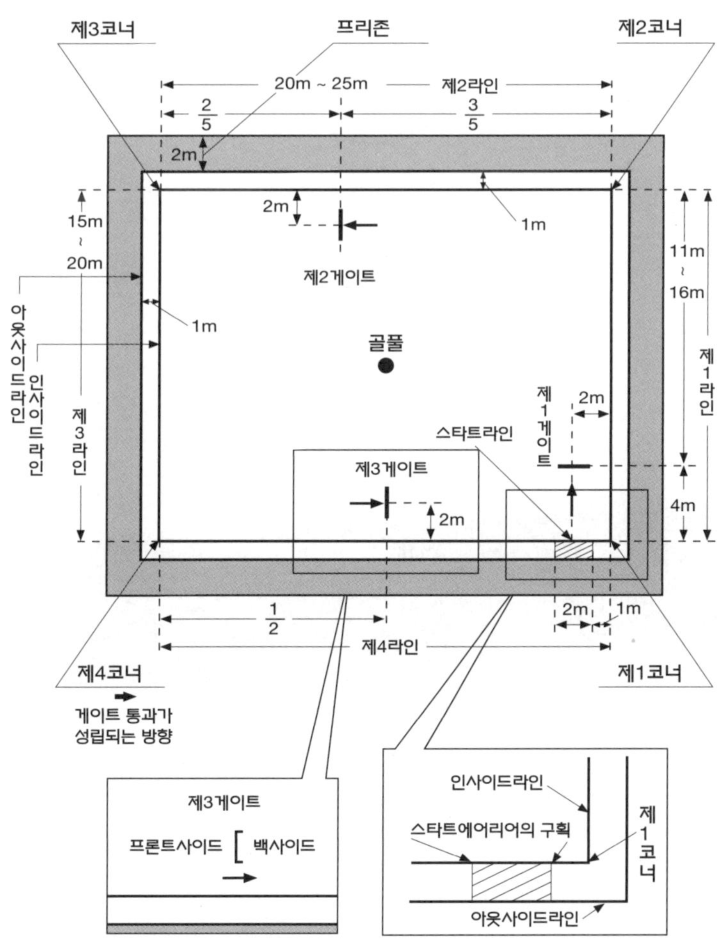

2) 용구

(1) 스틱

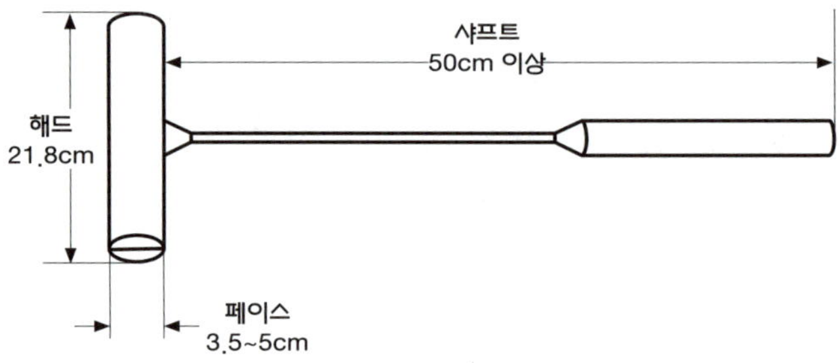

(2) 공

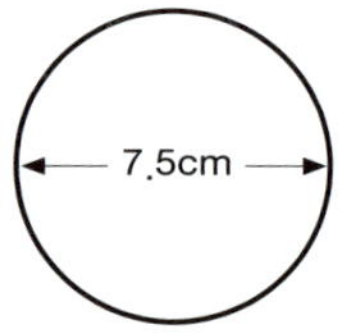

(3) 게이트

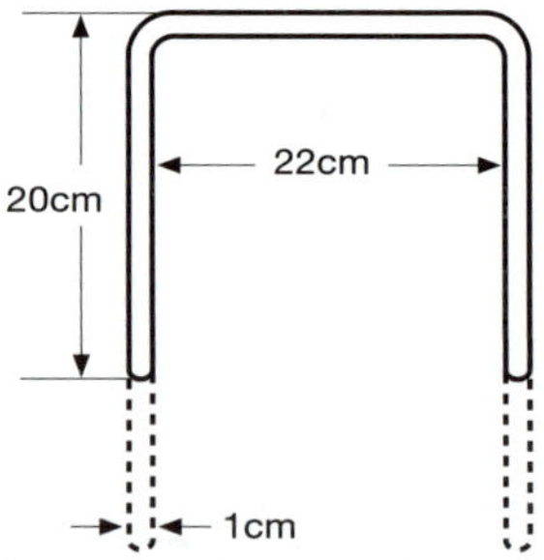

(4) 골폴

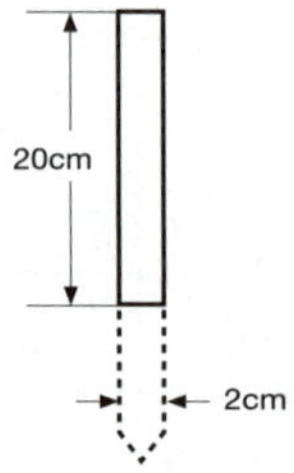

4. 경기 방법

1) 팀 구성

(1) 1팀 5명으로 구성한다. 1명은 주장, 1게임에 3명까지 각각 1회에 한하여 선수 교체가 가능하다.
(2) 감독은 선수를 겸할 수 없다.
(3) 심판원은 주심 1명, 부심 1명 및 기록원 1명으로 구성한다.

2) 경기 시간

(1) 경기 시간은 30분을 원칙으로 한다.
(2) 기록원은 경기 시간 경과 15분전, 10분전, 5분전, 경기 시간 종료를 통보한다.
(3) 경기 시간이 종료되었을 경우, 그 회의 짝수 경기자를 끝으로 경기가 종료된다.

3) 승패의 결정

(1) 어느 한 팀 전원이 완료된 경우, 시간내일지라도 종료한다.
(2) 소정 시간내 완료를 못했을 경우, 그 때까지의 총득점으로 승패를 결정한다.
(3) 제1게이트 통과 1점, 제2게이트 통과 1점, 제3게이트 통과 1점, 골폴을 맞혔을 때 2점, 개인 최고 득점은 5점이다.
(4) 팀의 최고 득점은 25점이다.
(5) 동점일 경우 승패는 다음 순위에 따라 결정한다.
  ① 완료된 공의 수가 많은 팀의 승리로 한다.
  ② 제3게이트 통과된 공의 수가 많은 팀의 승리로 한다.
  ③ 제2게이트 통과된 공의 수가 많은 팀의 승리로 한다.
  ④ 그래도 같을 경우, 경기 종료 때의 양팀 선수로 하여금 제1게이트 통과를 겨루어 통과된 공이 많은 팀의 승리로 한다.
  ⑤ 그래도 같을 경우, 다시 1게이트 통과를 겨루되 1대1로 순차 결정된다.

4) 경기 운영

(1) 양 팀 주장이 가위, 바위, 보를 하여 승자 팀이 선·후공을 결정한다.
(2) 선공팀은 적색 공을, 후공팀은 백색 공을 갖는다.

(3) 대기 에리어 선택은 후공팀이 먼저 정한다.
(4) 타순은 1번부터 10번 순으로 하며, 주심의 플레이 볼 선언에 의해 개시된다.
(5) 경기자는 타격 통과 후 10초 이내에 타격을 해야 한다.
(6) 게이트를 통과하면 1회의 타격 권리가 다시 주어진다.
(7) 경기 중에는 타임을 요구할 수 없다.
(8) 타인 공에 터치하면 스파크를 한 후 1회의 타격 권리가 다시 주어진다.
(9) 복수의 타인 공에 터치하면 터치된 순서에 관계없이 어느 쪽 타인공이던 순차로 스파크 타격을 할 수 있다.

5. 주요 반칙 및 공의 조치

(1) 경기 몰수 : 기권, 선수 5명 미만, 경기 거부, 부정 출장 등의 경우, 몰수게임 처리하고 상대팀의 승리로 한다.
(2) 교체 위반 : 교체하여 물러난 선수가 재차 플레이 하거나, 교체신고 없이 선수 교체를 할 경우, 선수 퇴출 후 이동한 공은 이동 전 위치로 되돌린다.
(3) 타임 오버 : 8초 경과 지적 후 2초 내에 타격하지 않는 경우, 이동된 공은 원위치 시킨다.
(4) 타격 위반 :
① 밀어 치기, 두번 치기, 페이스 이외로 타격
② 간접으로 자 · 타구 이동(게이트, 골폴, 흙, 잔디 등)
③ 스파크 타격 후 타자의 권리 발생전 타격
④ 스파크 타격 권리가 발생하였는데도 스파크 타격을 하지 않는 타격
⑤ 스파크 타격이 성립되어 계속 플레이의 권리만 생긴 타격.
⑥ 자기 공을 스타트 에리어에 놓지 않고 타격.
⑦ 타인 공을 타격.
⑧ 이동 중인 자기 공을 타격.

조치 사항

① 자 · 타구 타격시 위치.
② 자 · 타구 이동전 위치.

③~⑤ 타격시 위치.

⑥ 무효 플레이.

⑦ 타격시 위치.

⑧ 자기 공은 타격시 위치의 직근 밖.

(5) 두 번 터치 : 계속 플레이 중 스파크 타격한 타인 공을 또 터치할 경우, 자기 공은 터치 위치의 직근 밖, 타인 공은 터치된 위치.

(6) 스파크 타격위반 :

① 스파크 타격권리 발생 후 스파크 타격 전까지 접촉된 타인 공이 직 · 간접으로 공을 이동시킴.

② 세트 전 자기 공을 고쳐 밟을 때 공이 발 밑에서 벗어남.

③ 세트 후 자기 공을 밟을 때 공이 발밑에서 벗어남.

④ 공을 밟은 발만 쳤을 경우.

⑤ 스파크 타격 후 자 · 타구 의 간격이 10cm 미만.

⑥ 스파크 타격 성립후 스파크 타격한 타구가 게이트나 골폴에 맞아 반전하여 자구와 접촉하여 정지한 경우.

⑦ 스파크 타격과 동시에 자기 공이 발밑에서 벗어남.

⑧ 복수의 타인 공을 동시에 스파크 타격.

⑨ 인사이드 라인 밖에 세트 후 스파크 타격.

⑩ 스파크 타격 종료 후 자기 공에서 발을 뗄 때 자기공 이동.

조치사항

①② 자 · 타구 터치 후 정지 위치.

③~⑤ 자기 공 직근 밖, 타인 공 세트시 위치.

⑥ 자구는 터치 후 정지한 위치, 타구는 스파크 타격 후 자구와 접촉하여 정지한 위치.

⑦ 자기 공 직근 밖, 타인 공 세트시 위치.

⑧⑨ 자 · 타구 터치 후 정지한 위치.

⑩ 자기 공 터치 후 정지한 위치.

(7) 아웃볼 위반 :

① 아웃볼을 타격하여 인사이드 라인 안의 다른 공을 맞힌 경우.

② 아웃볼을 타격한 바 다른 아웃볼을 맞힌 경우.

조치 사항

①② 자기 공은 반칙 발생 시점의 직근 밖, 이동된 타인 공은 이동 전 위치.

(8) 촉구 위반 :

① 정지구에 닿았을 경우.

② 이동 중인 자기 공에 닿았을 경우.

③ 이동 중인 타인 공에 닿았을 경우.

조치 사항

① 촉구한 위치.

② 촉구한 위치의 직근 밖.

③ 자기 공은 정지 위치의 직근 밖, 타인 공은 촉구한 위치.

용 어 해 설

타임 오버 : 10초 이내에 플레이를 하지 않을 경우.

게이트 : 경기장 내에 설치된 문.

게임 셋 : 경기의 종료.

골폴 : 경기장 내에 설치된 쇠기둥.

그라운드볼 : 살아 있는 볼.

더블 터치 : 타격한 공이 2개의 다른 공에 맞을 경우.

멤버 : 게이트볼 경기의 팀원.

샤프트 : 스틱의 헤드에서 손잡이까지의 긴 기둥.

세이프 : 공이 라인 안에 머무름.

세트 : 스파크 타격 시 볼을 발밑에 접촉시킴.

스틱 : 게이트볼의 공을 치는 용구.

스파크 타격 : 타인 공을 터치한 후 발밑에 공을 넣고 치는 것.

아웃볼 : 공이 라인 밖으로 나가는 상태.

엔트리 : 경기의 참가 등록.

오더표 : 경기에 출전하는 선수의 명단.

코너 : 경기장 모퉁이.

터치 : 타격한 자기 공이 타인 공에 접촉함.

파울 : 반칙.

페이스 : 스틱 헤드의 양끝 타격면.

플레이볼 : 심판의 경기 개시 신호.

촉구 : 정상적 타격 이외에 공을 건드렸을 때.

제3장 볼링

1. 볼링의 역사

볼링의 기원은 원시인들이 모가 난 돌을 몇 열인가 나란히 하여 둥근 여러 개의 돌로 이것을 쳐서 쓰러뜨렸던 놀이에서 찾아 볼 수 있다. 고대 이집트의 고분에서 발견된 볼과 핀을 원형으로 해서 기원전 약 5000여년 경으로 볼링의 기원을 잡기도 한다.

볼링은 중세기 유럽에서 레크리에이션으로 널리 유행했었다. 스포츠로서 성행된 것은 1952년 국제볼링연맹이 창설되면서 부터이다. 1978년에는 아시안 게임의 정식 종목으로 채택되었고, 올림픽 종목으로도 채택 될 가능성을 보이고 있다.

우리 나라에서는 건전한 생활 스포츠로서 날로 인구가 증가하고 있으며, 아시안 게임에서의 메달 획득 유망 종목으로 부상하고 있다.

2. 볼링의 특성 및 효과

볼링은 생활 스포츠 종목으로서 레크리에이션적 요소를 지녔을 뿐만 아니라 체력 단련에도 큰 효과가 있다. 남녀노소 누구나 즐길 수 있는 스포츠로서 기본기술을 짧은 시간에 배울 수 있다. 계절에 관계없이 전천후 즐길 수 있는 실내운동이다. 정해진 구역 안에서 일정 방향으로 볼을 굴리기 때문에 위험도가 적다. 볼링은 엄격한 예의를 요구하는 신사적 경기이다. 볼링은 집중력이 요구되는 정신 게임이라 할 수 있다. 볼링은 신체적, 정신적으로도 효과가 있지만 가족, 이웃, 친지 누구와도 잘 어울려 게임할 수 있는 사교적 효과가 큰 스포츠이기도 하다.

3. 볼링의 에티켓

1) 순서를 잘 지켜야 한다. 옆 사람과 동시에 어프로치에 섰을 경우에는 오른쪽 사람이 우선하는 것이 기본 매너이다.
2) 볼러에게 주의를 산만하게 하지 말아야 한다.
3) 반드시 볼링 슈즈를 착용해야 한다.
4) 투구 후에는 빨리 벤치로 돌아오는 것이 좋은 매너이다.
5) 남의 볼을 사용하지 말자.
6) 투구 후에 지나친 동작을 삼가야 한다.
7) 로프트 볼을 던지지 않도록 주의해야 한다.
8) 투구는 핀이 완전히 세트된 후에 하자.
9) 음료수 과자류는 지정된 장소에서만 먹는다.
10) 볼링장 내에는 담배를 피우지 않도록 한다.

4. 시설 및 용구

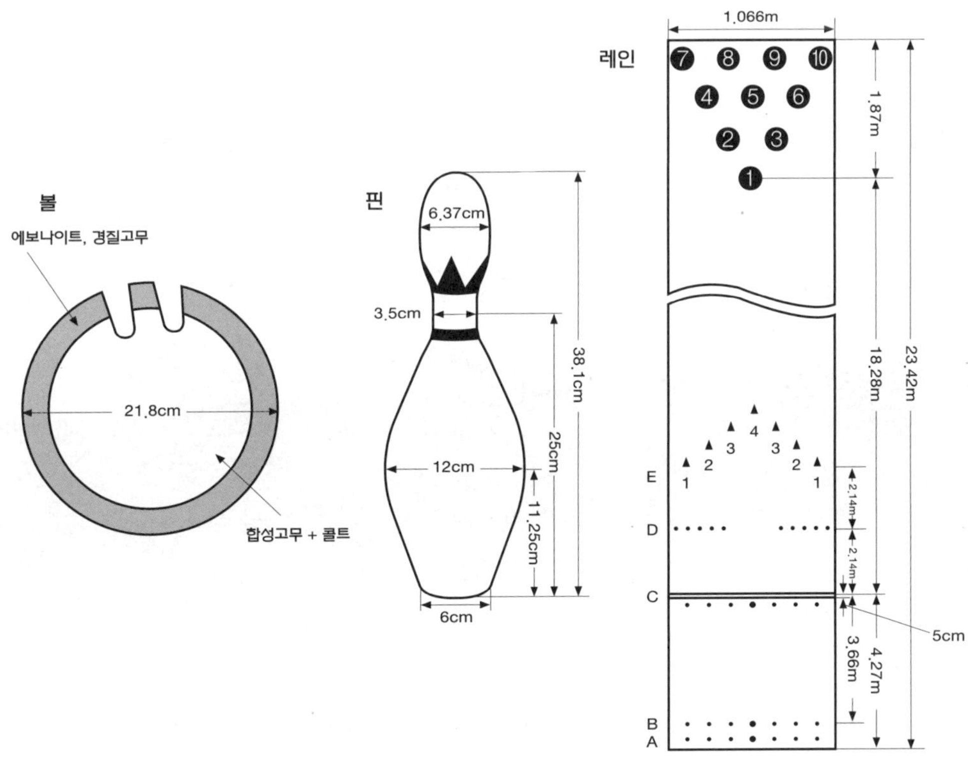

그림 3-1. 볼링의 레인, 볼, 핀

표3-1. 체중에 따른 볼 선택 법

볼의무게			
파운드	킬로그램(kg)	단계	체중(kg)
16	7.25	상급볼러	75
15	6.804		70~74
14	6.350	상급 및 중급	65~69
13	5.895	하급볼러	60~64
12	5.443		55~59
11	4.989		50~54
10	4.536		40~49
9	4.082	여성초보	40
8	3.629	중학생	36
7	3.175	초증, 중학생	31
6	2.726	초등학생	30이하

5. 볼링의 기본 기술

1) 그립

볼의 구멍에 손가락을 넣어 잡는 것을 그립(grip)이라 한다. 그립을 잡는 방법에는 컨벤셔널 그립, 세미 핑거 그립, 풀 핑거 그립 등이 있다.

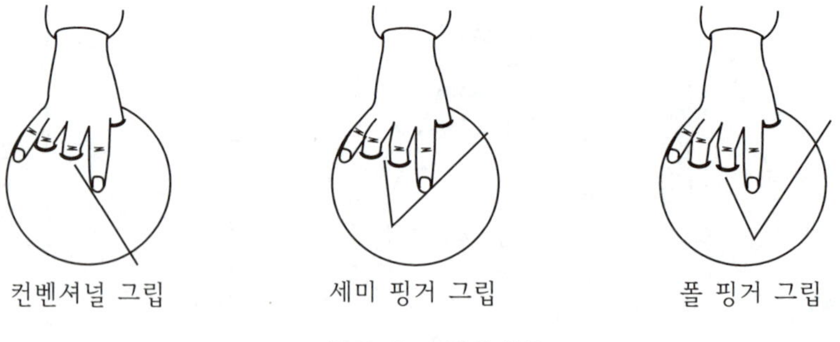

그림 3-2. 그립의 종류

2) 스트레이트 볼을 던지는 방법

(1) 어드레스 자세에서 볼을 잡았을 때 엄지손가락의 방향은 12시를 향한다.

(2) 가운데 손가락과 약손가락의 위치는 6시 방향.

(3) 푸시 어웨이 때 손바닥 방향으로 천정을 향하게 한다.
(4) 백 스윙 때에는 손바닥이 지면을 향하게 한다.
(5) 포워드 스윙과 릴리스 때에는 손바닥 방향이 다운 스윙 때와 같이 핀을 향한다.
(6) 폴로 스루 시에는 손바닥 방향이 푸시 어웨이와 같이 천정을 향한다.

3) 커브 볼을 던지는 방법

(1) 어드레스 자세에서 볼을 잡았을 때 엄지손가락의 방향은 9시를 향한다.
(2) 가운데 손가락과 약 손가락의 위치는 3시 방향.
(3) 푸시 어웨이, 다운 스윙, 백 스윙, 포워드 스윙과 슬라이드, 릴리스, 폴로 스루 때까지 엄지손가락은 9시, 가운데 손가락과 약손가락의 방향은 3시, 손바닥의 방향은 좌측을 향하게 한다.
(4) 가운데 손가락과 약손가락 끝에 힘을 넣어 거는 듯이 하면서 볼을 돌린다.
(5) 볼을 손바닥 전체로 감싸듯이 하면서 팔의 왼쪽으로 릴리스 해준다.

6. 경기 방법

볼링은 일정한 거리에서 공을 세 손가락으로 끼워 쥐고 공을 굴려 10개의 핀을 넘어뜨리는 경기이다. 발은 3발 걷기, 4발 걷기, 5발 걷기가 있는데 개인에 따라 다르다. 1 게임 10 play를 실시하여 쓰러진 핀의 수효에 의해 승부를 결정한다.

경기는 2명 이상이 모이면 할 수 있으나, 각자의 실력을 가지고 맞싸워 경기를 벌이는 스크레치제와 실력차로 핸디를 가해서 실시하는 핸디캡제의 두 가지 방법이 있다. 1 게임은 1에서 10까지의 프레임으로 구성되어 있어 각 프레임 마다 10개의 핀을 쓰러뜨리기 위해 2회씩 투구할 수 있다.

용 어 해 설

가이드 스폿(guide spot) : 레인 바닥에 붙인 10개의 동그란 표시.

거터(gutter) : 레인 옆에 설치된 홈.

그립(grip) : 볼을 쥐는 방법.

나이스 카운트(nice count) : 제1구에 6개 이상의 핀을 넘어뜨림.

다임 스토어(dime store) : ⑤~⑩ 핀이 남은 스플릿.

라이트(light) : 완전한 히트가 아닌, 핀 1개만 남음.

레인(lane) : 볼이 굴러가는 바닥.

레일 로드(rail road) : 스플릿. 핀과 핀 사이가 멀리 떨어져 넘어뜨리기 어려운 상태.

로프팅(loftting) : 파울 라인을 넘고 나서야 손가락에서 빠져 나감.

리브(leave) : 제1구에 넘어지지 않고 남은 핀.

리턴(return) : 던진 볼이 되돌아 오는 것.

릴리스(releas) : 볼에서 손을 떼는 것.

믹서(mixer) : 넘어진 핀이 다른 핀을 휘저으면서 넘어뜨려 가는 것.

백 업(back up) : 오른 팔로 던지는 사람의 볼이 왼쪽을 향해 활모양을 그리며 가다가 오른 쪽으로 휘어들어가는 것. 왼팔로 던지는 사람은 이와 반대.

보크(balk) : 투구하기 전에 파울 라인을 밟는 것.

볼 랙(bowl rack) : 볼을 두는 받침대.

브리지(bridge) : 볼의 셋째 손가락 구멍과 넷째 손가락 구멍의 간격.

블로(blow) : 두 번 투구했는데도 모든 핀을 넘어뜨리지 못한 것.

세트 업(set up) : 10개의 핀을 규정 위치에 정확히 세우는 것.

스크레치(scratch) : 핸디캡을 붙이지 않고 실제 스코어만으로 실력을 겨루는 것.

스탠스(stance) : 투구하기 위해 볼을 가지고 자세를 취하는 것.

스트라이크(strike) : 제1구로 10개 핀을 모두 넘어뜨리는 것.

스페어(spare) : 두 번 투구하여 10개 핀을 모두 넘어뜨리는 것.

스폿(spot) : 투구할 때 눈 표시 하기 위해 레인 위에 붙인 표시.

스플릿(split) : 제1구 투구에서 남은 핀이 옆으로 분산된 것.

스핀(spin) : 볼이 팽이처럼 옆으로 회전되게 던지는 기술.

애버리지(average) : 평균 점수로 볼러의 수준을 알 수 있음.

어프로치(approach) : 볼을 던지기 위해서 볼러가 스텝하는 곳.

언더 다크(under dark) : 앞 핀 뒤에 숨어있는 ⑤,⑧,⑨번 핀을 가리킴.

킹 핀(king pin) : 1번 핀과 5번 핀을 가리킴.

터키(turkey) : 3회 연속해서 스트라이크를 내는 것.

트리플(triple) : 터키와 같음.

파울 라인(foul line) : 어프로치와 앨리 베드의 경계를 표시하는 검은 선.

퍼펙트 게임(perfect game) : 스트라이크를 12회 연속으로 내어 300점이 된 게임.

포켓(pocket) : 스트라이크를 내려고 볼러가 겨냥하는 곳.

폴로 스루(follow through) : 볼을 던진 후의 자세.

프레임(frame) : 1 게임에 10회 투구하는데, 한 번 투구하는 횟수.

핀 덱(pin deck) : 핀을 세우는 장소.

헤드 핀(head pin) : 1번 핀을 말함.

제4장 소프트볼(Softball)

1. 소프트볼의 역사

소프트볼은 1887년 미국인 G. Hancork에 의해 실내에서 할 수 있는 Base ball로 창안되었으며, 그 후 1909년 야구의 경기 방법과 규칙을 모방하여 실외 경기로 발전하였다. 1926년 Hakanson에 의해서 지금의 소프트볼이란 명칭을 붙이게 되었으며, 1927년에는 미국 레크리에이션 협회에서 이 경기를 즐길 수 있는 종목으로 채택하였다. 1949년에는 국제 소프트볼 연맹이 창설되어 전 세계에 보급되었다.

2. 시설 및 용구

경기장은 원칙적으로 담과 울타리가 둘러싸인 곳이라야 하며, home base로부터 담과 울타리 까지는 60.96㎝ 이상 떨어져 있어야 한다.

볼의 둘레는 30.16㎝라야 하고, 무게는 170g이라야 한다.

배트는 딱딱한 목재로 둥글게 깎아야 하고 가장 굵은 부분의 지름이 5.4㎝, 길이가 86.36㎝ 이하의 것이어야 한다.

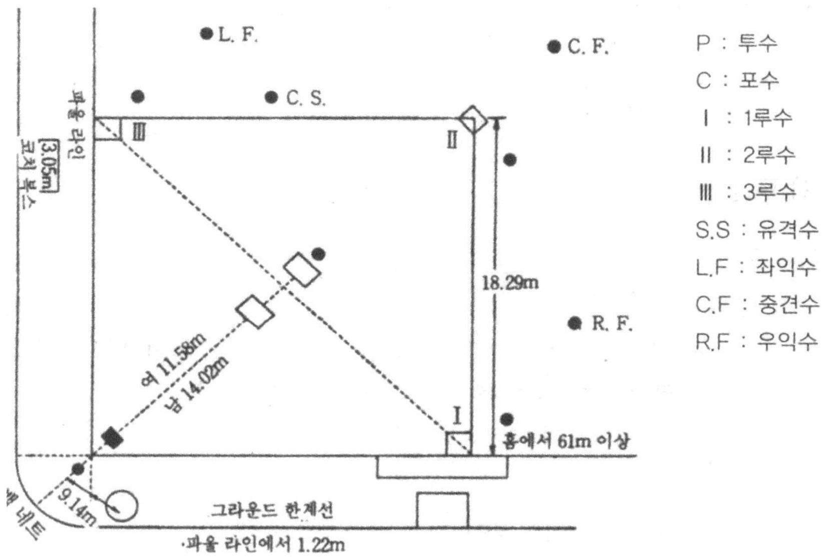

소프트볼 코트

그림4-1. 소프트볼 코트

3. 경기 방법

경기 방법은 야구와 비슷하지만, 야구가 9회의 경기를 하는데 비하여 소프트볼은 7회까지이며, called game은 5회 이후이다. 연장전은 14회까지이며, 서스펜드 game을 쓰지 않는다. 또한 투수는 under throw를 해야 하며 주자는 미리 base를 떠날 수 없고, 투구가 타자에게 공을 던진 직후라야 base를 떠날 수 있다.

4. 소프트볼의 기본 기술

1) Throw

throw에는 어깨너머로 던지는 Over hand throw, 어깨 밑으로 던지는 Under hand throw, 옆으로 던지는 Side hand throw의 세 가지 방법이 있으며, 던지기를 연습할 때는 목표에 정확하게 던지는 동작, 멀리 던지는 동작, 빨리 던지는 동작, 공을 받아 던지는 동작들을 숙달시켜야 한다.

2) Catch

받기는 글러브의 사용법, 자세, 풋워크 등의 요령을 잘 습득하여 어떤 방향에서 오는 공이라도 잘 받을 수 있도록 연습해야 한다.

3) Batting

batting을 할 때는 서기, 멈추기, 체중이동, 허리힘의 이용, 타봉의 swing, 타구점 등의 연구와 연습이 필요하다. 타봉을 잡는 방법에는 bat의 맨 끝을 잡는 end grip과 끝을 약간 남겨놓고 잡는 chalk grip이 있다. 자신의 체격, 근력, 자세의 형태에 맞도록 선택한다.

4) Bunt

타봉을 잡은 손은 그대로 두고 다른 손은 타봉 아래로 잡는다. 주로 close game(백중한 경기)에서 사용된다.

5) Base running

이것은 빠른 주력과 sliding, 판단력, 결단력 등이 필요하며, base를 돌때는 base의 안쪽 모퉁이를 왼발로 돌고 몸을 왼편으로 기울려 오른발을 다음 base 방향으로 내디딘다.

5. 주요 규칙 및 용어 해설

1) Pitching

Pitching은 두 발을 투수판 위에 딛고 양 어깨가 1st와 3rd base를 잇는 직선상에 오도록 선다. 공을 두 손으로 잡고 몸 바로 앞에서 1초 이상 완전히 정지한 후 한 발을 앞으로 내디디면서 under hand throw를 한다.

2) 부정 투구

(1) 투수가 투수판 이외에서 타자에게 던질 때
(2) 한 걸음 이상 앞으로 내디디고 던질 때

(3) 손목이나 손이 몸의 중앙선을 통과하지 않고 옆이나 위로 던졌을 때
(4) 투수가 공을 갖지 않고 투구의 동작을 했을 때
(5) 1초 이상 완전히 정지하지 않고 던졌을 때
(6) 투수가 투수판에서 공을 가지고 20초 이상 경과했을 때

3) Strike

(1) 본루 위를 통과함과 동시에 타자의 겨드랑과 무릎 사이를 통과했을 때
(2) 타자가 batting을 했으나 공이 맞지 않았을 때
(3) 타자의 타봉을 살짝 스쳐 공의 진로가 변경되지 않은 것을 catcher가 직접 잡았을 때
(4) two strike 이전에 타자가 친 공이 foul일 때

4) 타자의 Out

(1) 세 번째 strike 볼을 catcher가 받았을 때
(2) 타자가 catcher의 공 잡는 것을 고의로 방해하였을 때
(3) 세 번째 strike가 foul tip이 되었을 때
(4) two strike 후의 bunt가 foul이 되었을 때
(5) 타자가 친 foul fly를 땅에 닿기 전에 수비 측이 잡았을 때
(6) 타자가 자기가 친 공에 맞았을 때
(7) 두 사람이 out되기 전에 1루가 차 있고 three strike를 했을 때

5) Fair hit

(1) 공이 내야의 Fair ground에 멈춘 경우
(2) 공이 외야의 Fair ground에 떨어진 경우
(3) 공이 1st base나 3rd base에 닿은 경우

6) 기타 용어

(1) Three bunt : two strike된 다음의 bunt로 foul되면 타자는 out된다.
(2) Liner : 직선으로 뻗어가는 공, 직선 타구
(3) Motion pitching : runner가 있을 때 pitcher가 던지는 흉내를 내어

runner를 견제하는 행위

(4) Swing out : 투구를 타자가 세 번을 헛쳐서 strike out되는 것

(5) Sacrifice bunt : runner를 진루시키기 위해 타자는 out되면서 치는 희생 bunt.

(6) Juggle : 야수가 ground ball을 처리함에 있어 glove에서 공이 튕겨져 나오는 것

(7) Shoot : 공이 곡선을 그리면서 돌아 들어오는 것

(8) Scoring Position : hit가 나서 runner가 득점과 연결되는 base에나가 있는 것

(9) Flank merry well : 만루인 경우 home run을 쳐서 한꺼번에 4점을 얻게 되는 것

(10) Trick play : 잡을 수 있는 공을 일부러 떨어뜨려 runner나 타자를 함정에 빠뜨리는 play.

(11) Passed ball : 정확히 잡을 수 있는 pitcher의 공을 catcher가 놓치는 경우

(12) Drawn game : 양 team이 5회 이상의 공수를 완료했을 때 득점이 동점이나, 암흑 · 강우로 인하여 심판원이 game을 중단한 경기인데, 무승부의 시합이지만 정식경기로서 개인이나 team의 경기성적은 공식 기록으로 기입된다.

(13) Clean up : hit로써 base에 나가 있는 모든 runner를 home in 시키는 것

(14) Clean up trio : 한 team에서 가장 기대를 거는 타자 3,4,5번을 묶 어 부르는 말

(15) Keystone combination : 2nd base man short stop이 합동으로 수비하는 것

제5장 배드민턴(Badminton)

1. 배드민턴의 역사

배드민턴은 1820년대 인도의 Bombay 주에 있는 Poona지방에서 시작되었으며, Poona game 또는 Indian game이라고 하였다. 당시 인도에 주둔하고 있던 영국 군인들이 이 경기를 배웠는데 1873년 영국군 장교로 근무하던 Beavford 공작이 본국에 돌아가서 Gloucetershire주에 있는 Badminton 지방에서의 주요기념 축하연에서 이 Poona game을 소개하여 좋은 평을 얻었다. 그 후 Beavford는 이 경기를 정리하여 경기화 함으로써, 지방 명을 따서 Badminton 경기가 된 것이다. 제4회 자카르타 아시아 경기대회부터 정식종목으로 채택되었고, 제25회 바르셀로나 올림픽대회부터 정식종목으로 채택되었다.

2. 배드민턴의 특성 및 효과

(1) 배드민턴은 비교적 좁은 장소에서 할 수 있다.
(2) 배드민턴은 남녀노소 누구나 쉽게 즐길 수 있는 운동이다.
(3) 배드민턴은 생활 스포츠와 현대 스포츠로서의 특징을 겸하고 있다.
(4) 배드민턴은 네트를 사이에 두고 하는 게임으로서 위험성이 거의 없다.
(5) 배드민턴은 레크리에이션적 요소가 있어 누구와도 함께 즐거움을 나누는 운동이다.

3. 시설 및 용구

1) Court

단식과 복식 court가 원칙적으로 따로 마련되어야 하나 장소가 불가능할 때는 한 court에 그려도 무방하다. court 및 net의 규격은 그림과 같다.

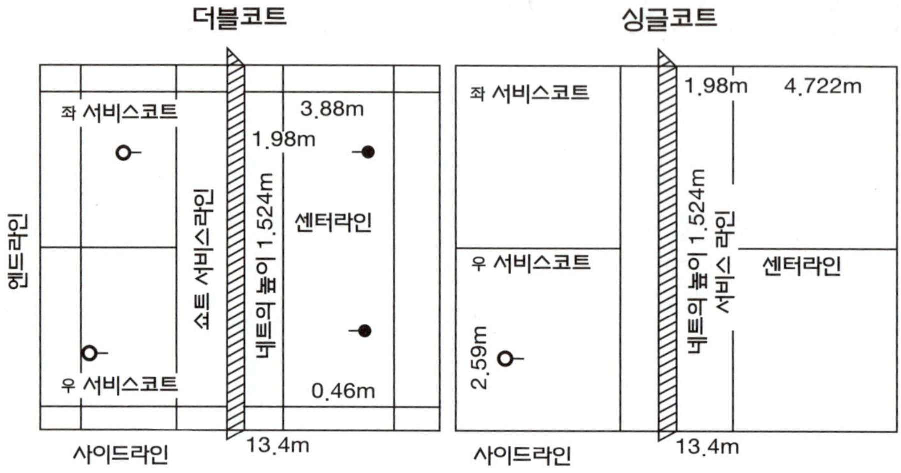

그림5-1. 배드민턴 경기장

2) Shuttle cock

셔틀 콕의 무게는 4.73~5.50g, 지름 2.5~2.8㎝, 코르크에 14~16매의 날개를 달며, 길이는 선단에서 코르크까지 6.4~6.7㎝이고 선단에서 5.4~5.6㎝정도 벗어지게 하여 묶는다.

3) Racket

라켓에 대한 크기와 중량은 공식적인 규정이 없으며, 대개 112~158g이고, 길이는 약 60㎝ 정도이다.

4. 경기 방법

1) 경기 종목

경기 종목에는 단식(single game), 복식(doubles game), 혼합복식(mixed game) 그리고 단체전 등이 있는데, 우리 나라에서는 그 동안 단체경기의 경우 3복 2단식, 3시합 선승제를 채택하였으나, 국제시합에 있어서는 남자(Tomas cup system)의 경우, 4복식 5단식의 9시합제이며, 여자(Uber cup)의 경우 3복식 4단식의 7시합제이다.

2) 경기 진행법

(1) Toss : side와 service 선택

(2) Scoring : point는 inside가 승리하면 1점을 얻고, game은 남자의 경우 협정에 의해 15점 또는 21점으로 정하며, 여자의 경우 단식은 11점, 복식은 협정에 의하여 15점 또는 21점으로 한다. match는 2game 선취한 팀이 승리한다. setting은 표와 같다.

표 5-1. Setting

Game Point	동점점수	사후점수	통산점수
11점	9 All	3점	12점
	10All	2점	12점
15점	13All	5점	18점
	14All	3점	17점

(3) 단식 경기

① server의 득점이 0 또는 우수일 때는 player는 각각 우측의 service court에서 server하고 receive한다.

② 양 발은 service시 움직이거나 receive가 service를 행하기 전에 움직이면 안 된다.

③ count는 항상 sever쪽을 먼저 부른다.

④ setting을 하게 되면 count는 0:0이 되어 그 때부터 협정한 점수를 먼저 얻은 자가 승리한다.

(4) 복식 경기

① 각 조는 최초의 server와 receive를 정한다.

② receive된 shuttle에 대해서는 누구나 계속 play해도 무방하다.

③ 경기 초에 처음 service권을 획득한 조는 service권이 한 사람에게만 있다.

④ 득점할 때마다 자리를 옮겨(service count)가며 service한다.

⑤ 제1 service가 실패되면 partner가 제2 service를 하며, 그것도 실패하면 service권이 이양된다.

⑥ setting 요령은 단식경기와 같다.

(5) Fault

① Over waist : service시 셔틀을 허리보다 높게 쳤을 때.

② Over hand : service시 셔틀을 친 순간 라켓 두부의 일부가 라켓을 쥔 손보다 높이 올라갔을 때.

③ Line cross : service시 양발의 일부가 service court의 라인을 밟거나 넘었을 때 또는 server가 service를 하기 전에 receive court의 라인을 밟거나 넘었을 때.

④ Foot fault : service시 server 또는 receiver의 발의 일부가 바닥에 정지해 있지 않을 때.

⑤ Out : service한 셔틀이 정해진 receive court에 들어가지 않았을 때.

⑥ Balk : service시 상대방을 놀리는 행위.

⑦ Over the net : 상대편 court에 있는 셔틀을 쳤을 때.

⑧ Touch the net : 라켓, 몸, 의복 등이 net에 닿았을 때.

5. 기본 기술 및 용어 해설

1) Racket 잡는 법

손바닥을 펴서 라켓을 수평으로 하여 손잡이를 손바닥 위에 얹어 라켓의 끝을 아래로 하여 잡는다. 집게와 엄지손가락은 라켓 손잡이 상단에 V자형이 되도록 잡으며 손목을 부드럽게 한다.

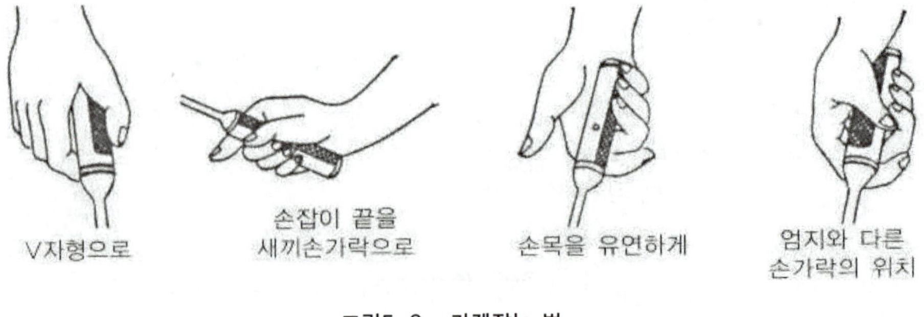

그림5-2. 라켓잡는 법

2) Shuttle 잡는 법

집게와 엄지손가락으로 셔틀의 날개 끝을 가볍게 잡아 자연스럽게 수직으로 쥔다. 이 때 라켓이 손가락 끝을 때리지 않도록 손가락을 날개 밑으로 6㎜이상 깊이 잡지 않도록 주의한다.

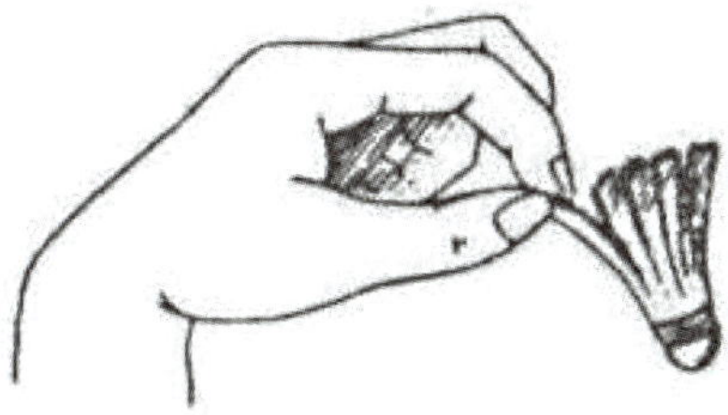

그림 5-3. 셔틀 잡는 법

3) Service

몸의 좌측을 net 쪽으로 보게 하고 court의 side line 쪽을 향하여 선다. 라켓과 셔틀을 잡은 양 손을 앞으로 쭉 내밀어 오른다리를 뒤로 뺀 다음 셔틀을 후려친다. service의 형은 셔틀의 플라이트 종유에 따라 Short service, Long service, High service, Driven service 등이 있다.

4) Stroke

① Fore hand stroke : 라켓을 잡은 손의 방향으로 셔틀이 날아올 때 사용하는 방법.
② Back hand stroke : 라켓을 잡은 손의 반대 방향으로 셔틀이 날아올때 사용하는 방법.
③ Over hand stroke : 머리 위 또는 어깨 위쪽으로 떨어지는 셔틀을 치는 방법.
④ Net hand stroke : net 바로 옆에 떨어지는 셔틀을 return하는데 사용하는 방법.

6. 기타 용어

(1) Ace : game에서의 채점 단위. 득점은 service쪽 ace만을 셈함.

(2) Good return : service shuttle cock을 잘 받아 넘겼을 경우.

(3) Down : serve한 사람이 득점하지 못한 채 serve권을 잃어버리는 경우.

(4) Bird : shuttle cock.

(5) Hand in : serve하는 쪽.

(6) Frame shot : wood shot. gut 이외의 부분으로 bird를 치는 것.

(7) Flight : shuttle cock이 나는 모양.

(8) Volley : serve후 shuttle cock을 서로 치고 받는 상태.

(9) Lob : 상대편의 머리 위를 넘기는 stroke.

(10) Drop : net를 넘어가자마자 땅에 떨어지는 flight.

(11) Reach : 경기자의 몸이 땅에 닿는 거리의 간격.

(12) Rubber: 세 게임 중 두 게임을 먼저 이긴 팀을 승리로 간주하는 경기 방식.

(13) Side by side : court를 둘로 나누어 복식 때 사용되는 수비진형.

(14) Wide : bird가 court 밖으로 떨어져 나가는 것.

(15) Smash : 높은 곳에서 상대방 court 밖으로 내리꽂는 강타구.

(16) Sliding step : 뒷발을 앞발에 붙인 후 다시 다른 쪽의 발을 내어 놓는 발의 모양.

(17) Anticipation : 경기 중 상대편 의도를 알아채고 먼저 상대편의 역을 찌르는 것.

(18) Inside : service권을 가진 경기자 측. 반대는 out side.

(19) Cut : 복식 등에서 후위를 공격하려고 court 깊숙이 bird를 쳤을 때 전위가 도중에 이를 가로채어 되돌려 보내는 것.

(20) Interval : 3게임을 하기 전에 각 게임 사이의 휴식 5분간.

제6장 댄스스포츠(DanceSports)

1. 댄스스포츠의 역사

오늘날 댄스스포츠(DanceSports)의 시초가 되는 볼룸 댄스 (Ballroom Dance)의 형태는 15-16세기 유럽의 궁정 댄스에서 발달된 것으로 19세기 초 사교와 오락을 위한 사교 댄스(social dance) 또는 볼룸 댄스로 이어졌다. 댄스스포츠라는 용어는 1991년 독일 국제 아마추어 댄서 평의회(ICAD, International Council of Amateur Dancers)가 경기 댄스의 올림픽 종목 승인을 위한 적합성을 검토하는 과정에서 맨 처음 공식적으로 사용하였다.

댄스스포츠는 지난 95년 4월 몬테카를로(Monte Carlo)에서 열린 국제 올림픽 위원회(IOC) 집행 위원회에서 예술적 · 과학적 · 경기적 가치를 인정 받아 올림픽 위원회의 승인 종목이 되었으며, 1998년 방콕 아시아 경기 대회에서 시범종목으로 시연된 이후 많은 시선이 집중되었다. 그 후 국제적으로 댄스스포츠의 위상이 높아지면서 급격히 확산되고 있으며 최근에는 올림픽 정식 종목 채택에 대비하여 국내에서도 경기용 댄스스포츠 열기가 고조되고 있는 추세이다.

볼룸 댄스가 한국에 처음 소개된 것은 1920년대 일본과 소련에서 돌아온 유학생들이 종로의 황성 기독청년회(현 YMCA)에서 시범을 보인 것이 그 시초였다. 본격적인 것은 해방 이후 일본을 통하여 도입되었으며, '사교 댄스' 또는 '볼룸 댄스'라는 이름으로 불리워졌다. 그러나 춤에 대한 부정적인 시각과 편견들은 댄스스포츠의 올바른 발전을 저해하였으며, 이에 따라 댄스스포츠에 대한 정의나 가치에 대한 이론화 작업도 활성화되지 못하였다.

한편 근간에서 '댄스스포츠'라는 용어와 함께 '스포츠댄스'라는 용어도 널리 사용되고 있으나 댄스스포츠의 용어가 공식 명칭으로 자리 잡아 가고 있는 추세이다. 또한 일반인들 사이에서는 댄스스포츠가 경기용 댄스의 성격보다는 대중여가 활동의 하나로 확산되고 있는 실정이다.

현재 댄스스포츠는 각 대학의 교양 강좌, 사회교육원 강좌, 각 구청과 문화 센터 강좌를 통해 동호인들의 수가 확산되고 있으며, 댄스스포츠에 대한 서적이나 비디오 등의 보급도 활발히 진행되고 있다. 또한 매스컴을 통한 효용성과 가치의 홍보는 가까운 미래에 댄스스포츠가 바람직한 여가 활동과 생활 체육으로 자리 잡는 데 기여할 것이다.

2. 댄스스포츠의 효과

댄스스포츠는 스포츠 활동이 지니는 신체적 효과뿐 아니라 정신적, 사회적 가치를 지닌 바람직한 여가 활동이다. 또한 음악에 맞추어 신체를 아름답게 표현함으로써 리듬감과 자신감 및 예술적 심미안을 기를 수 있는 교육적 활동으로도 가치가 있다.

1) 신체적 효과

댄스스포츠를 즐기는 동안 계속되는 스텝과 체중 이동 및 회전 등은 하체의 운동뿐 아니라 훌륭한 전신 운동으로서의 효과가 있다. 특히 댄스스포츠는 움직임과 회전을 반복하는 가운데 평형성이 발달하며, 가슴과 허리를 곧게 펴고 상대방과 일정 간격을 유지함으로써 바른 자세를 기를 수 있다. 미국 심장학회 운동위원회에서도 댄스스포츠를 근력의 발달 및 심장, 폐 등에 좋은 영향을 주는 운동 요법으로 장려하고 있다.

이와 같이 댄스스포츠는 운동 부족으로 인해 생길 수 있는 비만이나 고혈압, 당뇨 등의 성인병 예방 및 치료에도 도움을 준다.

2) 정신적 효과

음악에 맞추어 신나게 몸을 움직이다 보면 반복되는 일상에서 받은 스트레스 및 무력감을 해소할 수 있으며, 정서 순화에 도움을 준다. 또한 다른 스포츠와는 달리 경쟁심보다는 상대방과의 화합이나 예의를 중시하는 가운데 즐거움과 만족감을 느끼게 되며 자연스럽게 삶의 질을 높이게 된다.

3) 사회적 효과

댄스스포츠는 예의를 갖추고 남녀가 함께 춤을 추기 때문에 서로를 존중하는 마음을 기르고, 이성에 대한 건전한 사고를 갖게 해준다. 또한 많은 사람들이 동시에 만나고 춤을 즐기는 가운데 상호간의 친목을 도모하게 되고 바람직한 사회성을 형성하는 기회가 된다. 따라서 댄스스포츠는 현대인의 소외감을 극복하고 청소년 문제를 해결할 수 있는 건전한 여가 활동이 될 수 있다.

3. 댄스스포츠의 종류 및 예절

1) 댄스스포츠의 종류

볼룸 댄스는 종류와 용도에 따라 무대용 · 경기용 · 시범용 · 메이션용, 사교용 등으로 나눌 수 있다. 이 중 경기용 댄스(competition dance)는 올림픽 종목에 댄스스포츠라는 공식 명칭으로 등록되어 있다. 경기용인 댄스스포츠는 모던 5종목, 라틴 5종목으로 다음과 같다.

모던 댄스(Modern Dance)	라틴 댄스(Latin Dance)
· 왈츠(Waltz) · 폭스트롯(Foxtrot) · 탱고(Tango) · 퀵스텝(Quickstep) · 비엔나 왈츠(Viennes Waltz)	· 룸바(Rumba) · 차차차(Cha-Cha-Cha) · 삼바(Samba) · 자이브(Jive) · 파소 도블레(Paso Doble)

2) 댄스스포츠의 예절

(1) 춤은 남자가 여자에게 신청하는 것이 일반적이다.

여성의 경우 특별한 사정이 없는 한 남자의 신청을 받아들이는 것이 예의이다. 만약 사정이 있을 경우 상대방의 감정이 상하지 않도록 정중하게 거절한다. 또한 일단 춤을 시작하면 한 곡의 연주가 끝날 때까지 특별한 이유 없이 춤을 멈추면 안 된다.

(2) 파트너(partner)를 배려하여 춤의 수준을 맞춘다.

파트너와 수준이 같지 않을 경우 어려운 스텝을 강요하지 말고 쉬운 동작을 이용하여 조화를 이루는 것이 바람직하다.

(3) 춤추는 공간을 잘 활용한다.

춤은 여러 사람이 모여 즐기는 것이므로 다른 커플의 진로를 방해하거나 역행하지 않도록 한다. 만약 부득이하게 남의 발을 밟거나 부딪쳤을 경우 빨리 사과하고 춤을 계속 진행한다.

(4) 상대방에서 불쾌감을 주지 않도록 한다.

춤은 혼자 추는 것이 아니므로 춤추기 전에 술을 마시거나, 담배를 피워 상대방에게 불쾌감을 주는 일이 없도록 조심한다.

(5) 지나치게 요란하거나 노출이 심한 의상은 피한다.

춤추기 편한 복장을 입도록 하고 남에게 혐오감을 주는 의상은 자제한다.

4. 댄스스포츠의 실제

1) 폭스트롯(Foxtrot)

폭스트롯은 1912년 미국의 보드빌 댄서(vaudeville dancer, 극장 무대에서 노래를 부르며 춤을 추는 배우)인 해리 폭스(Harry Fox)가 새로운 춤을 고안하여 극장 무대에서 발표함으로써 추어지기 시작하였다.

초기의 동작들은 홉(hop), 킥(kick), 그리고 뛰어 돌아다니는 동작들이 주종을 이루었으나, 1915년 차츰 변화되기 시작하여 1917년부터는 부드러운 형태로 개량되어서 오늘날의 형태로 발전되었다.

초보자들이 처음 배우게 되는 폭스트롯은 다른 춤들에 비하여 쉬운 동작들로 구성되어 있으며 물 흐르듯 부드럽게 LOD를 따라 진행하는 것이 특징이다.

(1) 음악

4/4박자의 트롯으로서 1분간 34~38소절로 연주되는 음악을 사용한다. 첫째와 셋째 박에 강한 악센트가 있으며 리듬은 슬로(slow)와 퀵(quick)으로 구성되어 있다. 숙련자들은 다소 느린, 1분간에 30~34소절의 음악을 사용한다.

(2) 특징

폭스트롯은 반드시 LOD를 따라 진행하며 한 박자에 스텝(one step), 혹은 투 스텝(two step)으로 중심을 이동시켜 나가는 것으로 전진할 때는 힐(heel), 후진할 때는 토(toe)부터 바닥에 닿아야 한다. 특히 스탭할 때 절대로 상체를 움직여서는 안 되며 발의 움직임이 주된 동작이 된다.

(3) 기본 동작

① 매직 스텝(Magic Step)

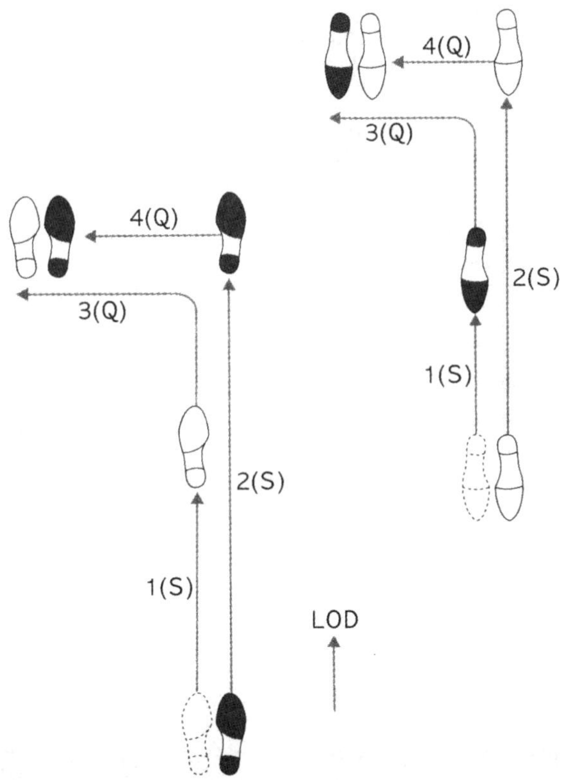

〈여자〉

1(S) 왼발 전진	1(S) 오른발 후진
2(S) 오른발 전진	2(S) 왼발 후진
3(Q) 왼발 측진	3(Q) 오른발 측진
4(Q) 오른발 클로스	4(Q) 왼발 클로스

② 체인지 스텝(change step)

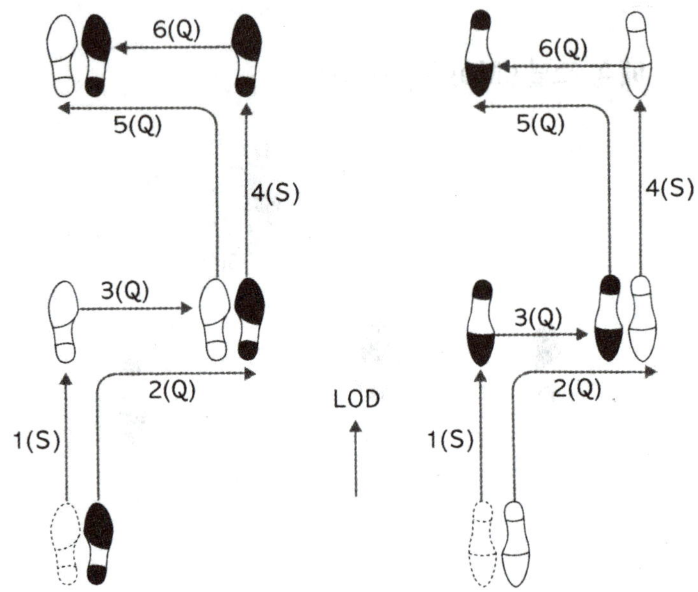

〈여자〉

1(S) 왼발 전진	1(S) 오른발 후진
2(Q) 오른발 측진	2(Q) 왼발 측진
3(Q) 왼발 클로스	3(Q) 오른발 클로스
4(S) 오른발 전진	4(S) 왼발 후진
5(Q) 왼발 측진	5(Q) 오른발 측진
6(Q) 오른발 클로스	6(Q) 왼발 클로스

③ 박스 스텝(Box Step)

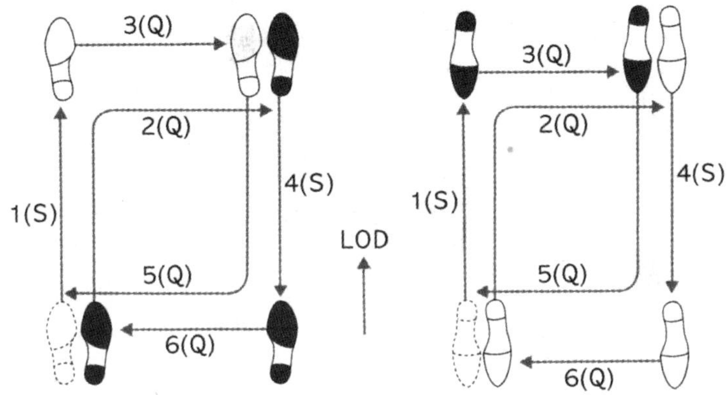

1(S) 왼발 전진
2(Q) 오른발 측진
3(Q) 왼발 클로스
4(S) 오른발 후진
5(Q) 왼발 측진
6(Q) 오른발 클로스

〈여자〉
1(S) 오른발 후진
2(Q) 왼발 측진
3(Q) 오른발 클로스
4(S) 왼발 전진
5(Q) 오른발 측진
6(Q) 왼발 클로스

④ 레프트 박스 턴(Left Box Turn)

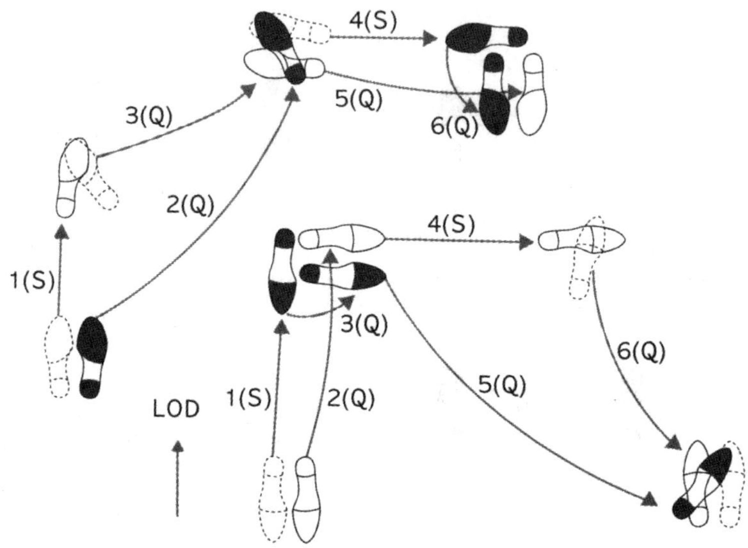

1(S) 왼발 전진
2(Q) 오른발 측진(1/8L)
3(Q) 왼발 클로스(1/8L)
4(S) 오른발 후진
5(Q) 왼발을 오른발에 붙여포
인팅(1/4L)
6(Q) 오른발 클로스

〈여자〉
1(S) 오른발 후진
2(Q) 왼발을 오른발에 붙여
포인팅(1/4L)
3(Q) 오른발 클로스
4(S) 왼발 전진
5(Q) 오른발 측진(1/8L)
6(Q) 왼발 클로스(1/8L)

⑤ 매직 레프트 턴(Magic Left Turn)

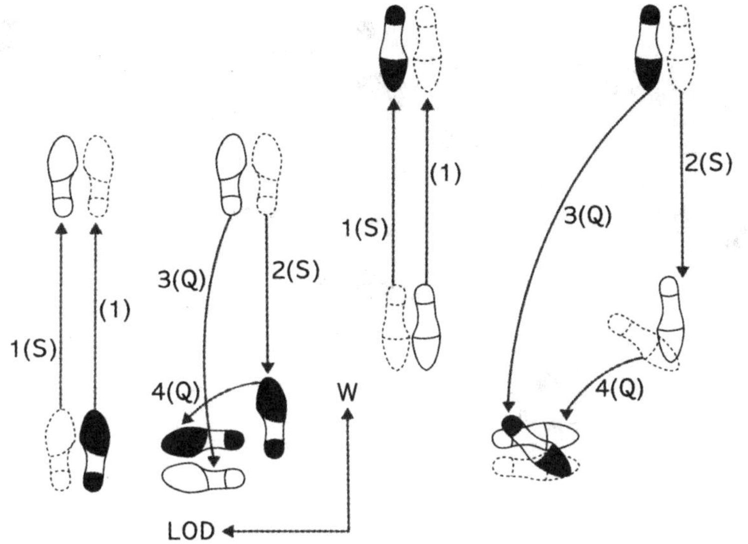

1(S) 왼발 전진과 동시에 오른발을 체중 없이 왼발에 붙인다
2(S) 오른발 후진
3(Q) 왼발을 오른발에 붙여 포인팅(1/4L)
4(Q) 오른발 클로스

〈여자〉
1(S) 오른발 후진과 동시에 왼발을 체중 없이 오른발에 붙인다
2(S) 왼발 전진
3(Q) 오른발 측진(1/8L)
4(Q) 왼발 클로스(1/8L)

⑥ 프로미네이드 워크(Promenade Walk)

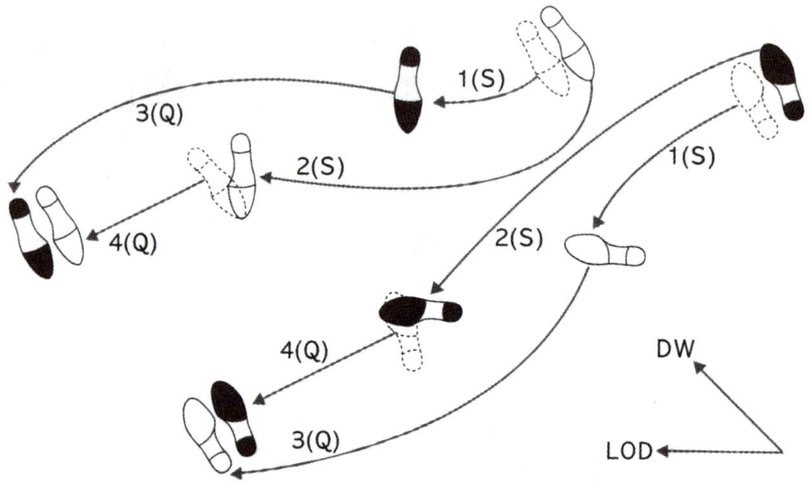

〈여자〉

1(S) 왼발 PP로 전진(1/8L)	1(S) 오른발 PP로 전진(1/8R)
2(S) 오른발 전진 CBMP	2(S) 왼발 전진 CBMP
3(Q) 왼발 측진(1/8R)	3(Q) 오른발 측진(1/8L)
4(Q) 오른발 클로스	4(Q) 왼발 클로스

⑦ 싱글 트윙클(Single Twinkle)

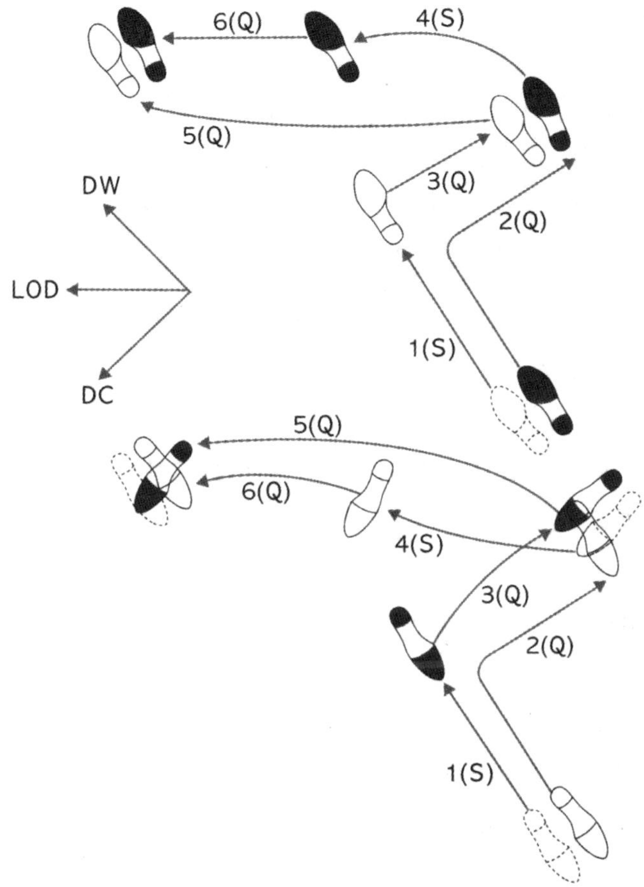

1(S) 왼발 전진
2(Q) 오른발 측진
3(Q) 왼발 클로스
4(S) 오른발 후진 CBMP
5(Q) 왼발 PP로 전진
6(Q) 오른발 클로스

〈여자〉

1(S) 오른발 후진
2(Q) 왼발 측진
3(Q) 오른발 클로스(1/4R)
4(S) 왼발 전진 CBMP
5(Q) 오른발 PP로 전진
6(Q) 왼발 클로스(1/4L)

2) 왈츠(Waltz)

독일, 프랑스, 이탈리아, 오스트리아는 각기 왈츠가 자기 나라에서부터 시작되었다고 주장하고 있으나, 요즈음에는 보통 1780년경에 남부 독일의 렌틀러 지방에서 처음 발생한 것이라는 이론이 일반적이다. 이러한 왈츠가 1812년에 영국의 볼룸(ballroom)에 첫 선을 보임으로써 오늘날과 같은 형태로 추어지기 시작하였다. 미국에서는 1840년에 왈츠가 도입되었으며 점차로 음악의 템포를 느리게 하여 1880년경에는 전형적인 미국 스타일의 왈츠를 탄생시켰다.

느린 템포의 왈츠가 두각을 나타냄으로써 1920년대에 이르러 원래의 빠른 왈츠와 후기의 느린 왈츠로 구분되어 추게 되었다. 원래의 왈츠는 1분간 60소절의 빠른 템포로서 '비엔나 왈츠(Viennese Walts)' 라고 부르고 후기의 개량된 느린 왈츠(1분간에 30~40소절)를 '왈츠(Walts)' 라 부르게 되었다.

(1) 음악

3/4박자로서 첫 번째 박에 강한 악센트가 있으며 1분간 대략 40소절(숙련자는 30소절) 정도의 템포에 맞추어 춘다.

(2) 특징

왈츠는 폭스트롯과 같이 LOD를 따라 추어야 하며 반드시 '라이즈앤드 폴(Rise & Fall)' 을 해야 한다. 일반적으로 '업앤드 다운(up & down)' 이라고 하기도 하는 라이즈 앤드 폴은 다음과 같다.

첫 스텝이 나가면서 무릎을 굽히고 힐(heel)부터 딛어 무릎을 편다. 둘째나 셋째 스텝은 무릎을 펴고 힐을 들어 토(toe)로만 스텝하여 셋째 스텝 마지막에 힐을 바닥에 댄다.

(3) 기본 동작

① 베이식 왈츠 스텝(Basic Waltz Step)

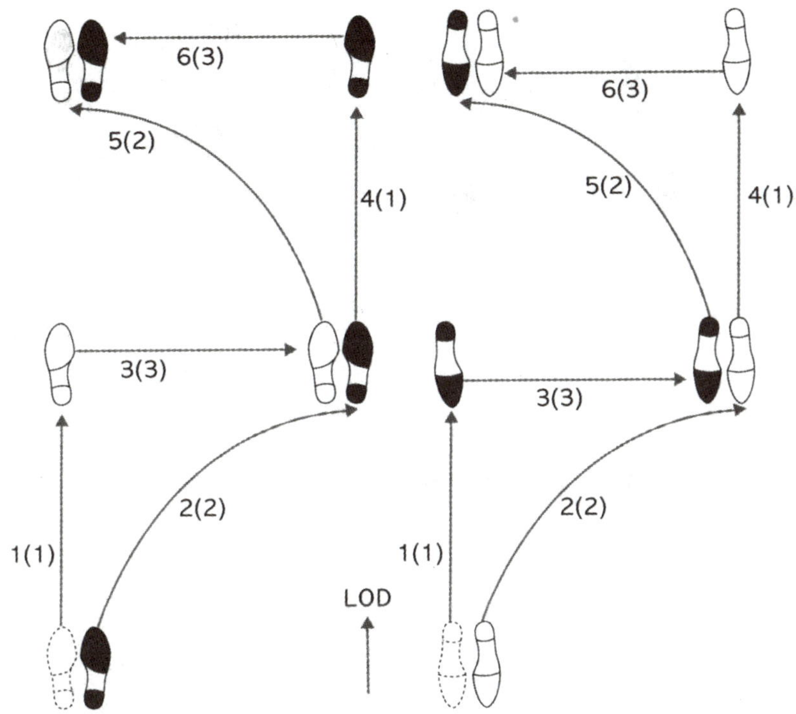

〈여자〉

1(1) 왼발 전진	1(1) 오른발 후진
2(2) 오른발 측진	2(2) 왼발 측진
3(3) 왼발 클로스	3(3) 오른발 클로스
4(1) 오른발 전진	4(1) 왼발 후진
5(2) 왼발 측진	5(2) 오른발 측진
6(3) 오른발 클로스	6(3) 왼발 클로스

② 밸런스 스텝(Balance Step)

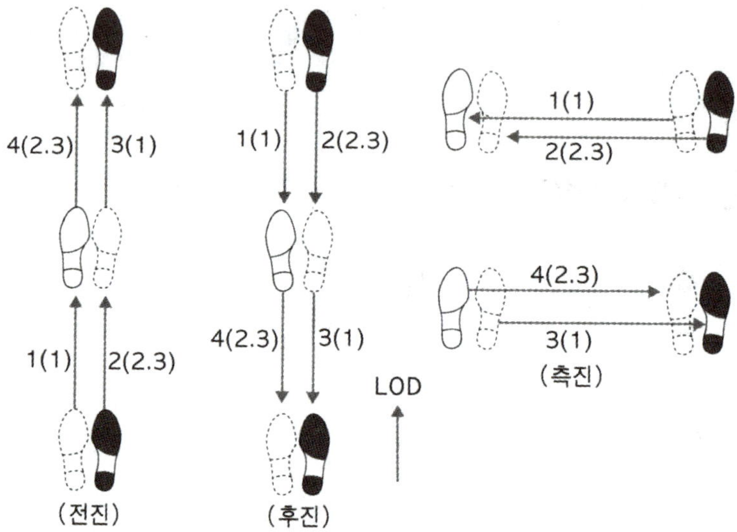

전진(forward balance)

1(1) 왼발 전진

2(2.3) 오른발 체중 없이 클로스

3(1) 오른발 전진

4(2.3) 왼발 체중 없이 클로스

후진(backward balance)

1(1) 왼발 후진

2(2.3) 오른발 체중 없이 클로스

3(1) 오른발 후진

4(2.3) 왼발 체중 없이 클로스

측진(forward balance)

1(1) 왼발 측진

2(2.3) 오른발 체중 없이 클로스

3(1) 오른발 측진

4(2.3) 왼발 체중 없이 클로스

〈여자〉

〈후진〉

1(1) 오른발 후진

2(2.3) 왼발 체중 없이 클로스

3(1) 왼발 후진

4(2.3) 오른발 체중 없이 클로스

〈전진〉

1(1) 오른발 전진

2(2.3) 왼발 체중 없이 클로스

3(1) 왼발 전진

4(2.3) 오른발 체중 없이 클로스

〈측진〉

1(1) 오른발 측진

2(2.3) 왼발 체중 없이 클로스

3(1) 왼발 측진

4(2.3) 오른발 체중 없이 클로스

③ 박스 스텝(Box Step)

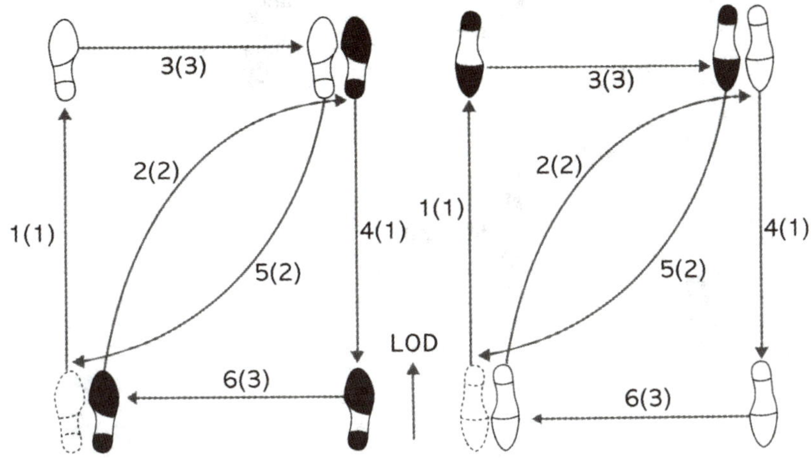

1(1) 왼발 전진
2(2) 오른발 측진
3(3) 왼발 클로스
4(1) 오른발 후진
5(2) 왼발 측진
6(3) 오른발 클로스

〈여자〉

1(1) 오른발 후진
2(2) 왼발 측진
3(3) 오른발 클로스
4(1) 왼발 전진
5(2) 오른발 측진
6(3) 왼발 클로스

④ 레프트 박스 턴(Left Box Turn)

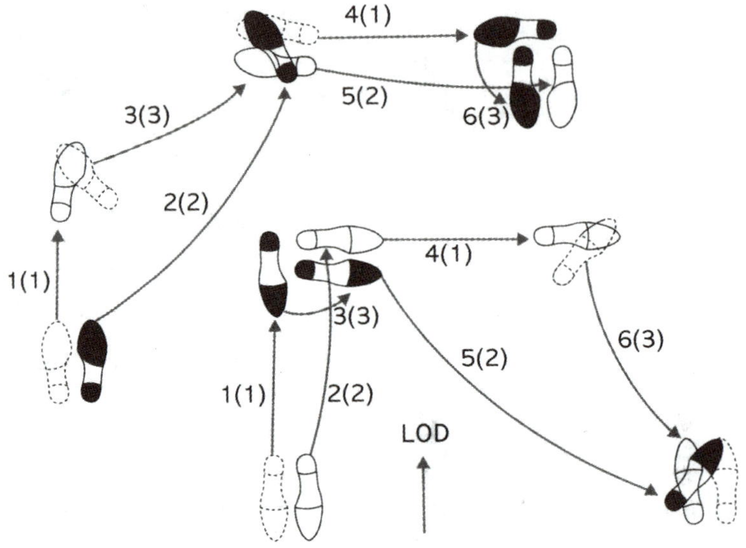

1(1) 왼발 전진
2(2) 오른발 측진(1/8L)
3(3) 왼발 클로스(1/8L)
4(1) 오른발 후진
5(2) 왼발을 오른발에 붙여 포인팅(1/4L)
6(3) 오른발 클로스

〈여자〉

1(1) 오른발 후진
2(2) 왼발을 오른발에 붙여 포인팅(1/4L)
3(3) 오른발 클로스
4(1) 왼발 전진
5(2) 오른발 측진(1/8L)
6(3) 왼발 클로스(1/8L)

⑤ 아서 머리 턴(Arthur Murray Turn)

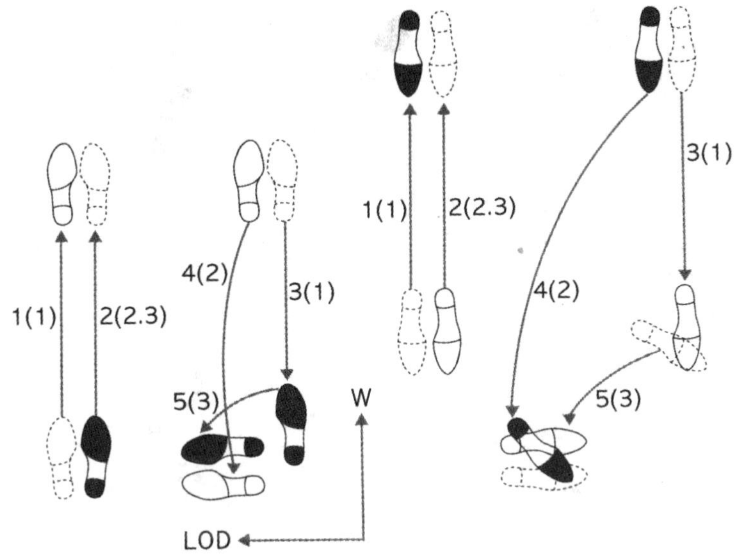

1(1) 왼발 전진
2(2.3) 오른발 체중 없이 클로스
3(1) 오른발 후진
4(2) 왼발을 오른발에 붙여 포인팅(1/4L)
5(3) 오른발 클로스

〈여자〉
1(1) 오른발 후진
2(2.3) 왼발 체중 없이 클로스
3(1) 왼발 전진
4(2) 오른발 측진(1/8L)
5(3) 왼발 클로스(1/8L)

⑥ 싱글 트윙클(Single Twinkle)

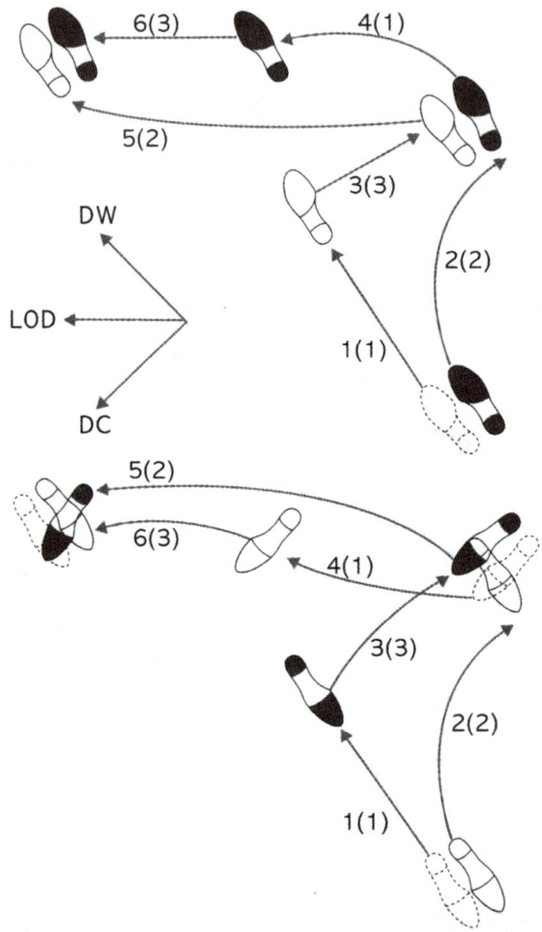

	〈여자〉
1(1) 왼발 전진	1(1) 오른발 후진
2(2) 오른발 측진	2(2) 왼발 측진
3(3) 왼발 클로스	3(3) 오른발 클로스(1/4R)
4(1) 오른발 전진 CBMP	4(1) 왼발 전진 CBMP
5(2) 왼발 PP로 전진	5(2) 오른발 PP로 전진
6(3) 오른발 클로스	6(3) 왼발 클로스(1/4L)

3) 차차차(Cha-Cha-Cha)

'차차차'는 영국식 명칭이고 '차차'는 미국식 명칭이다. 이 춤이 어느 곳에서부터 시작되었는가는 두 가지의 지정학적 관점에서 볼 수 있는데 그 하나는 쿠바(Cuba)의 맘보(mambo)에서 탄생되었다는 설이며 또 하나는 미국의 스윙(swing)에서 생겨났다는 설이 그것이다.

이 점에서 영국식 차차차는 분명하다. 즉, 영국의 것은 쿠바로부터 수입되었으며 그것은 맘보와 룸바(rumba)에서 생겨난 것이 분명하다. 이는 영국식 차차차를 보면 룸바의 피겨(figure)와 거의 같음을 볼 수 있기 때문이다.

반면에 미국의 차차는 맘보와 스윙의 동작들의 혼합된 형태를 이루기 때문에 분명하게 말하기는 어렵다. 그러나 리듬의 패턴상으로 보면 스윙의 영향을 받았음을 알 수 있지만, 동작들은 거의 맘보의 영향을 받았음을 알 수 있다.

(1) 음악

4/4박자로 1분간 30~34소절 정도의 템포로 연주되는 차차음악에 맞추어 추게 된다. 리듬은 통상적으로 1,2,3, 차차로 이루어지는데 악센트가 2에 있기 때문에 1부터 음악에 맞추기가 상당히 어렵다.

미국식 차차는 모든 피겨가 1부터 구성되어 있으나 영국식 차차차는 2부터 되어 있다. 이 점 때문에 초보자들은 영국식 리듬법을 사용하는 것이 훨씬 수월하다. 따라서 음악을 맞출때에는 2부터 시작하는 것이 좋을 것이다.

(2) 특징

차차차는 LOD를 따라 진행하지 않고 한 지점에서 추게 되는 스폿 댄스(spot dance)이다. 스텝들은 짧게 딛으며 룸바보다는 빠른 힙 무브먼트(hip movement)를 한다. 파트너와는 라틴홀드를 한다.

차차차의 동작을 보면 일반적으로 4를 길게 딛고 1을 짧게 딛게 된다. 4가 반 박이고 1은 한 박이기 때문에 이는 잘못된 동작인 것이다. 따라서 4와 1의 길이가 같거나 1이 더 길어야 정상적인 동작이 된다.

(3) 기본 동작

① 베이식 차차(Basic Cha-Cha)

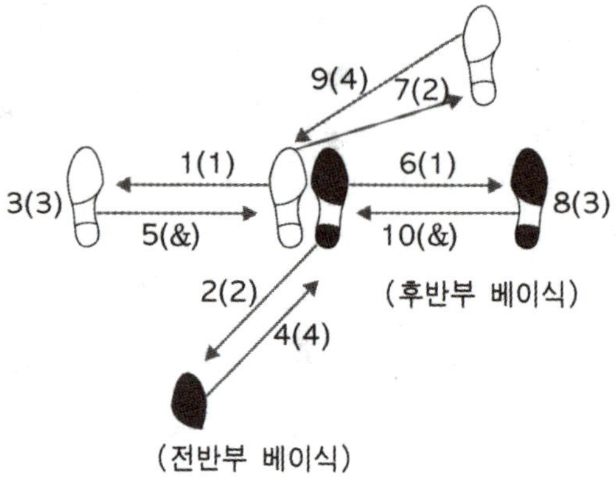

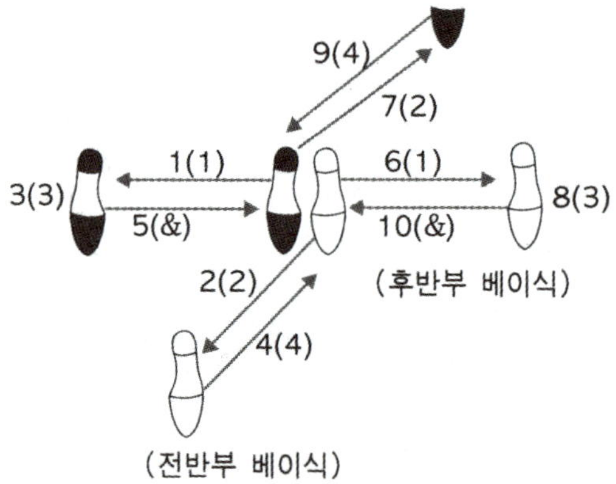

	〈여자〉
1(1) 왼발 측진(B flat)	1(1) 오른발 측진(B flat)
2(2) 오른발 후진(B)	2(2) 왼발 전진(B flat)
3(3) 왼발제자리(B flat)	3(3) 오른발 제자리(B.H.)
4(4) 오른발 측진(B flat)	4(4) 왼발 측진(B flat)
5(&) 왼발 클로스(B flat)	5(&) 오른발 클로스(B flat)
6(1) 오른발 측진(B flat)	6(1) 왼발 측진(B flat)
7(2) 왼발 전진(B flat)	7(2) 오른발 후진(B)
8(3) 오른발제자리(B.H.)	8(3) 왼발 제자리 (B flat)
9(4) 왼발 측진(B flat)	9(4) 오른발 측진(B flat)
10(&) 오른발 클로스(B flat)	10(&) 왼발 클로스(B flat)

② 뉴욕(New York)

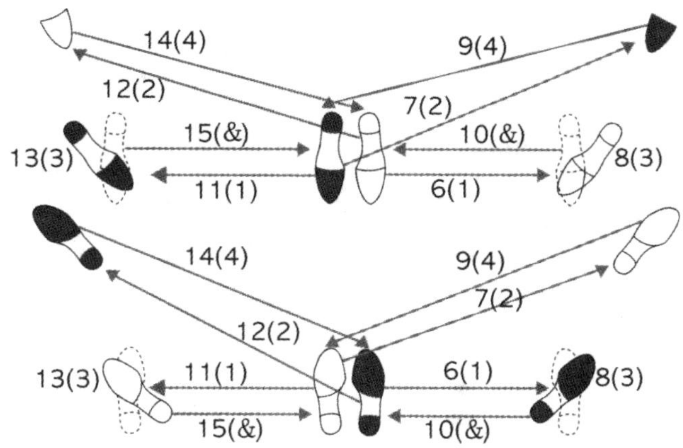

1~5 전반부 베이식

6(1) 오른발을 1/8R 회전하여 측진(1/8R)

7(2) 왼발 전진

8(3) 오른발 제자리

9(4) 왼발 측진(1/8L)

10(&) 오른발 클로스

11(1) 왼발을 1/8L 회전하여 측진(1/8L)

12(2) 오른발 전진

13(3) 왼발 제자리

14(4) 오른발 측진(1/8R)

15(&) 왼발을 클로스

16~20 6~10을 반복

〈여자〉

1~5 전반부 베이식

6(1) 왼발을 1/8R 회전하여 측진(1/8R)

7(2) 오른발 후진

8(3) 오른발 후진

9(4) 오른발 측진(1/8L)

10(&) 왼발 클로스

11(1) 오른 발을 1/8L 회전하여 측진(1/8L)

12(2) 왼발 후진

13(3) 오른발 제자리

14(4) 왼발 측진(1/8R)

15(&) 오른발을 클로스

16~20 6~10을 반복

③ 프로그레시브 베이식(Progressive Basic)

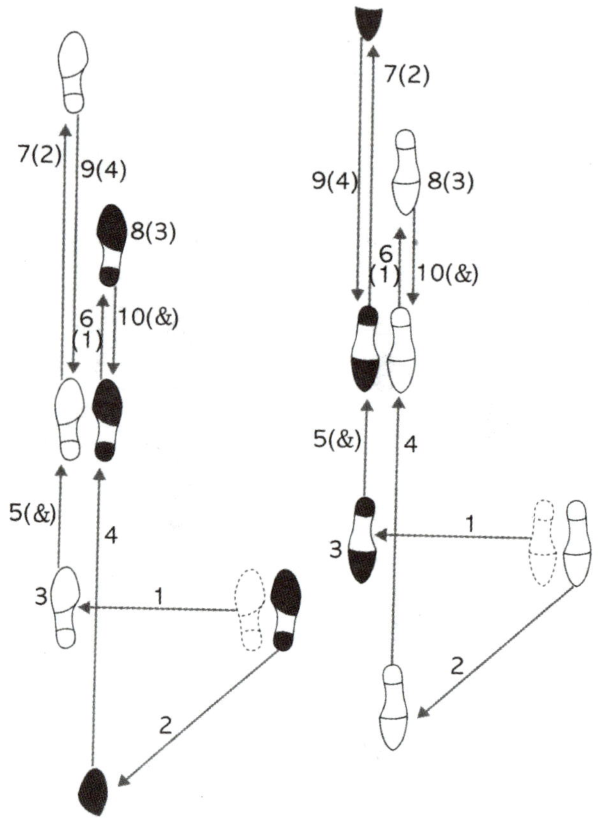

1(1) 왼발 측진
2(2) 오른발 후진
3(3) 왼발 제자리
4(4) 오른발 전진
5(&) 왼발 클로스

6(1) 오른발 전진
7(2) 왼발 전진
8(3) 오른발 제자리
9(4) 왼발 후진
10(&) 오른발 클로스

④ 체이스 턴(Chase turn : 1/2 & Full Turn)

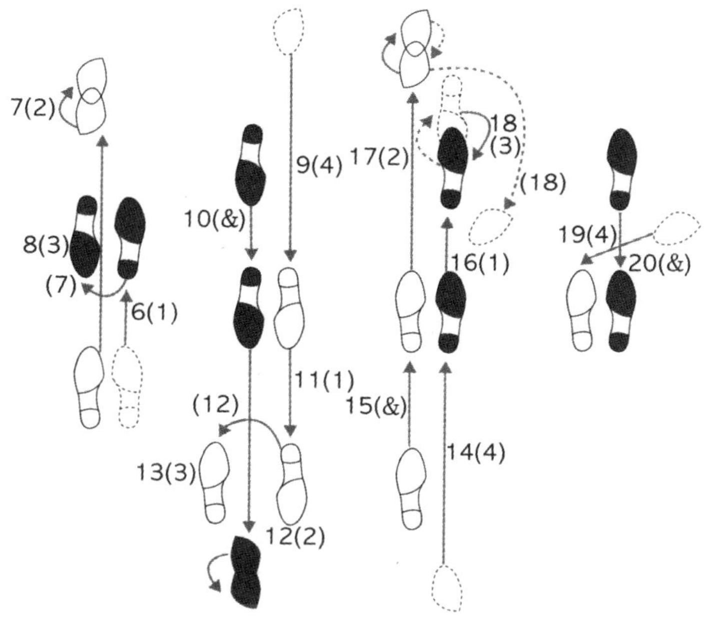

1~5 전반부 프로크레시브 베이직 (progressive basic)
6(1) 오른발 전진
7(2) 왼발 전진하여 회전(1/2R)
8(3) 오른발 제자리
9(4) 왼발 전진
10(&) 오른발 클로스
11(1) 왼발 전진
12(2) 오른발 전진하여 회전(1/2R)
13(3) 왼발 제자리
14(4) 오른발 전진
15(&) 왼발 클로스
16(1) 오른발 전진
17(2) 왼발 전진하여 회전(1/2R)
18(3) 오른발 제자리 딛어 회전(1/2R)
19(4) 왼발 후진
20(&) 오른발 클로스
21~30 연속 전반부 베이식과 전환 후반부 베이식

〈여자〉

차차차에서는 떨어져서 추는 모든 피겨(figure)들은 비주얼 리더(visual leader)가 된다. 즉, 여자는 언제나 남자보다 한 소절 뒤에 똑같이 동작을 반복하게 된다.

⑤ 크로스 트리플(Cross Triple)

1(1) 왼발 측진
2(2) 오른발 후진
3(3) 왼발 제자리
4(4) 왼발로 1/8L 회전하여 오른발 비스듬히 전진(1/8L)
5(&) 왼발을 오른발 뒤에 크로스
6(1) 오른발 옆으로 전진
7(2) 오른발로 1/4R 회전하여 왼발 비스듬히 전진(1/4R)
8(&) 오른발을 왼발 뒤에 크로스
9(3) 왼발 옆으로 전진
10(4) 왼발로 1/4L 회전하여 왼발 비스듬히 전전(1/4L)
11(&) 왼발을 오른발 뒤에 크로스
12(1) 오른발 옆으로 전진
13(2) 오른발로 1/8R 회전하여 왼발 전진(1/8R)
14(3) 오른발 제자리
15(4) 오른발로 1/8L 회전하여 왼발 비스듬히 후진(1/8L)
16(&) 오른발을 왼발 앞에 크로스
17(1) 왼발 옆으로 후진
18(2) 왼발로 1/4R 회전하여 왼발 비스듬히 후진(1/4R)
19(&) 왼발을 오른발 앞에 크로스
20(3) 오른발 옆으로 후진
21(4) 오른발로 1/4L 회전하여 왼발 비스듬히 후진(1/4L)
22(&) 오른발을 왼발 앞에 크로스
23(1) 왼발 옆으로 후진
24(2) 왼발로 1/8R 회전하여 오른발 후진(1/8R)
25(3) 왼발 제자리
26(4) 오른발 측진
27(&) 왼발 클로스
28~32 후반부 베이식

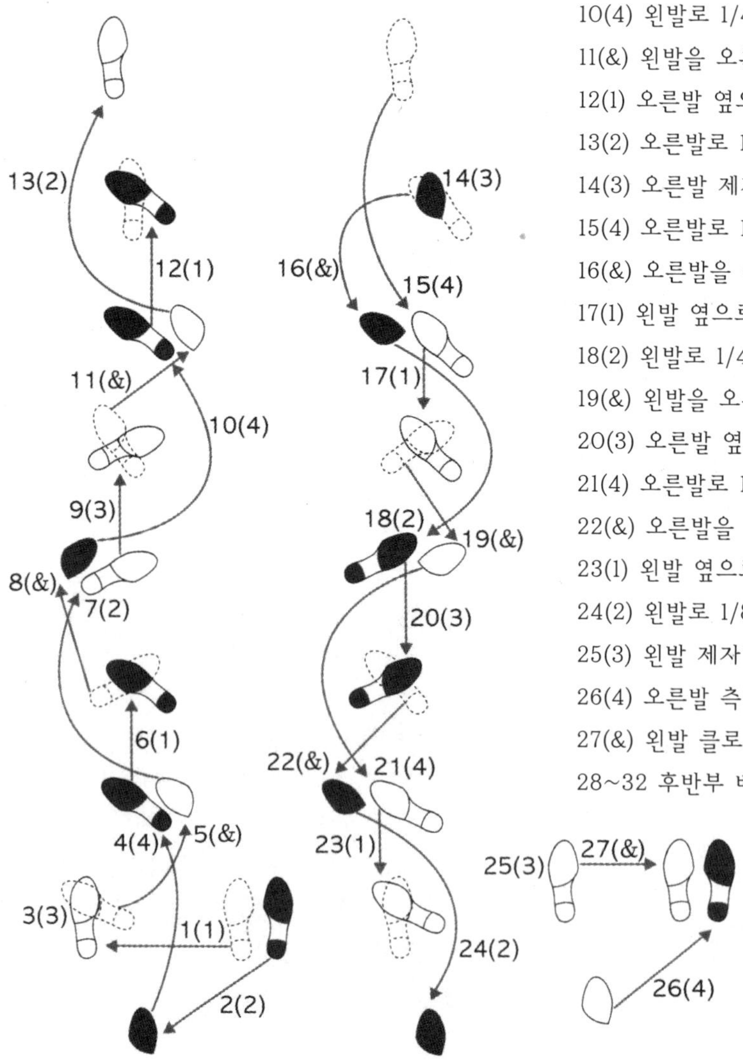

⑥ 크로스 트리플(Cross Triple)

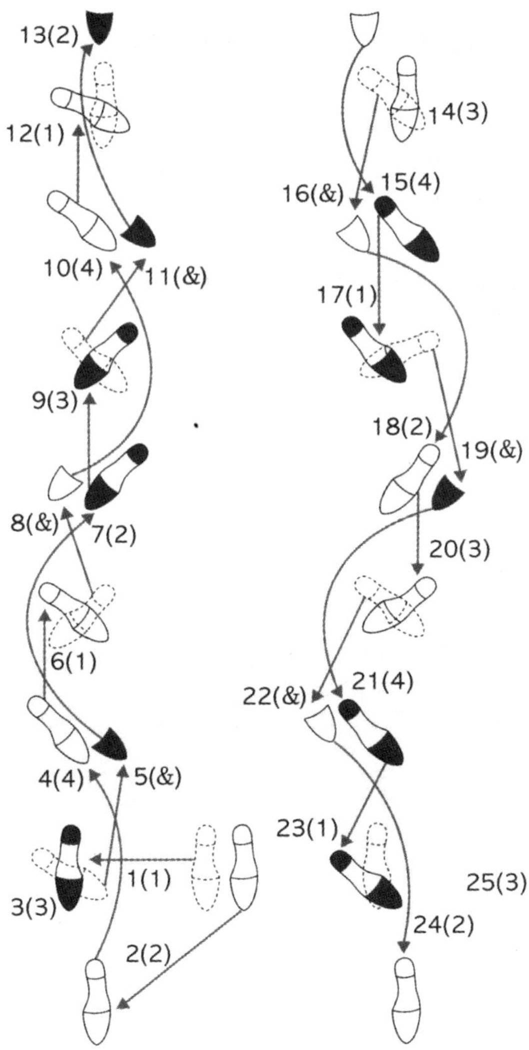

〈여자〉

1(1) 오른발 측진
2(2) 왼발 전진
3(3) 오른발 제자리
4(4) 오른발로 1/8L 회전하여 왼발 비스듬히 후진(1/8L)
5(&) 오른발을 왼발 앞에 크로스
6(1) 왼발 옆으로 후진
7(2) 왼발로 1/4R 회전하여 오른발 비스듬히 후진(1/4R)
8(&) 왼발을 오른발 앞에 크로스
9(3) 오른발 옆으로 후진
10(4) 오른발로 1/4L 회전하여 왼발 비스듬히 후진(1/4L)
11(&) 오른발을 왼발 앞에 크로스
12(1) 왼발 옆으로 후진
13(2) 왼발로 1/8R 회전하여 오른발 후진(1/8R)
14(3) 왼발 제자리
15(4) 왼발로 1/8L 회전하여 오른발 비스듬히 전진(1/8L)
16(&) 왼발을 오른발 뒤에 크로스
17(1) 오른발 옆으로 전진
18(2) 오른발로 1/4R 회전하여 오른발 비스듬히 전진(1/4R)
19(&) 오른발을 왼발 뒤에 크로스
20(3) 왼발 옆으로 전진
21(4) 왼발로 1/4L 회전하여 오른발 비스듬히 전진(1/4L)
22(&) 왼발을 오른발 뒤에 크로스
23(1) 오른발 옆으로 전진
24(2) 오른발로 1/8R 회전하여 왼발 전진(1/8R)
25(3) 오른발 제자리
26(4) 왼발 측진
27(&) 오른발 클로스
28~32 후반부 베이식

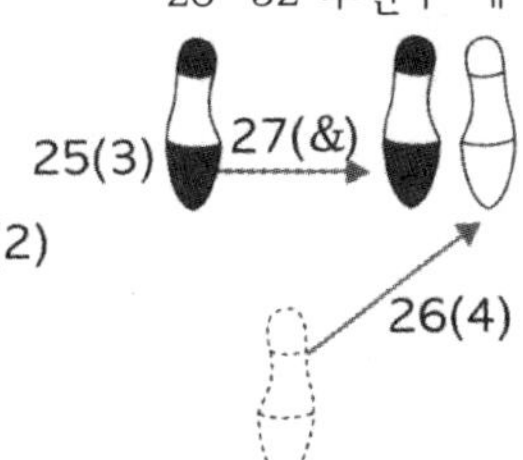

4) 삼바(Samba)

브라질 하면 삼바가 연상되듯 브라질은 삼바의 나라라고 할 수 있다. 브라질의 여타의 춤들과 같이 삼바는 통상적으로 2/4박자의 장조로 작곡된 풍부한 선율을 갖고 있는 니그로(Negro)리듬을 뿌리로 하고 있으며, 세레나데의 형태로서 멜로디가 현악기의 연주에 의해 지속적으로 중단되는 형태가 반복된다. 처음에는 리우데자네이루(Rio de Janeiro)에서 시작되어, 후에 남미의 작곡가들에 의해 매혹적인 형태로 만들어졌다.

남미에서는 보통 느린 템포에 맞추어 삼바를 추지만 1929년 미국에 소개되기 시작하면서 점차적으로 빠른 템포로 발전되었다. 오늘날 브라질의 리우의 축제에서 추는 삼바는 느린 템포의 것이고 여타의 지역에서 추는 삼바는 빠른 템포의 삼바이다. 삼바는 다른 춤들보다 가장 운동량이 많은 춤이며, 초보자들이 가장 익히기 어려운 춤이다.

(1) 음악

2/4박자(4/4박자도 있다)로서 1분간 52~56소절로 연주되며 매 박자마다 악센트가 있다.

(2) 특징

삼바는 다른 라틴 댄스들과 같이 스폿 댄스지만 때로는 LOD로 진행하여 추는 경우도 있다. 삼바를 특징 지우는 동작은 무릎을 굽혔다 폈다 하는 삼바 펄스(Samba pulse)에 있다. 삼바 펄스는 지속적으로 해야 하며 펴는 동작보다는 굽히는 동작이 강조되어야 한다. 이 용수철과 같은 무릎의 동작은 "&"에 무릎을 펴고 "1"에는 무릎을 굽혀야 한다. 이 동작이 모든 피겨에서 반복되도록 하여야 한다.

(3) 기본 동작

① 베이식 삼바(Caixo)

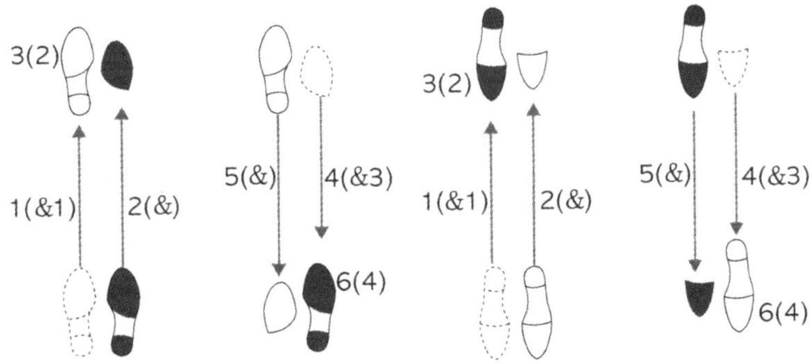

	〈여자〉
1(&1) 왼발 전진	1(&1) 오른발 후진
2(&) 오른발 클로스	2(&) 왼발 클로스
3(2) 왼발 제자리	3(2) 오른발 제자리
4(&3) 오른발 후진	4(&3) 왼발 전진
5(&) 왼발 클로스	5(&) 오른발 클로스
6(4) 오른발 제자리	6(4) 왼발 제자리

② 삼바 휘스크스(Samba Whisks)

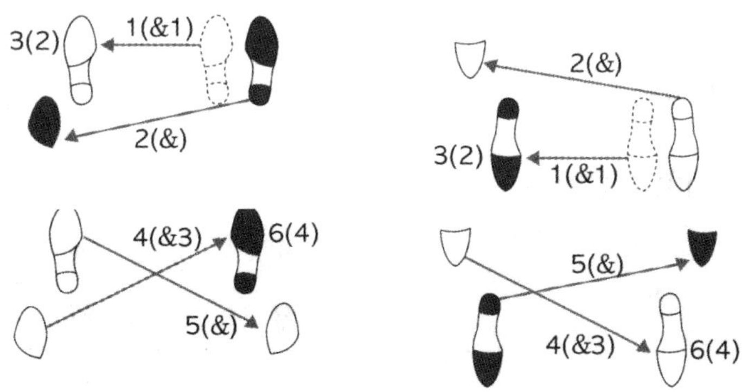

	〈여자〉
1(&1) 왼발 측진	1(&1) 오른발 측진
2(&) 오른발을 왼발 뒤에 클로스	2(&) 왼발을 오른발 뒤에 클로스
3(2) 왼발 제자리	3(2) 오른발 제자리
4(&3) 오른발 측진	4(&3) 왼발 측진
5(&) 왼발을 오른발 뒤에 클로스	5(&) 오른발을 왼발 뒤에 클로스
6(4) 오른발 제자리	6(4) 왼발 제자리

③ 삼바 워크(Samba Walk)

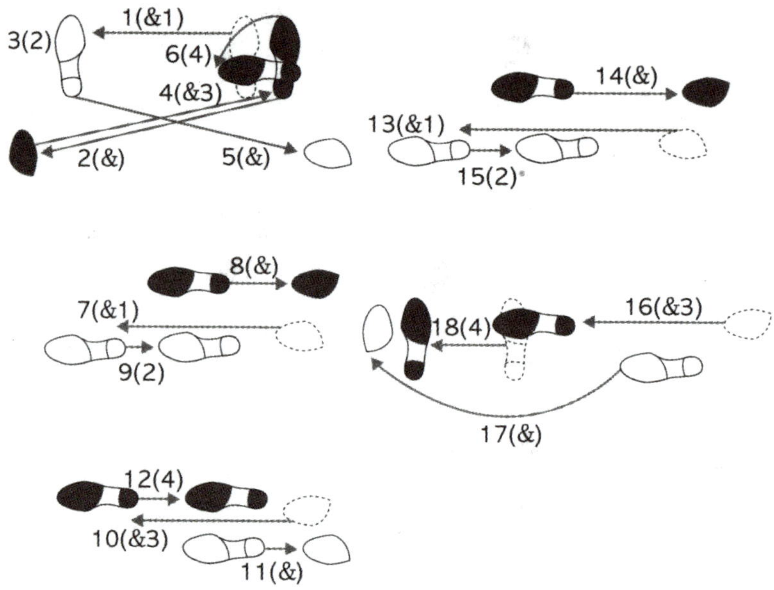

1~6
7(&1) 왼발 전진
8(&) 오른발 후진
9(2) 왼발을 뒤로 끈다(pull)
10(&3) 오른발 전진
11(&) 왼발 후진
12(4) 오른발을 뒤로 끈다

13(&1) 왼발 전진
14(&) 오른발 후진
15(2) 왼발을 뒤로 끈다
16(&3) 오른발 전진
17(&) 왼발 측진(1/4R)
18(4) 오른발 클로스

④ 사이드 삼바 워크(Side Samba Walk)

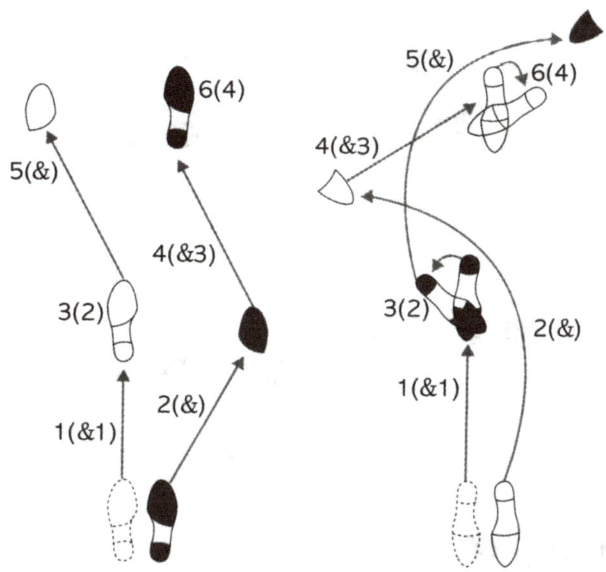

1(&1) 왼발 전진
2(&) 오른발 측진
3(2) 왼발 제자리
4(&3) 오른발 전진
5(&) 왼발 측진
6(4) 오른발 제자리
7~12 1~6을 반복

〈여자〉
1(&1) 오른발 후진
2(&) 왼발 후진(1/8L)
3(2) 오른발 제자리
4(&3) 왼발 후진(1/8R)
5(&) 오른발 후진(1/8R)
6(4) 왼발 제자리
7~12 1~6을 반복(7은 1/8L)

⑤ 볼타 스폿 턴(Volta Spot Turn)

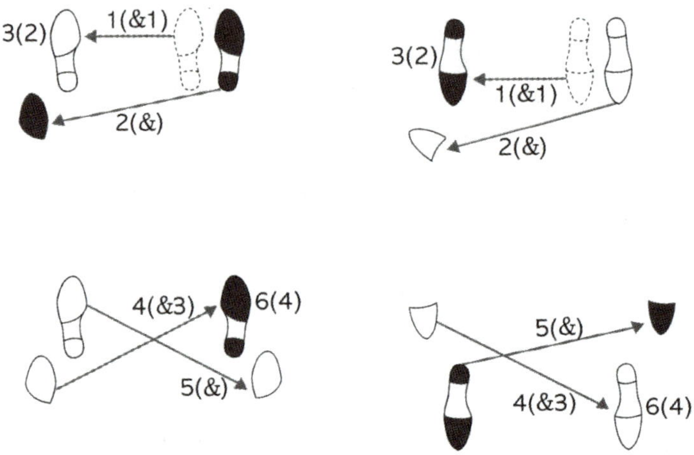

1(&1) 왼발 측진
2(&) 오른발을 왼발 뒤에 크로스
3(2) 왼발 제자리
4(&3) 오른발 측진
5(&) 왼발을 오른발 뒤에 크로스
6(4) 오른발 제자리

〈여자〉
1(&1) 오른발 측진
2(&) 왼발을 오른발 앞에 크로스
3(2) 오른발 제자리
4(&3) 왼발 측진
5(&) 오른발을 왼발 뒤에 크로스
6(4) 왼발 제자리

5) 자이브(Jive)

자이브는 미국의 남동쪽에 있는 흑인들과 함께 생겨났으며, 재즈(Jazz) 음악에 맞추어 추는 격렬한 춤을 말한다. 초기에 뉴욕의 할렘 지역에서 추기 시작했는데, 초기의 동작은 매우 기교적이고 일정한 장소에서 제한된 인원만이 출 수밖에 없기 때문에 점차 개량되어 좁은 장소에서도 많은 사람이 출 수 있게 되었다.

자이브가 발전되는 과정에서 탄생된 더블 리듬은 흔히 지터버그(Jitterbug)라 부르는데 우리 나라에서는 일본을 통하여 수입된 지터버그가 일본인들의 발음인 지르박으로 불리었다. 오늘날은 1950년대 이후로 더욱 발전된 트리플 리듬을 주로 사용하며 전세계적으로 추어지고 있다.

(1) 음악

4/4박자의 음악으로서 1분간에 40~45소절로 연주되며 매 박마다 악센트가 있기 때문에 다른 춤들에 비하여 가장 맞추기가 쉽다.

(2) 특징

모든 스텝은 무릎을 낮추어 볼(ball)에 체중을 주며, 스텝한 발에 체중이 이동할 때에 힐(heel)을 내리고, 그 무릎을 뻗을 때에 다른 발의 힐을 올리면서 양허리(Hip 부분)를 스텝하는 쪽의 방향으로 자연스럽게 움직인다. 이 동작은 박자가 3/4박 일 때는 약간 작게, 1/4박일 때는 더 한층 작게 하므로 1박일때의 동작보다는 눈에 확실히 보이지는 않는다.

(3) 기본 동작

① 베이식 인 플레이스(Basic In Place)

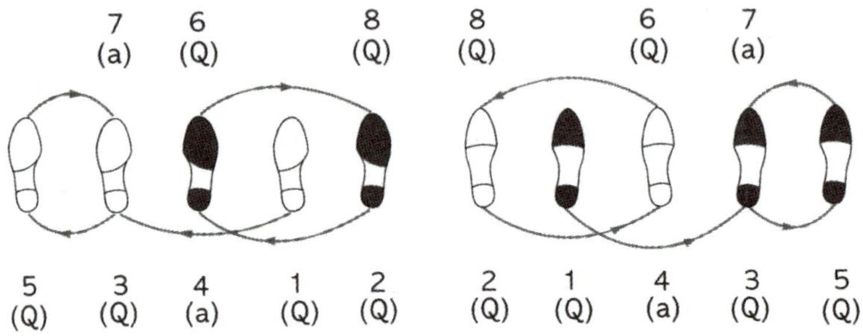

1(Q) 왼발을 제자리에서 스텝
2(Q) 오른발을 제자리에서 스텝
3(Q) 왼발을 옆으로
4(a) 오른발을 반쯤 왼발에 모음
5(Q) 왼발을 옆으로
6(Q) 오른발을 옆으로
7(a) 왼발을 반쯤 오른발에 모음
8(Q) 오른발을 옆으로

〈여자〉

1(Q) 오른발을 제자리에서 스텝
2(Q) 왼발을 제자리에서 스텝
3(Q) 오른발을 옆으로
4(a) 왼발을 반쯤 오른발에 모음
5(Q) 오른발을 옆으로
6(Q) 왼발을 옆으로
7(a) 오른발을 반쯤 왼발에 모음
8(Q) 왼발을 옆으로

② 베이식 인 폴 어웨이(Basic In Fall away)

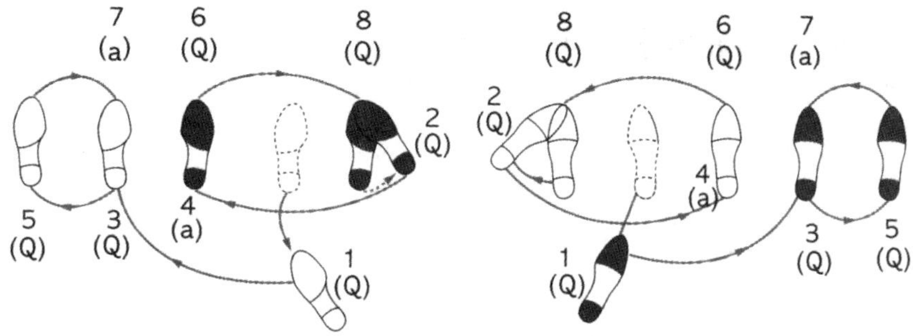

1(Q) 왼발을 45° 뒤로 후진
2(Q) 오른발을 제자리에서 스텝
3(Q) 왼발을 옆으로
4(a) 오른발을 반쯤 왼발에 모음
5(Q) 왼발을 옆으로
6(Q) 오른발을 옆으로
7(a) 왼발을 반쯤 오른발에 모음
8(Q) 오른발을 옆으로

〈여자〉

1(Q) 오른발을 45° 뒤로 후진
2(Q) 왼발을 제자리에서 스텝
3(Q) 오른발을 옆으로
4(a) 왼발을 반쯤 오른발에 모음
5(Q) 오른발을 옆으로
6(Q) 왼발을 옆으로
7(a) 오른발을 반쯤 왼발에 모음
8(Q) 왼발을 옆으로

③ 폴 어웨이 스로우 어웨이(Fall away Throw away)

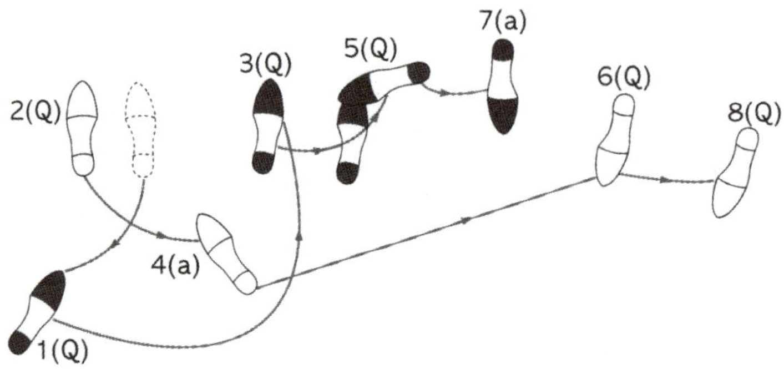

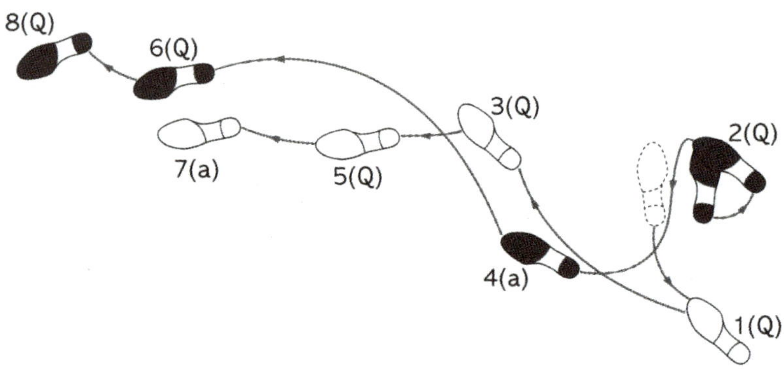

1(Q) 왼발을 45° 뒤로 후진
2(Q) 오른발을 제자리에서 스텝
3(Q) 왼발을 PP에서 옆으로
4(a) 오른발을 PP에서 반쯤 왼발 모음
5(Q) 왼발을 P에서 옆으로
6(Q) 오른발을 전진
7(a) 왼발을 반쯤 오른발에 모음
8(Q) 오른발을 전진

〈여자〉

1(Q) 오른발을 45° 뒤로 후진
2(Q) 왼발을 제자리에서 스텝
3(Q) 오른발을 옆으로
4(a) 왼발을 반쯤 오른발에 모음
5(Q) 오른발을 전진한 다음에 오른쪽으로 강하게 회전
6(Q) 왼발을 비스듬히 후진
7(a) 오른발을 반쯤 왼발에 모음
8(Q) 왼발을 후진

④ 체인지 오브 플레이스 라이트 투 레프트(Change Of Place Right To Left)

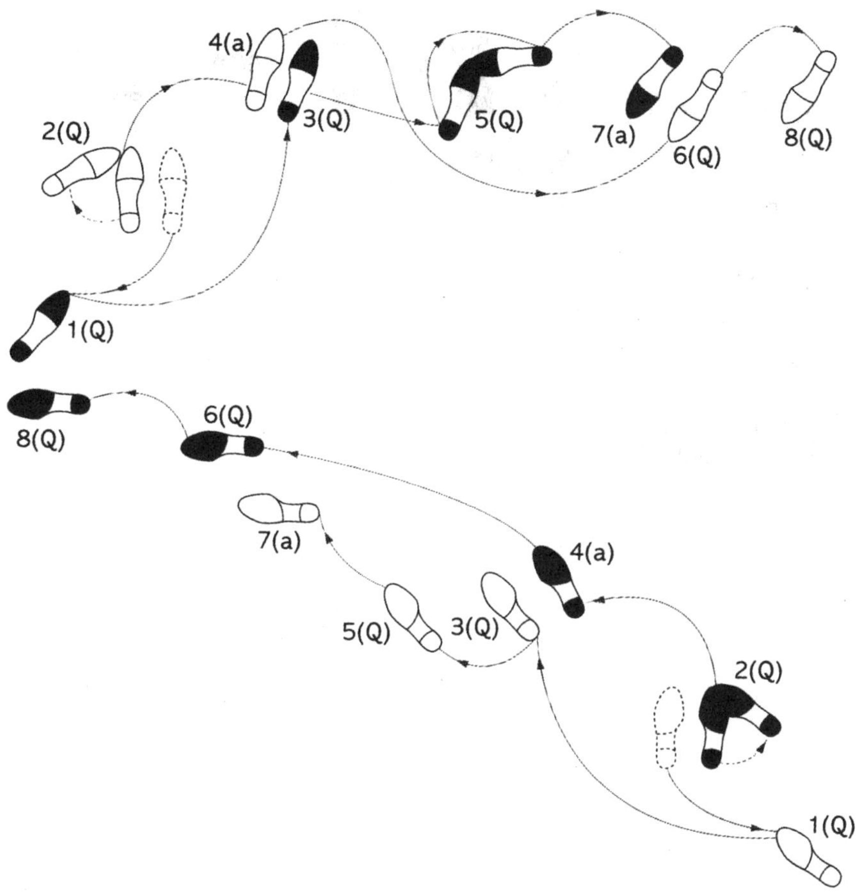

〈남자〉

1(Q) 왼발을 45° 뒤로 후진
2(Q) 오른발을 제자리에서 스텝
3(Q) 왼발을 PP에서 옆으로
4(a) 오른발을 PP에서 반쯤 왼발 모음
5(Q) 왼발을 P에서 옆으로
6(Q) 오른발을 전진
7(a) 왼발을 반쯤 오른발에 모음
8(Q) 오른발을 전진

〈여자〉

1(Q) 오른발을 45° 뒤로 후진
2(Q) 왼발을 제자리에서 스텝
3(Q) 오른발을 옆으로
4(a) 왼발을 반쯤 오른발에 모음
5(Q) 오른발을 전진한 다음에 오른쪽으로 강하게 회전
6(Q) 왼발을 비스듬히 후진
7(a) 오른발을 반쯤 왼발에 모음
8(Q) 왼발을 후진

⑤ 링크(Link)

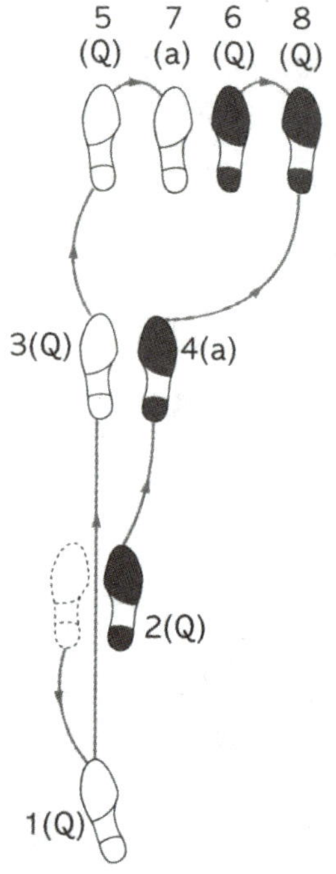

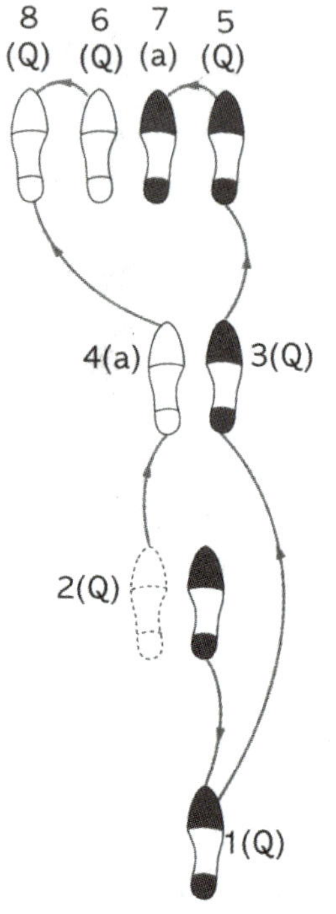

1(Q) 왼발을 후진
2(Q) 오른발을 제자리에서 스텝
3(Q) 왼발을 전진
4(a) 오른발을 반쯤 왼발에 모음
5(Q) 왼발을 전진
6(Q) 오른발을 옆으로
7(a) 왼발을 반쯤 오른발에 모음
8(Q) 오른발을 옆으로

〈여자〉

1(Q) 오른발을 후진
2(Q) 왼발을 제자리에서 스텝
3(Q) 오른발을 전진
4(a) 왼발을 반쯤 오른발에 모음
5(Q) 오른발을 전진
6(Q) 왼발을 옆으로
7(a) 오른발을 반쯤 왼발에 모음
8(Q) 왼발을 옆으로

⑥ 아메리칸 스핀(American Spin)

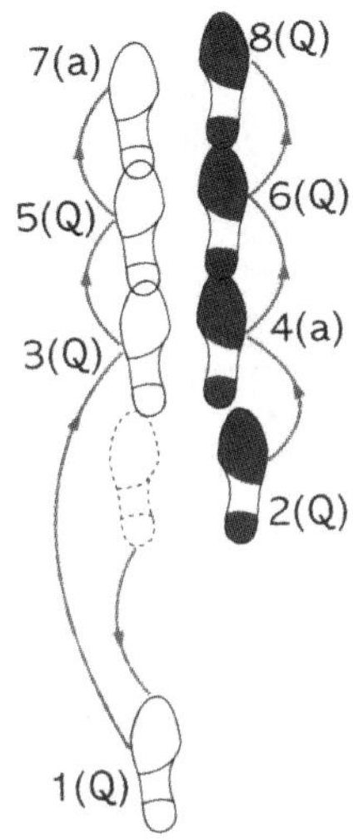

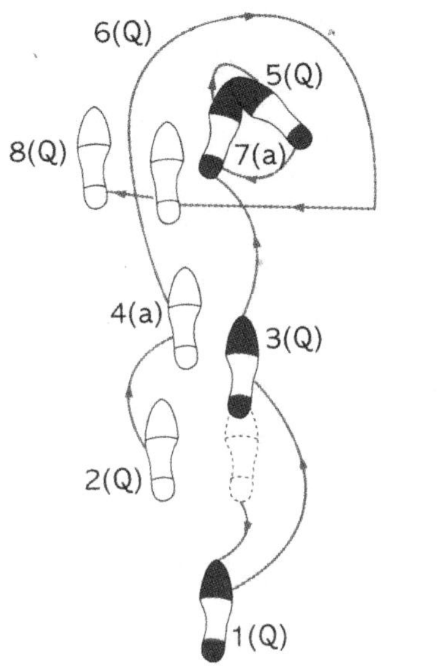

1(Q) 왼발을 후진
2(Q) 오른발을 제자리에서 스텝
3(Q) 왼발을 약간 전진
4(a) 오른발을 반쯤 왼발에 모음
5(Q) 왼발을 약간 전진
6(Q) 오른발을 약간 전진
7(a) 왼발을 반쯤 오른발에 모음
8(Q) 오른발을 약간 전진

〈여자〉

1(Q) 오른발을 후진
2(Q) 왼발을 제자리에서 스텝
3(Q) 오른발을 전진
4(a) 왼발을 반쯤 오른발에 모음
5(Q) 오른발을 전진한 다음에 오른쪽으로 강하게 회전
6(Q) 왼발을 옆으로
7(a) 오른발을 반쯤 왼발에 모음
8(Q) 왼발을 옆으로

용 어 해 설

파트너(Partner) : 춤을 같이 추는 상대방.

홀드(Hold) : 파트너와 잡는 형태.

스텝(Step) : 발의 한 번 움직임.

피겨(Figure) : 두 개 이상의 스텝이 모여 이루어진 복합동작.

루틴(Routine) : 시범이나 경기를 위해 여러 가지 피겨를 조합하여 연결시켜 놓은 것.

아말가메이션(Amalgamation) : 두 개 이상의 피겨를 연결하여 조합한 루틴.

힐(Heel) : 발 뒤꿈치(약자로는 H).

토(Toe) : 발가락 끝(약자로는 T).

볼(Ball) : 회전시 주로 사용하는 발의 앞 부분(약자로는 B).

볼 플랫(Ball Flat) : 먼저 볼이 바닥에 닿은 후 발바닥 나머지 부분이 닿는 것.

전진(Forward) : 앞으로 스텝하는 것.

측진(Side) : 옆으로 스텝하는 것.

크로스(Cross) : 체중이 있는 발의 앞이나 뒤로 엇걸어 스텝하는것.

클로즈(Close) : 체중이 있는 발에다 붙이는 것. 붙임과 동시에 체중은 붙인 발로 이동한다.

시비엠(CBM, Contra Boby Movement) : 회전을 쉽게 하기 위한 동작으로서 스텝한 발의 반대쪽 상반신이 진 행하는 쪽으로 회전하는 것으로 스텝이 이루어지고 난 후에 해야 한다.

시비엠비(CBMP, Contra Boby Movement Position) : 몸을 회전하지 않고 발을 딛어서 CBM의 효과를 나타내는 발의 동작.

피피(PP, Promenade Position) : 클로즈드 포지션(Closed Position)에서 남자는 왼쪽으로 1/8회전, 여자는 오른쪽으로 1/8회전을 한 모양.

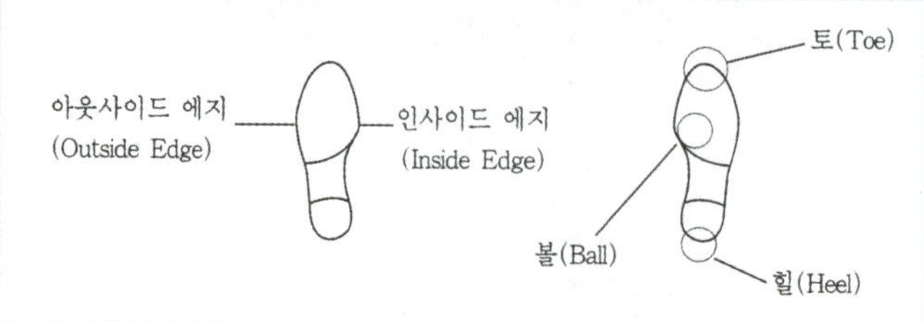

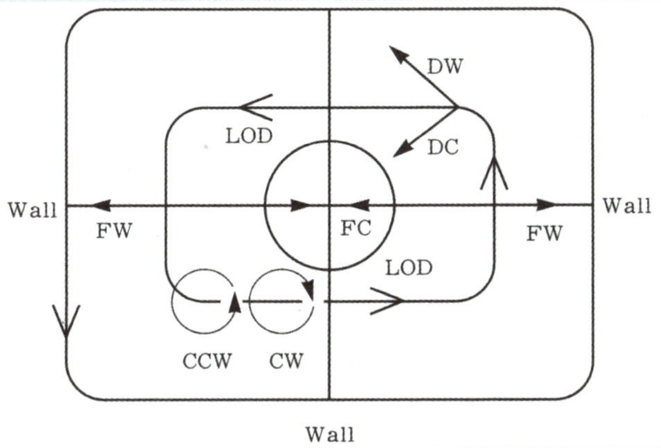

LOD(Line Of Direction Of Dance) : 방향선, 시계 바늘이 돌아가는 반대 방향.

Wall : 방의 4면.

FW(Facing to Wall) : 벽의 정면을 향하여.

FC(Facing to Center) : 중앙을 향하여.

DW(Diagonally to Wall) : LOD로 벽을 향하여 사선으로.

DC(Diagonally to Center) : LOD로 중앙을 향하여 사선으로.

CW(Clockwise) : 시계 바늘이 도는 방향.

CCW(Counterclockwise) : 시계 바늘이 도는 반대 방향.

S(slow) : 2박

L : 왼쪽(Left)

1/4 : 90° 회전

Q(quick) : 1박

R : 오른쪽(Right)

1/2 : 180° 회전

& : 1/2박

→ : 움직임방향

1 : 360° 회전

a : 1/4박

1/8 : 45° 회전

- : 남자의 풋워크(Footwork, 오른쪽 발).
- : 여자의 풋워크(오른쪽 발).
- : 움직임 직전의 예비 발.
- : 발의 볼 부분 사용.

제7장 에어로빅 댄스

1. 에어로빅 댄스의 개념

에어로빅(Aerobic)의 뜻은 "살아 있는 공기를 마시며(living in air) 산소를 이용하여(Utilizing oxygen) 산소와 함께(With oxygen)"란 뜻의 용어에서 출발하였다. 에어로빅스 운동은 산소공급 운동을 뜻하며 몸안에 최대한 많은 양의 산소를 공급하여 폐와 심장의 기능을 촉진시켜주는 운동을 말한다. 최근에 많이 쓰이고 있는 "에어로빅스(aerobics)"란 용어는 우리들의 신체로 하여금 일정한 시간 동안에 많은 산소를 요구하도록 하는 운동과 그 프로그램을 총칭하는 것이다. 즉, 체내에 끊임없이 산소를 공급하면서 생명을 유지시켜 주며 심장과 폐의 활동을 자극하여 혈관조직을 강화하고 체내의 모든 기능을 원활하게 촉진시켜주는 모든 에어로빅 운동들을 총칭하여 에어로빅스라고 할 수 있다.

여기에 포함되는 운동으로 기본적으로는 걷기, 달리기, 수영, 자건거 타기, 줄넘기, 에어로빅 댄스 등과 운동 경기로서는 테니스, 스키, 아이스 스케팅, 배구, 농구, 조정 등 쉬지 않고 지속적으로 심폐의 지구력을 길러 줄 수 있는 유산소운동을 모두 포함한다.

2. 에어로빅 댄스의 역사

1960년대에 미국인들은 체력부족과 비만으로 인해 심장병으로 인한 사망률이 세계 제 1위였다. 이 사실을 보도하는 매스컴으로 인해 자극을 받은 미국인들은 유산소 운동을 시작하기 이르렀다. 에어로빅의 창시자는 미국인 Kenneth H. Cooper 박사로, 그는 임상 실험 연구 기반으로 미 공군의 신체구성 프로그램의 유산소 운동을 이용하였는데 이 운동은 에어로빅스라고 이름 지어져 당시 유산소 운동의 붐을 타고 전파되기 시작했다. 1969년 댄스, 안무 전문가인 Jacki Sorenson 여사는 포크댄스 스텝과 재즈 동작들을 응용하여 보다 많은 사람들의 흥미를 이끌 수 있는 에어로빅 댄스를 창안, 에어로빅은 1972년경 널리 확산되었다.

한국에서는 미국의 에어로빅 댄스 운동보급 이후 YMCA초청으로 Kenneth H. Coopr박사가 내한하여 남녀대학교수를 중심으로 체육전문가 63명이 참가하여 New Aerobic Workshop을 1974년 2월 28일, 3월 1일 양일간에 서울 YMCA에서 개최한 것으로 시작되었다. 내용은 에어로빅스운동의 취지와 실시결과에 따른 효과적인 운동방법과 그 과정을 통계자료로 제시하고 미국의 에어로빅스 운동현황을 슬라이드로 발표하였다. 그때 쿠퍼박사의 부인 Mildrd Cooper여사도 본인이 직접경험하고 있는 에어로빅운동을 소개하였다. 이 때 Mildrd Cooper는 아침에 가족과 함께 달리는 운동을 시작으로 하루를 경쾌하게 보낼 수 있으며 가족은 건강하고 화목하다고 하였다. 그리고 부모가 자식에게 재산을 물려주는 것이 아니라 건강을 주는 것이 가장 현명하다고 강조하였다. 그리고 쿠퍼박사는 YMCA체육관에서 직접 달리기를 실시하면서 보충설명을 하였다. 이것이 우리나라에서 처음 소개되는 에어로빅스 운동이었다. 이후 그 당시 에어로빅프로그램은 비원과 남산에서 약 80여명의 회원들이 매일 아침 6시부터 7시까지 달리기를 실시한 것으로 점차 전국적으로 보급되기 시작하였다.

한편 전문가들은 이 운동을 엘리트 체육으로 연구하여 1981년 미국의 올림픽 메달리스트이자 아마추어 스포츠 연합회 위원장인 Joe Henson과 Jacki Sorenson 여사가 에어로빅을 경기 형태로 정립하였고, 드디어 미국 체육회 가맹 단체로서 내셔날 에어로빅 협회가 창단되기 이르렀다. 에어로빅 경기가 미국에서 해마다 발전해 나가는 것과 동시에 세계 여러 곳에서도 미국과 같은 과정으로 발전하여 미국 에어로빅 협회는 세계 에어로빅 경기연맹(FISAA, WAF)을 설립, 1987년에 제 1회 세계 에어로빅 선수권 대회를 개최하였다.

또한 에어로빅이 올림픽 정식종목으로 채택되기 위해서 1994년 12월 브라질 상파울로에서 IOC위원들과 회의를 걸쳐 현재의 3단체를 통합하여야 한다는데 합의하여 공식명칭(FEDERATION, SPORTS, AEROBIC, FITENESS) F.I.S.A.F로 정했다. 현재 세계 에어로빅 경기에 참가하는 국가는 40개국, 가입국가는 60개국이다.

3. 에어로빅 댄스의 효과

에어로빅스 운동이란 운동시 충분한 산소가 공급되어 산소를 사용함으로써 에너지원을 발생하는 운동으로, 운동의 효과를 위해서는 본 운동을 목표심박수에 이르는 운동강도로 20-30분 이상 해야 한다.

1) 심폐기능의 향상

폐와 심장을 비롯한 호흡, 순환계를 자극하여 산소 섭취능력 및 공급능력을 향상 시킨다.

- 호흡작용을 원활하게 하여 폐의 호흡 유통을 빠르게 촉진시킨다.
  인체에 필요한 산소가 폐로부터 심장으로 빠르게 공급할 수 있는 능력을 증진시켜 몸 안의 각 부분에 고르게 혜택을 준다.
- 심장의 펌프작용을 증진시켜 혈액이 왕성하게 순환되도록 한다.
  체내의 적혈구의 수와 헤모글로빈의 양을 증가시켜 혈액의 산소공급을 더욱 원활하게 한다.

2) 안정시 심박수 감소

- 안정시 맥박은 남자의 경우 평균 72~78회, 여자의 경우는 78~84회이다.
  규칙적인 운동을 한다면 안정시 맥박은 감소될 것이다.

3) 콜레스테롤 감소

- 규칙적인 운동에 의해 혈액내의 콜레스테롤(LDL)의 수치를 감소시킬 수 있다.

4) 혈압 감소

- 규칙적인 운동은 혈압과 호르몬의 분비를 조절하여 혈액의 흐름을 원활하게 한다.

5) 지방 감소 - 지방을 분해하여 체중을 조절할 수 있다.

6) 근력의 증가 - 조화있고 탄력 있는 근육을 갖게 한다.

7) 자존감의 회복

- 여가선용의 기회를 가진다.
- 경쾌하고 율동적인 움직임을 습득하게 하여 즐거움과 만족을 제공한다. 유연성과 균형미의 신체를 가짐으로써 다른 스포츠에 대한 자신감도 생기게 된다.
- 운동의 생활화에 따른 명랑한 삶과 기쁨을 제공한다.
- 체력을 유지하고 증진시킨다.

표 7-1. 목표 심박수

▶ 최대심박수의 산출방법

▷ 체력수준이 낮은 사람 : 최대심박수 = 220-자기연령

▶ 목표심박수의 결정방법

(나이 20세, 안정시 심박수 :75로 가정)

▷ 목표심박수 = 220-20=200

▷ 운동강도(%) = (최대심박수-안정시심박수) + 안정시 심박수

▷ 초보자의 경우 60%로 하고자 할 때

운동 = 0.6(200-75) + 75 = 150회/분

▷ 중급자의 경우 70-80%로 하고자 할 때

운동 = 0.7(200-75) + 75 = 162/분

4. 에어로빅 댄스의 운동방법

1) 운동 형태

(1) 심장혈관계 운동

신체를 움직이게 하는 대사경로에는 산소를 필요로 하지 않는 무산소 대사와 산소를 반드시 필요로 하는 유산소 대사가 있다. 심장혈관은 산소와 영양소를 신체의 모든 세포에 운반하고, 모든 세포들로부터 CO_2와 대사 노폐물을 제거시키며 인체의 호르몬 조절 및 체온을 유지시키고 혈액의 완충작용으로 체내의 pH를 조절한다.

또한 심장혈관을 통하여 인체의 큰 근육들을 지속적이고 규칙적이며 에너지원인 산소를 많이 이용하는 운동인 최대산소섭취량(VO_2max)을 향상시키는 운동으로 걷기, 자전거 타기, 달리기, 수영, 조정, 스케이팅, 크로스 컨츄리, 스키, 계단오르기 운동, 댄스 등이 있다. 운동의 기술이나 재미에 있어서 개인적인 다양성을 고려하여 운동프로그램을 꾸준히 할 수 있도록 하기 위해서는 다양한 운동종목이 필요하다.

(2) 체중조절을 위한 운동

운동강도는 낮게, 운동시간은 길게

비만자는 운동강도를 50~60%로 낮게 하고 운동시간은 60분 정도로 길게 하며 1주일에 5일 이상하는 것이 체지방 감소에 가장 이상적인 운동부하량이 된다. 이는 낮은 강도일수록 체지방을 에너지로 더 많이 이용하기 때문인데, 높은 강도의 운동을 할 때에는 체내에 저장된 당원질인 글리코겐이 주로 이용되고 체지방은 적게 이용되기 때문에 짧은 시간의 운동은 바람직하지 않다. 운동강도는 일반적으로 맥박수를 기준으로 결정하는데, 자신의 최대맥박수의 50~60%정도를 유지해야 한다. 최대맥박수는 220에서 자신의 나이를 빼면 구해지고, 최대맥박수의 50~60%정도의 맥박수를 유지하기 위해서는 적당한 강도의 운동을 해야 한다.

고충격 운동과 저충격 운동

운동은 발이나 다리에 받는 충격의 종류에 따라 고충격 운동과 저충격 운동으로 나눌 수 있다 저충격 운동에는 걷기 자전거, 수영 등이 있으며 고충격 운동에는 달리기, 등산 등이 있는데 비만한 사람이 고충격 운동을 하면 과도한 체중 때문에 발목이나 무릎에 지나친 부하를 주어 부상의 위험이 많으므로 특히 운동초기에는 충격이 적은 운동을 해야 한다.

(3) 근력강화 운동

유산소성 운동은 심폐지구력의 발달에 효과적이다. 근력과 근지구력, 특히 상체의 운동은 유산소 능력에 거의 영향을 미치지 않는다. 근력과 근지구력 유지와 강화는 낮은 생리적인 자극으로 작업의 수행을 가능하게 한다. 적정 강도의 저항훈련은 (근력을 유지하거나 발달, 제지방 체중의 증가) 건강과 회복을 위한 운동 프로그램이어야 한다. 또한 저항성 운동은 근육량의 증가와 근력의 유지 및 향상과 함께 골량의 증가와 결체조직의 근력을 증가시킨다. 이러한 적응은 중년과 노년층, 갱년기 초기의 여성들에게 좋다. 특히 폐경기 여성들의 빠른 골밀도의 감소를 막아 준다. 저항운동을 하면 그 프로그램의 처방에 따라 글루코스 내성 개선, 지단백질의 향상도 얻을 수 있다.

저항운동 방법 중의 하나인 서키트 웨이트 트레이닝은 운동 사이에 최소의 휴식을 주어야 한다. 근력과 근지구력의 발달은 과부하 원칙, 활동시간, 빈도, 저항부하의 증가에 의해 이루어진다. 근력은 비교적 작은 횟수로 거의 최대 근력이나 최대 무게를 이용하여 향상된다. 근지구력은 낮은 무게에서 많은 반복 횟수로 발달된다. 근력과 근지구력의 동시 발달을 위해서 8-12회의 반복수를 권장한다. 과부하는 힘을 발달시키지만 높은 강도나 거의 최대에 가까운 운동에서 효과가 크다.

저항운동의 강도는 무게의 변화, 반복횟수, 운동과 휴식시간, 운동횟수를 조절할 수 있다. 훈련시에 골격근의 통증을 줄 수 있으므로 등척성 수축을 주의한다. 근지구력과 근력은 정적, 동적 운동으로 발달시킬 수 있다. 여러 가지 운동종류는 장점과 단점을 가지고 있지만 성인에게는 동적 저항운동을 권장한다. 일반인을 위한 저항운동은 천천히 최대의 운동범위를 통해 낮은 속도로 해야 한다. 호흡을 멈추고 하는 무거운 저항운동은 혈압을 상승시킨다.

(4) 유연성 향상운동

적절한 근골격계의 기능은 모든 관절의 적절한 가동범위를 요구한다. 특히 중요한 것은 대퇴후면(hamstring)과 허리의 유연성을 유지하는 것이다. 이 부위의 유연성이 부족하면 만성허리 통증의 위험성이 증가한다. 따라서 예방과 재활운동 프로그램에는 유연성을 유지, 향상시키는 운동을 포함시켜야 한다. 노령에서 나타나는 유연성 부족은 일상생활 수행력을 감소시킨다. 따라서, 노령을 위한 운동프로그램으로 적절한 스트레칭(특히 둔부, 허리, 목부위)을 권장한다. 다양한 스트레칭의 방법이 알려져 있다. 정적스트레칭은 보통 10~30초 동안 근육부위를 신전시키며 천천히 약간의 고통이 느껴지도록 스트레칭을 하는 것인데 상해의 위험이 낮고 소요시간이 적어서 효과적이다.

Ballistic 스트레칭은 근육을 신전시키며 약간의 반동 움직임을 주는 반복운동인데 이런 스트레칭을 할 때 동적 움직임에 너무 큰 힘이 들어가면 근육을 다치거나 염증이 생긴다.

PNF 스트레칭은 주동근과 길항근을 이완과 수축을 하는 것인데 PNF 스트레칭은 유연성의 향상에 좋다. 이 동작은 약간의 근 통증이 있을 수 있는데 PNF는 소요시간이 길으며 파트너를 요구한다. 스트레칭 운동을 실행하면, 관절의 범위를 유지하고 개선하는 데 도움을 준다. 유연성 운동은 천천히 실행해야 하여 가동범위는 커야 하고 점차적으로 향상되는 방법으로 실행되어야 한다. 유연성의 유지와 향상을 위한 운동처방은 다음과 같다.

표 7-2. 유연성 향상을 위한 운동 지침

- 빈도: 적어도 일주일에 3일
- 강도: 부드러운 고통을 느낄 정도로
- 시간: 각 동작에 10~30초
- 반복: 3~5회
- 형태: 허리나 대퇴부위를 중심으로 정적 스트레칭

스트레칭 운동은 유산소 운동전, 후 준비 운동이나 정리 운동에 효율적이다. 활기찬 스트레칭 운동은 준비 운동시 권장한다. 그러나 부상중이거나 근골격계에 상해의 위험성이 있는 사람에게 스트레칭 운동을 권유해서는 안된다. 과도한 유연성을 요구하거나 고도의 기술을 필요로 하는 운동은 노년층에게는 적당하지 않다.

2) 운동 강도

운동 강도나 운동지속시간은 훈련하는 동안 전체 칼로리 소비를 결정하는 데 필수적이다. 짧은 시간 내에 높은 강도로 운동하는 것보다 낮은 강도로 긴 시간 운동하는 것이 정형외과적 상해예방의 측면에서 좋으며 특히 낮은 강도에서 많은 반복 횟수로 운동을 하는 것이 위험을 감소시킬 수 있다. 운동 강도를 결정하는데 심박수는 중요하며, 산소섭취량과 심박수 관계는 직선적이며 비교적 비례적이다.

운동 강도는 최대운동능력의 40~85% 범위에서 처방한다. 일반적으로 건강한 성인은 60~80% 범위에서, 최대운동능력이 낮거나 운동을 처음 시작하는 사람은 40~60% 범위 내에서 운동을 시작하는 것이 좋다.

표 7-3. 목표 심박수를 이용한 운동강도 계산법

목표심박수를 이용한 운동강도 계산법

220 - 자신의 나이 = 최대심박수
최대심박수 - 안정시 심박수 = 심박예비량
(심박예비량 × 0.70) + 안정시 심박수 = 목표심박수

예) 자신의 나이가 50세이고, 안정시 심박수가 1분에 70박이며, 70%의 심박예비량으로 목표심박수를 정했다면,

계산하기

220 - 50(자신의 나이) = 170(최대심박수)
170(최대심박수) - 70(안정시 심박수) = 100(심박예비량)
(100 × 0.70) + 70(안정시 심박수) = 140
나이가 50세인 사람이 1분에 140박의 강도로 운동을 한다면 자신의 최대 능력의 70%로 운동을 하는 것이다.

3) 운동 횟수

운동 빈도는 운동 강도와 운동 시간의 상호관련하에 정해져야 하며 체력이 핵심 요인이다. 정상 성인의 경우 최소한 일주일에 3회 정도는 운동을 해야 심폐지구력이 향상되는데 체력 수준이 높아지면 5회 정도로 늘려야 심폐 지구력의 지속적인 향상을 기대할 수 있다. 운동 빈도를 주 5회 이상으로 할 경우에는 걷기, 달리기 등 체중 부담을 안고 하는 운동과 수영, 자전거타기 등 체중 부담이 없는 운동을 번갈아 실시하는 것이 좋다.

4) 운동 시간

운동 시간은 운동 강도에 따라 다르게 정한다. 일반적으로 운동의 지속시간은 준비운동 5 ~ 15분, 주운동 15 ~ 40분, 정리운동 5 ~15분 정도 세 가지 단계에서 실시되며, 전체 운동시간은 보통 25 ~ 60분이 적당하다. 하지만 심폐지구력과 체지방의 감소를 위한 운동은 운동의 강도가 낮으며 중간에 휴식 없이 지속적이어야 하며 20~30분 이상이어야 한다. 운동시간은 부상이나 상해가 없어

야 하고 지나친 피로를 피하며 훈련에 대한 개인의 적응 상태에 따라서 정해져야 한다.

5. 에어로빅 댄스의 안무

1) 안무구성의 기초

에어로빅 댄스의 기본동작은 걷기와 뛰기이다. 운동의 초보자는 제자리에서 바르게 걷는 것부터 시작하여 변형된 발동작들을 익히도록 한다.

(1) 기본동작

표 7-4. 에어로빅 댄스의 기본 동작

낮은 강도 동작	높은 강도 동작
제자리 걷기	뛰기
옆으로 엇거르기	한발 내딛기
무릎들기	다리뒤로접기
낮게차올리기	엇거르며 뛰기
발끝으로 찍기	무릎올리며 뛰기
발뒤꿈치로 찍기	다리 흔들며 뛰기
	두발 벌렸다 모으며 뛰기
	틀기

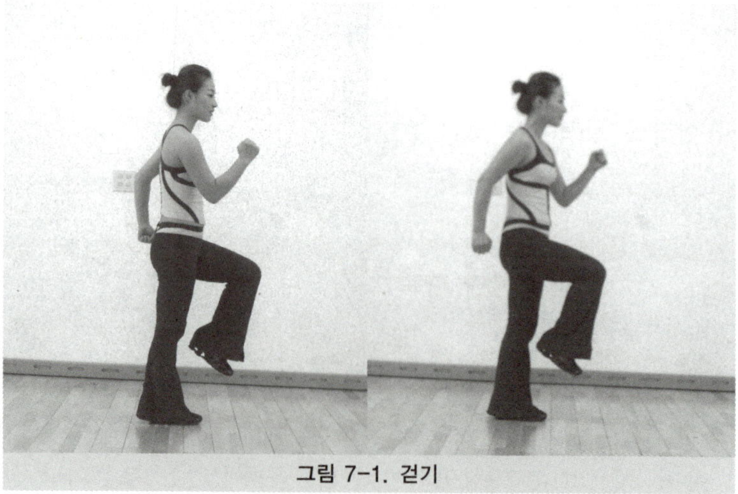

그림 7-1. 걷기

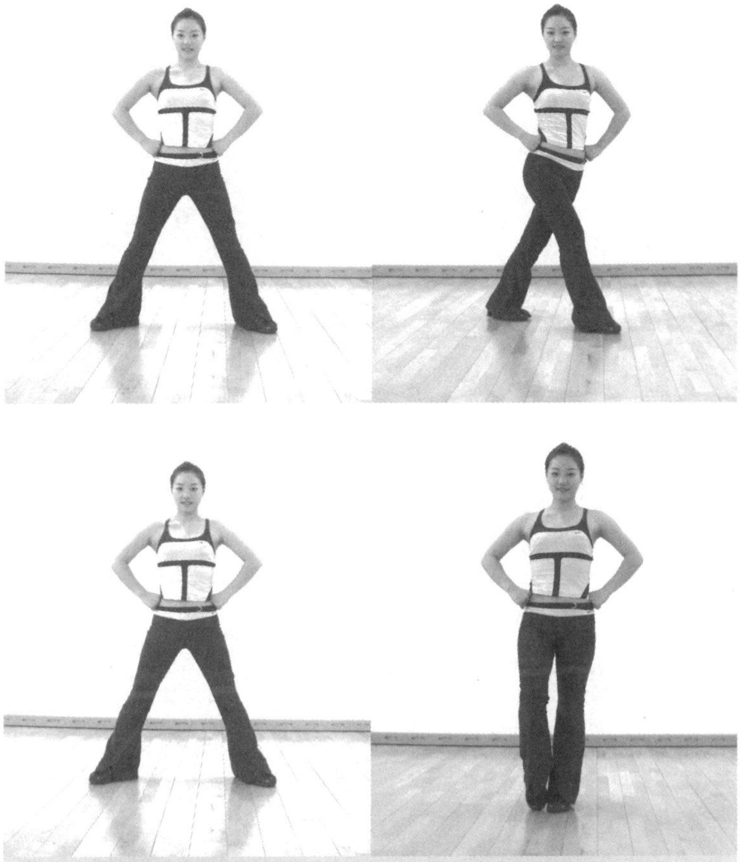

그림 7-2. 옆으로 엇거르기

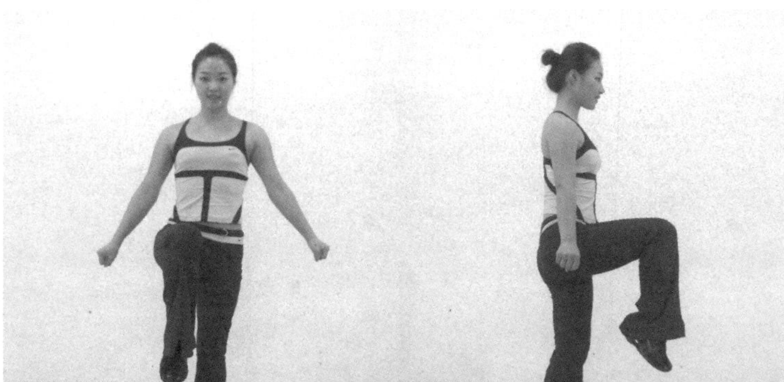

그림 7-3. 무릎들기

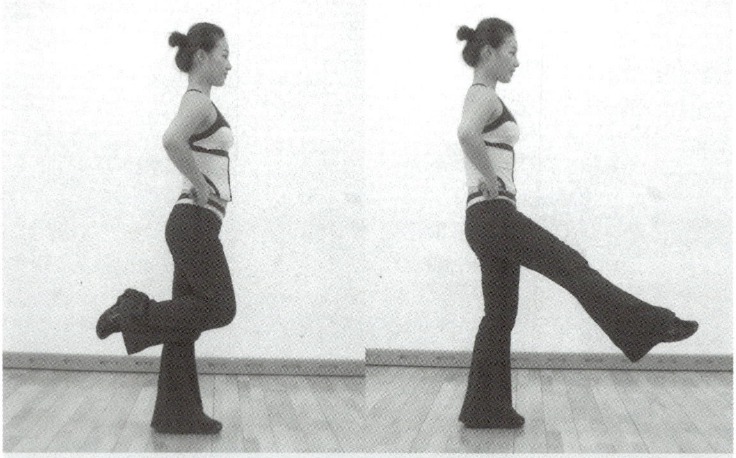

그림 7-4. 낮게 차올리기

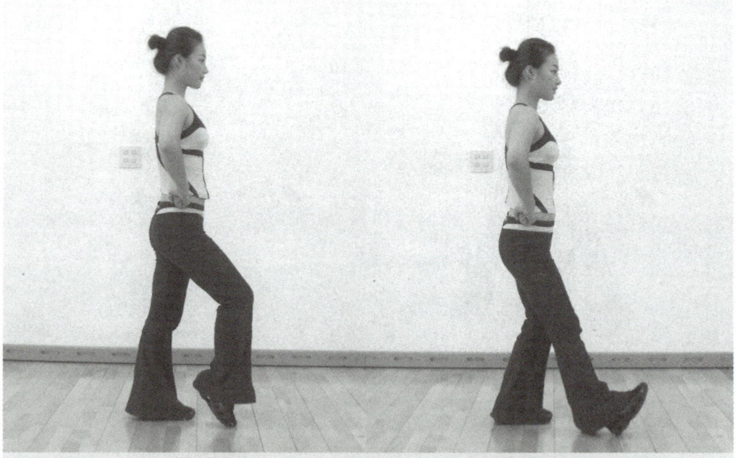

그림 7-5. 발끝으로 찍기와 뒤꿈치로 찍기

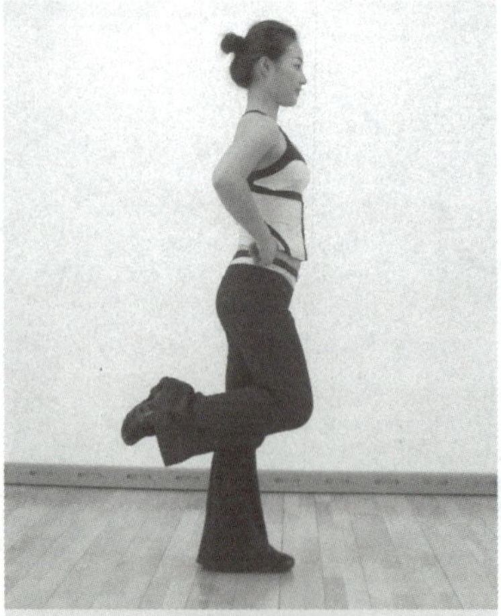

그림 7-6. 뛰기

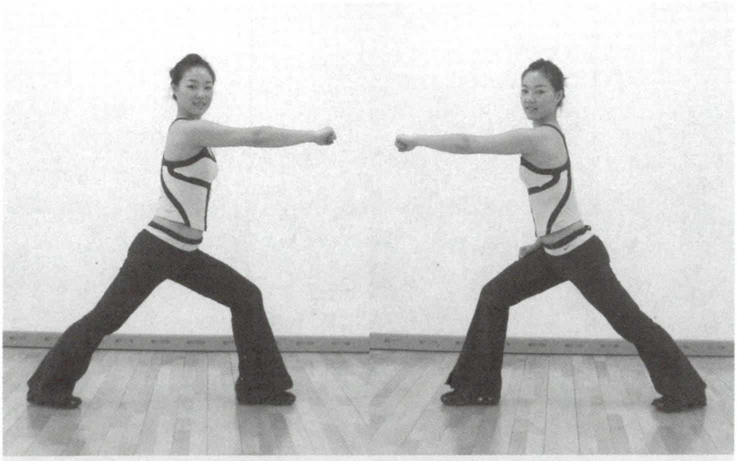

그림 7-7. 한발 내딛기

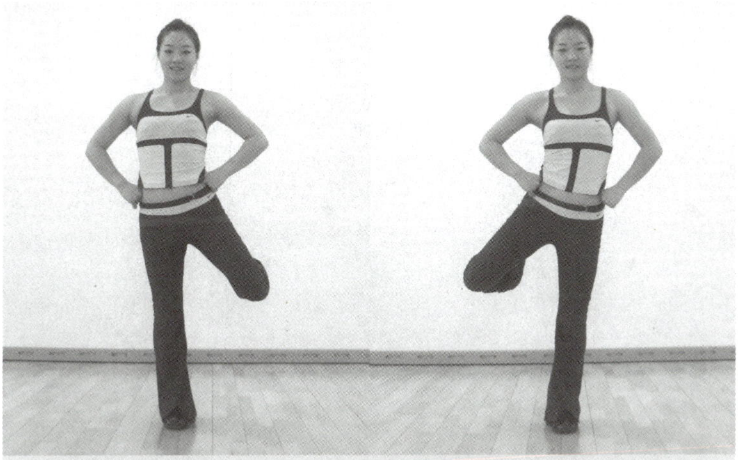

그림 7-8. 다리뒤로접기

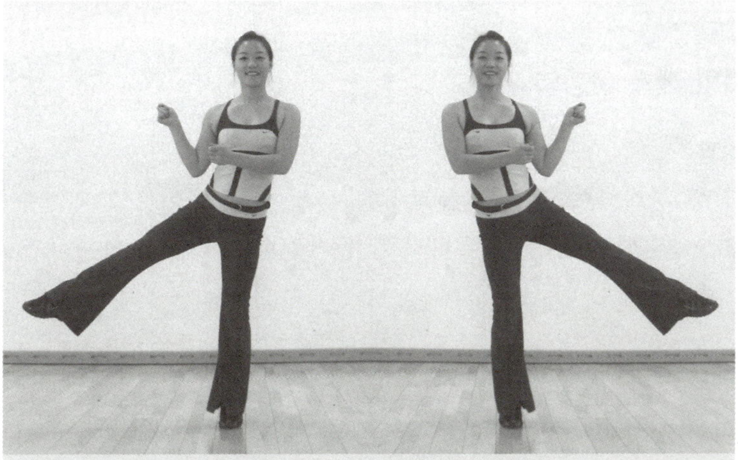

그림 7-9. 다리흔들며 뛰기

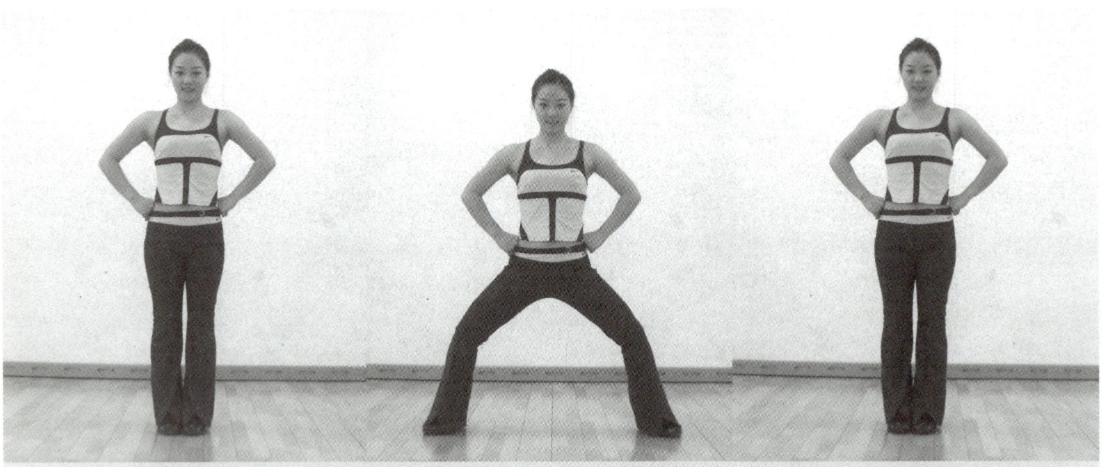

그림 7-10. 다리벌렸다 모으며 뛰기

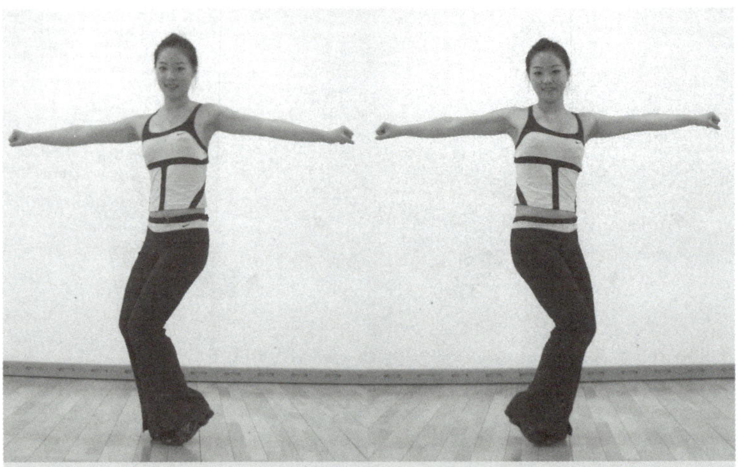

그림 7-11. 틀기

2) 에어로빅 댄스 운동의 안무

(1) 동작 결합

기본동작을 연결하여 새로운 움직임을 구성한다. 에어로빅 댄스운동은 보편적으로 8박자 단위의 안무를 사용하므로 동작결합시 8× 2 박자나 8× 4 박자로 구성하면 편리하다.

(2) 방향 변화

움직임의 방향을 앞, 뒤, 좌, 우, 대각선 및 원형으로 방향을 바꾸면서 운동한다.

(3) 강도 변화

낮은강도의 동작에서 시작하여 높은강도의 움직임으로 운동강도를 서서히 높이면서 운동한다. 팔동작을 크게하거나 뛰는 동작을 반복함으로써 운동강도를 높일 수 있으며, 운동중 자신의 운동강도를 체크하면서 목표심박수의 범주안에서 운동하도록 한다.

(4) 안무와 음악선정

에어로빅스운동시 음악선정은 운동자의 특성을 고려해야 한다. 운동자의 연령, 운동능력에 따라 음악의 속도나 장르를 적절히 선택함이 좋다.

① 준비 운동: 100~120 박자/1분

본 운동에 앞서 실행되는 준비 운동에서는 다소 느린 음악이 적절하다. 느린음악은 관절주변의 근육들을 이완시키고 몸을 따뜻하게 하기위해 충분한 시간을 제공한다. 안정된 음악에 맞추어 대근육을 중심으로 준비운동을 실시한다.

② 본 운동: 140~180 박자/1분

목표심박수의 범주에서 운동하는 본 운동은 뛰는 운동이 주운동이므로 적절히 빠른 음악이 좋다. 힘있고 빠른 음악은 운동의 동기를 부여하여 즐겁게 운동에 참여할 수 있게 해준다. 그러나 너무 지나치게 빠른 음악은 동작을 정확하게 할 수 없을 뿐만아니라 운동상해의 원인이 될 수 있으므로 운동수준에 맞는 음악선택을 해야한다.

③ 정리 운동: 100~120 박자/1분

본 운동후 서서히 운동 강도를 낮추고 사용했던 근육들의 피로를 풀어줄 수 있는 정리 운동은 준비 운동과 마찬가지로 다소 느린 음악이 적당하다.

3) 에어로빅 댄스 운동수업구성

(1) 준비 운동

준비 운동은 격렬한 주 운동시에 발생할 수 있는 부상을 예방하고자 하는 것이다. 준비 운동을 하는 이유는 다음과 같다.

① 체온과 근육의 온도를 안정시 상태보다 약 1℃ 정도 높혀준다.

② 심장에 혈액 공급을 신속하고 적절하게 이루어 지도록 하여, 심장 손상의 위험성을 예방 한다.

③ 근육의 장력을 향상시켜 근육이나 인대건 등의 상해 위험성을 방지하는데 있다.

이렇듯 준비 운동은, 근 수축 능력이나 근육의 운동 효율성 근육 내에 있는 마이오글로빈이 산소를 분리하는 능력을 키워 주고 근 효소 활성화를 증대시켜 운동 능력을 극대화시켜 주는 효과를 누리도록 한다. 또한 운동에 중요한 역할을 하는 혈액 속에 헤모글로빈이 산소를 분리하는 능력을 향상시켜 줌으로써 심장기능이 촉진되며 결국 관절의 가동성이 증가되어 원활하게 운동할 수 있게 해 준다.

(2) 본 운동

본 운동은 심폐지구력 강화를 목적으로 자신의 목표심박수 수준의 운동강도를 유지하면서 20-30분 지속적으로 운동하여야 한다. 본 운동은 낮은강도의 동작에서 시작하여 서서히 높은 강도에 이르도록 구성되어야 하며 동작과 동작 사이가 자연스럽게 연결되어야 한다.

(3) 정리 운동

격렬한 운동을 끝낸 후에 곧바로 자리에 앉아서 휴식을 취하는 정적인 방법보다, 가볍게 움직이면서 운동했던 강도를 서서히 줄여가면서 처음의 안정시 상태로 진입해 오는 동적인 휴식 방법이 체내에 쌓인 운동 피로물질인 젖산을 제거하는데 훨씬 효과적이다. 이것은 운동했던 근육 속의 혈류량을 일정하게 유지하여 피로물질인 젖산 제거를 돕도록 하며 아울러 지속적인 호흡작용으로 운동시에 인체가 산성화되었던 것을 완충시켜 주도록 하는 것이다.

그리고, 갑작스럽게 운동을 중지하면 빠르게 진행되었던 혈류의 이동이 급격히 감소하여 심장에서의 혈액공급 기능이 약화되어 뇌빈혈을 일으켜 현기증을 일으킬 수 있다.

그러므로 정리 운동은 하체에서 올라오는 정맥이 심장으로 복귀하는 능력을 도와 심장이 정상적인 기능 발휘가 되도록 촉진시켜 준다. 또한, 동적인 정리 운동을 통하여 근육에 있는 혈류 속도를 서서히 줄여 줌으로써 운동 시 축적되었던 노폐물을 제거하는데 도움을 주어 근육통이나 근경직이 발생하는 것을 예방해 준다.

제8장 피트니스 댄스

1. 피트니스 댄스의 개념

1) 피트니스란 무엇인가?

국민소득이 증가하고 웰빙 문화가 정착되면서 건강에 대한 관심과 열망이 높아졌으며 비만 해소나 건강한 몸매 만들기를 위해 운동을 하는 인구가 크게 늘어나면서 건강한 몸매를 위해 스포츠를 하는 것이 하나의 보편적인 사회현상이 되었다. 스포츠를 통한 여가시간으로 활용하고자 하는 인구가 급속도로 늘어나면서 피트니스 클럽도 최근 3~4년 동안 200%에 육박하는 성장세를 보이고 있다. 국가나 민간주도로 활성화되고 있는 스포츠센터나 피트니스 클럽은 일반 대중의 체육 활동에 대한 관심과 수요에 부응할 수 있도록 시설 및 기구, 그리고 각종 부대시설이 현대화 되고 다양화된 프로그램과 전문성을 갖춘 지도자의 서비스가 체계화됨에 따라 피트니스 인구가 현저하게 증가하고 있다.

피트니스라 함은 근력운동과 유산소운동을 통하여 아름다운 신체를 만들어가는 운동을 말한다. 실제로 피트니스는 우리에게 헬스라는 용어로 많이 인식되어 왔으며 시대가 요구하는 다양한 건강 컨텐츠 즉 다이어트, 체력증진, 스트레스 해소 등을 충족시키고 있다. 현대에 와서는 과학적인 정확한 측정 및 평가에 의한 운동처방으로 체력능력과 심리분석을 통해 개인을 정확히 분석, 진단하고 그 결과에 따라 근력 운동과 유산소 운동, 그리고 식이요법 등을 통해 종합적인 관리로 보다 빠르고 신속하게 개인의 최대 운동 목표를 단시간에 실현할 수 있게 만들어주는 누구나 즐길 수 있는 인기 있는 생활체육으로 자리매김하였다.

피트니스는 대중적인 생활체육으로서의 누구나 아름답고 건강한 몸매를 만들고 싶어 하는 현대의 건강한 몸짱을 만들어내는 시대적 용어라 할 수 있다. 피트니스를 통한 건강한 신체를 만드는 것은 물론이거니와 정신적인 안정과 사회활동에 대한 자신감, 다양한 부류의 사람들과 교류하면서 인간관계를 형성하며 그 역할을 다하고 있다.

2) 피트니스 댄스의 정의

피트니스 댄스는 신체적, 정신적 건강 증진과 더불어 음악적 요소가 가미되어 한정된 공간속에서 많은 사람들이 어우러져 함께 즐기는 피트니스 프로그램이다. 그룹으로 진행한다고 하여 GX(Group Exercise)라고도 한다.

다양하고 구체화된 현대인들의 욕구를 충족시키면서 한 공간에서 다양한 프로그램을 경험할 수 있으며 누구나 쉽고 흥미 있게 개인의 성향에 따라 참여 할 수 있는 장점을 가졌으며 현대인들의 건강관리에 최고의 인기를 얻고 있다.

피트니스 댄스가 대중적인 인기를 끌면서 프로그램도 개인별 성향에 맞게 다양하게 개발, 보급 되고 있다. 현대인들의 스트레스를 해소하기 위한 격투동작으로 구성된 프로그램, 심리적 정신적 안정을 위한 멘탈 프로그램, 인체의 음악적 리듬감과 유연성을 높여주는 프로그램, 그리고 근력과 체력을 향상시키면서 탄력 있는 몸매를 만들어 주는 프로그램, 유산소성 운동을 지속적으로 진행하면서 체지방을 연소시키는 프로그램, 다양한 기구를 사용하면서 인체의 밸런스 및 균형 감각을 높이면서 평소에 쓰지 않던 근육에 자극을 줌으로써 섬세한 부분을 트레이닝 시키는 프로그램 등등 피트니스 댄스 프로그램은 현대인들의 욕구에 따라 지속적으로 연구, 개발, 보급되고 있으며 그 종류도 매우 다양하다. (이 책에서는 흔히 여성들에게 많이 사용되는 프로그램을 설명하였다.)

3) 피트니스 댄스의 종류

(1) 태보 (TaeBo)

태권도와 복싱의 격동적인 팔 동작과 발차기 동작에 에어로빅스의 동작과 스피드한 음악이 조화롭게 구성된 새로운 스타일의 유산소성 운동이다.

(2) 코어 트레이닝 (Core Training)

프로 골프선수들에 의해 주목받고 있는 운동법으로 주로 우리 몸에 축이 되어 있는 복부와 등 근육을 안정되게 발달시키면서 전신의 근력향상과 균형감각을 발달시키는 운동프로그램이다.

(3) 힙 합 (Hip Hop)

디스코 댄스에 기반을 둔 춤으로 음악, 의상, 댄스에 이르기까지 문화적인 요소가 강한 자유로우면서도 즉흥적인 움직임으로 구성된 댄스 프로그램이다.

(4) 재즈 댄스 (Jazz Dance)

발레에 기초를 둔 움직임으로 인체의 유연성과 음악적 리듬감을 극대화하면서 개인의 느낌과 개성을 마음껏 표현 할 수 있는 댄스 프로그램이다.

2. 피트니스 댄스의 실제

1) 태보(TaeBo)

(1) 태보(TaeBo)의 개요

태권도, 킥복싱, 공수도 등의 힘이 넘치는 공격과 방어의 기본기술과 종래의 GX(Group Exercise) 동작의 기초적인 움직임을 조화롭게 구성하여 음악적 요소를 가미시킨 피트니스 프로그램으로 남녀노소 누구나 즐길 수 있는 유 · 무산소성 혼합운동이며 심장혈관계를 지구력과 체력요소인 근지구력, 속도, 민첩성, 평형감각, 조화성을 향상시키며 집중, 호흡, 정신을 훈련시키는 복합프로그램이다.

격투운동의 특징인 공격과 방어의 요소를 GX(Group Exercise) 동작과 접목시켜 최고의 운동효과만 볼 수 있도록 힘, 공격, 민첩하고 역동적인 움직임으로 체력을 향상시키며 체지방을 연소시키는 인기 있는 다이어트 프로그램이다.

(2) 태보(TaeBo)의 어원

태보(TaeBo)는 국제태권도대회에서 7번 우승한 경력이 있고 로스앤젤레스에서 영화배우 등 유명 인사들의 체력 단련 코치로 일하던 빌리 블랭크스(Billy Blanks)라는 사람이 처음 개발했다. 1999년 태보(TaeBo) Video가 제작되어 미국 내에서 선풍적인 인기를 끌었고 이후 우리나라에서도 연예인들을 통한 마케팅과 피트니스 클럽을 통해 실질적인 프로그램의 효과가 높아지면서 인기 있는 피트니스 GX(Group Exercise)프로그램으로 꾸준히 보급되고 있다.

태보(TaeBo)는 태권도의 무예와 복싱의 영문 머리글자를 따서 '태보 (Tae-Bo)' 라고 명명하며 에어로빅스적인 요소를 가미한 피트니스 프로그램이다.

(3) 태보(TaeBo)운동의 효과

① 근육을 짧게 쓰는 동작구성으로 순발력과 민첩성이 향상된다.

② 공격과 방어의 반복된 동작으로 격렬한 운동 뒤의 시원함과 호신술도 함께 익힐 수 있다.

③ 일종의 파괴력을 함성과 함께 경험함으로써 일상에서의 스트레스를 해소시킬 수 있다.

④ 전신운동으로 유산소 운동의 최고 강점인 땀을 많이 배출시켜 노폐물을 제거하고 무리하게 뛰지 않기 때문에 심장에 무리를 주지 않으면서도 지속적인 자극을 통해 심폐지구력향상 효과와 지방대사, 무산소성운동의 근력향상을 동시에 얻는다.

⑤ 동작이 단순하면서도 강한 근육의 힘을 사용해야 하기 때문에 배우기 쉽고 근육의 체지방을 연소시키기에 아주 효과적이며 반복동작으로 체지방 및 피하지방을 효율적으로 감소시키며 탄력 있는 몸매를 얻을 수 있다.

⑥ 폭발적인 에너지 소모를 함으로써 같은 운동시간에 많은 칼로리를 소비시킬 수 있는 경제적인 프로그램이다.

⑦ 음악에 맞춰 동작구성이 이루어져 지루하지 않고 즐겁게 격투운동을 즐길 수 있다.

(4) 태보(TaeBo)의 특성

① 호흡

태보(TaeBo)호흡은 펀치(Punch)를 날릴 때, 킥(kick)을 찰 때 기합과 함께 호흡을 내뱉도록 한다. Stance에서는 항상 입을 열고 코와 함께 자유롭게 호흡을 하다가 동작의 진행에 따라 공격할 때 숨을 내뱉어야 힘이 들어가 힘을 발휘하기 쉬우므로 호흡을 아주 중요시 한다.

② 기합

태보(TaeBo)는 공격의 동작에서 기합을 함께 하는 것이 태보(TaeBo)의 또 다른 특징이다. 태권도, 권투, 킥복싱 등 격투운동에서는 순간적인 힘을 발휘할 때 단전으로부터 기를 끌어올려 기합과 함께 최대의 힘을 발휘한다. 힘을 발휘하는 동작에서는 큰 소리로 "훅, 하, 악" 등의 기합을 외치며 효과를 높이도록 한다.

(5) 태보(TaeBo)의 매력

① 남성에 비해 근육의 힘이 약한 여성들은 태보(TaeBo)를 통해 강한 힘을 가진 탄력적인 근육을 가질 수 있고 한 동작을 여러 번 반복함으로써 지속적

인 자극을 통해 체지방연소의 탁월한 효과를 누릴 수 있다.

② 운동에 흥미를 갖지 못한 사람일지라도 태보(TaeBo)를 경험하게 되면 어렵지 않은 내용과 반복적인 동작으로 쉽게 외워 따라할 수 있는 장점을 느껴 운동에 대한 자신감을 갖게 된다.

③ 태보(TaeBo)는 기본적으로 동작 진행과 함께 기합을 하기 때문에 마음껏 소리를 지르고 단전에 힘을 주면서 기를 모으기에 전신의 기 순환과 스트레스를 한방에 날려버릴 수 있는 매력을 태보(TaeBo)의 경험을 통해 느낄 수 있게 된다.

④ 공격, 방어의 동작을 통해 간단한 호신술을 익힐 수 있으며 자신의 신체에 대한 강한 자신감을 갖게 된다.

⑤ 태보(TaeBo)는 거울 속 자신을 공격대상으로 하여 긴장감을 갖고 운동에 참여할 수 있으며 구성에 따라 상대방을 놓고 공격, 방어를 하면서 실제 격투운동을 하는듯한 착각 속에서 즐겁고 흥미로운 운동을 할 수 있다.

⑥ 탄력 있는 팔의 라인과 멋진 쇄골을 드러내놓을 수 있는 어깨라인을 위한 새로운 스타일의 운동으로 공격과 방어의 스릴 넘치는 동작들로 경쾌한 음악과 함께 누구나 쉽게 따라할 수 있으며 펀치를 날리고 기합을 외치며 일상생활의 스트레스까지 해소시킬 수 있다.

(6) 태보(TaeBo) 복장

공격과 방어의 특성을 표현하는 강한 이미지의 색상에 팔 근육을 보여줄 수 있는 민소매 혹은 반팔의 상의를 입고 바지는 긴바지를 입어 kick 동작을 할 때 스치는 소리가 힘 있게 느껴지도록 연출한다. 그 밖의 장갑, 모자, 두건, 얼굴 페인팅, 붕대 등의 소재를 활용하여 다양한 분위기 연출을 시도하도록 하는 것이 좋다.

(7) 태보(TaeBo) 주의사항

① 강도 높은 운동과 익숙하지 않은 주먹을 뻗고 다리를 차올리는 격렬한 동작 등이 근 수축의 반복으로 자칫 인대가 늘어나거나 근육통을 호소할 수 있으므로 자신의 근력 수준과 유연성에 맞추어 실시한다.

② 자신의 근력수준을 파악한 후 근육의 사용범위를 생각하고 무리하게 킥(kick) 동작을 따라하거나 팔 근육의 과도하게 사용하여 근육통을 겪지 않

도록 하는 것이 중요하다.

③ 태보(TaeBo)는 자신 스스로가 이겨야 할 상대방이 된다. 항상 거울을 통해 지도자를 바라보며 수업에 참여할 수 있도록 한다.

④ 타인과의 비교, 경쟁은 절대 금물. 모든 운동은 자신이 즐겁게 참여하고 개인의 운동 목표에 다가갈 수 있도록 노력하는 것이 중요하다.

(8) 태보(TaeBo) 실제

① 태보(TaeBo)의 기본자세

❀ Natural Stance (내추럴 스탠스)

준비자세로 양발을 어깨의 1.5배 넓이로 벌려 서고 체중을 균등하게 실어 양 어깨와 양 무릎을 편안하게 하는 자세이다.

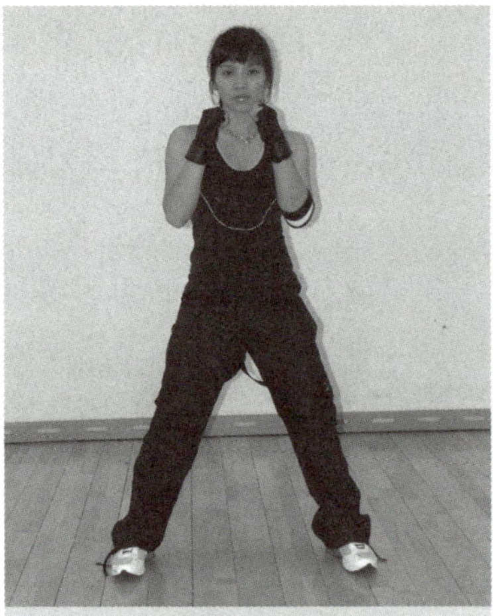

내추럴 스탠스

❀ Straddle Stance (스트래들 스탠스)

Horse Stance(기마자세) 라고도 하며 사이드 테크닉을 취할 때 주로 사용하는 자세로 말을 타고 있는 모습과 흡사하다 해서 기마자세라고도 부른다.

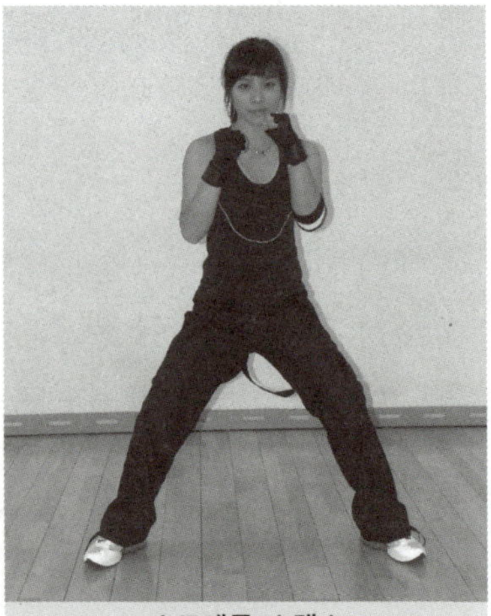

스트래들 스탠스

❀ Forward Stance (포워드 스탠스)

모든 방어와 펀칭을 발달시키기 위해 힘있는 신체움직임과 중심 유지를 위해 자주 사용되는 자세다. 힙과 어깨를 45도 각도로 유지하고 얼굴은 정면을 응시한다. 앞의 발끝은 전방을 가리키고 뒤쪽 발끝은 편안한 범위 내에 되도록 전방을 향한다. 중심은 60% 앞발에 있다.

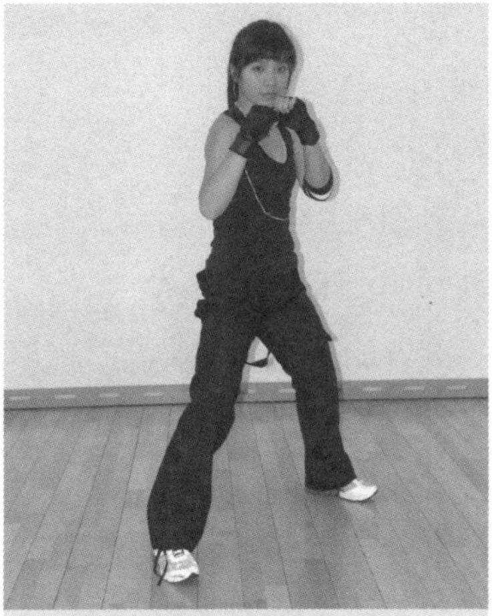

포워드 스탠스

❀ 주먹 쥐기

네 손가락을 가지런히 말아 접고 엄지손가락을 네 손가락 위에 힘 있게 주먹을 쥐어 공격할 태세를 갖춘다.

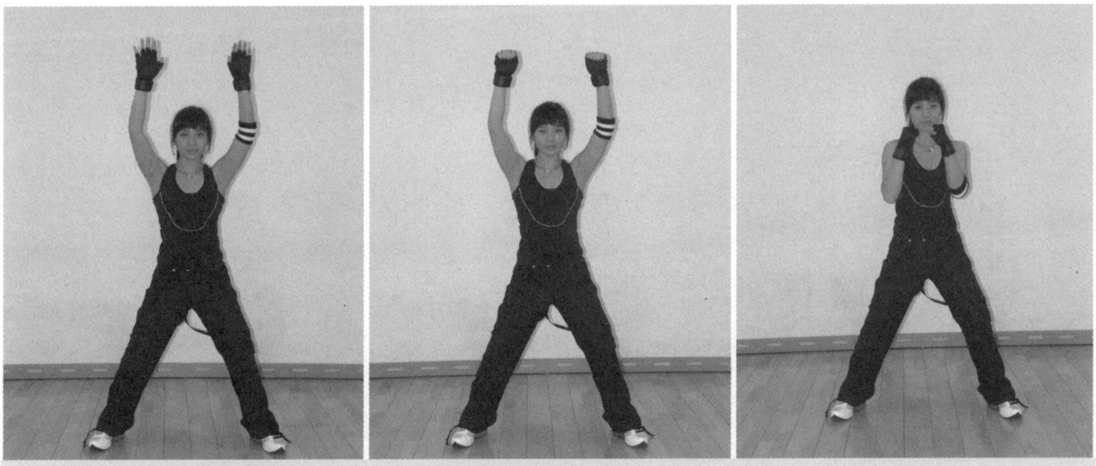

주먹 쥐기 연속 동작

❀ 방어 자세

주먹 쥔 양손을 마주 보게 하여 양쪽 턱을 막는 모습으로 위치시키고 양쪽 팔꿈치는 갈비뼈를 막는 자세를 취한다. 어깨를 안으로 조이고 턱을 당겨 상대방을 위협 하는듯한 시선으로 정면을 응시한다.

⊛ 공격하기

뻗는 주먹은 같은 쪽 어깨에서 나가며 같은 쪽 골반과 무릎, 뒤꿈치를 굴신시켜 자세를 취한다.

② 상체기본동작

⊛ Jab (잽)

· 가벼운 선제공격으로 앞서기 자세에서 앞쪽 팔의 공격이다.

· 상대의 거리와 범위를 파악하며 상대가 가까이 오지 못하게 한다.

· 어깨를 안쪽으로 구부린 상태를 유지하되 척추를 곧게 세운다.

· 체중은 힙 위쪽에 센터 포지션으로 하여 공격하고 양손은 빠르게 가드포지션으로 원위치 해준다.

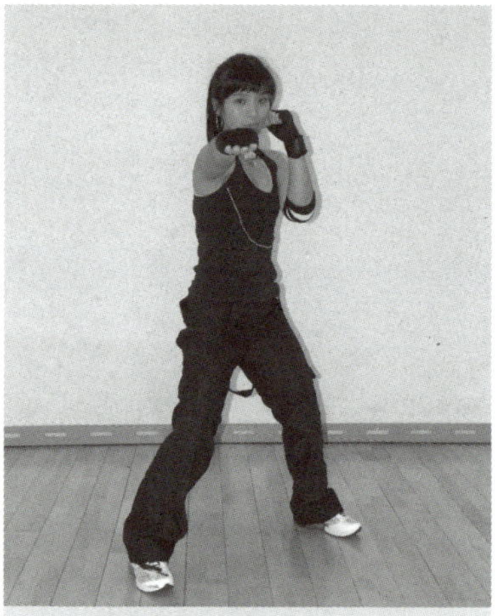

잽

⊛ Punch (펀치)

· Jab(잽) 후의 반대 팔 강한 스트레이트 공격이다.

· 거리가 있는 목표물에 대해 카운터펀치로 사용된다.

· 뻗는 쪽 팔, 어깨, 몸통, 골반, 무릎, 뒤꿈치가 함께 로테이션(Rotation)하여 가동성에 집중한다.

· 얼굴을 막는 드로우 암 (Draw arm)자세를 유지한다.

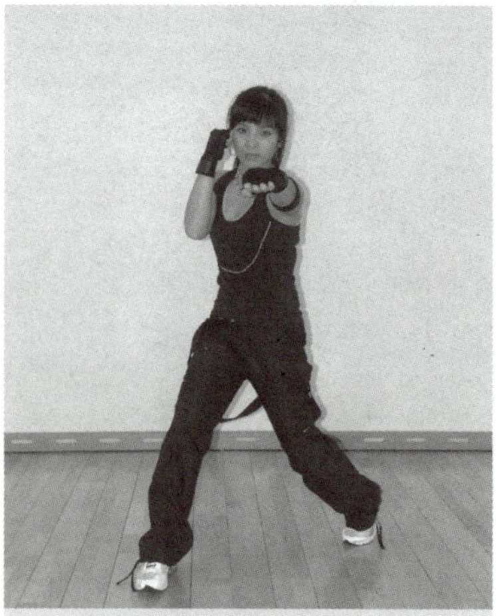

펀치

❀ Cross punch (크로스 펀치)

옆 목표를 향해 몸통을 돌려 공격하는 펀치이다.

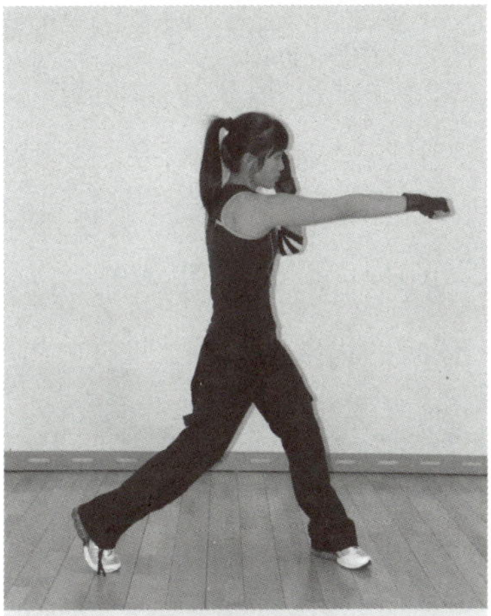

크로스 펀치

❀ Hook (훅)

· 근접거리나 중간거리 공격에 사용하는 옆 공격 카운터펀치이다.

· 불의의 습격을 당했을 때 더욱 효과적으로 이용할 수 있다.

· 복부 수축을 유지하고 파워는 힙에서 나온다.

· 팔꿈치는 주먹과 같은 높이에 두고 직각을 유지하여 어깨높이로 공격한다.

· 팔을 외부로 스윙하지 않도록 주의하며, 리드하는 발과 힙을 내부로 회전시킨다.

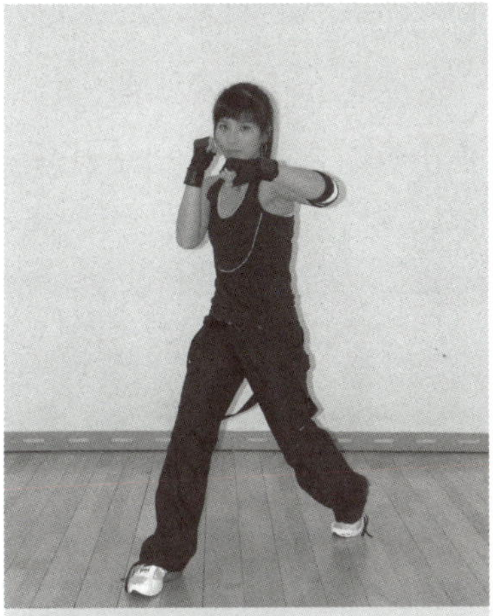

훅

ꕥ Uppercut (어퍼컷)

· 아래에서 위로 향하는 가까운 거리 공격으로 낮은 목표물을 겨냥한다.

· 뒤발을 움직여 힙을 로테이션하고, 하반신의 힘을 이용해 힙과 어깨를 회전하여 공격한다.

· 팔꿈치를 직각을 유지하여 손등이 정면, 때리는 면이 상방을 향하게 한다.

· 공격 주먹이 같은 쪽 어깨의 바깥 위로 향하도록 올려 친다.

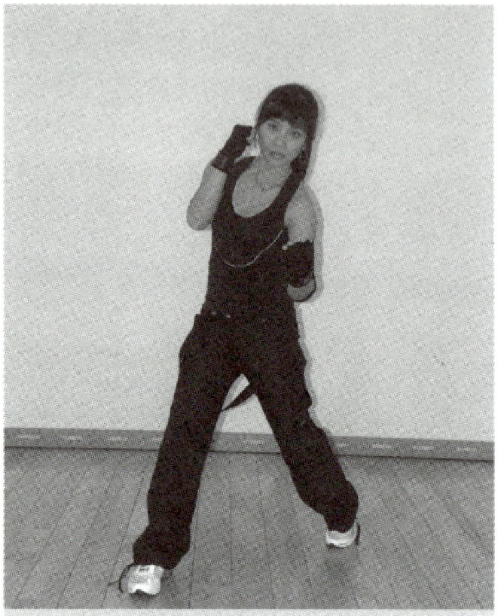

어퍼 컷

ꕥ 손목치기

한 팔은 머리 뒤로 한 팔은 가슴 앞으로 준비를 하고 머리 뒤쪽의 팔을 정면 중앙으로 내리치듯 옆구리를 돌려 공격하는 자세이다.

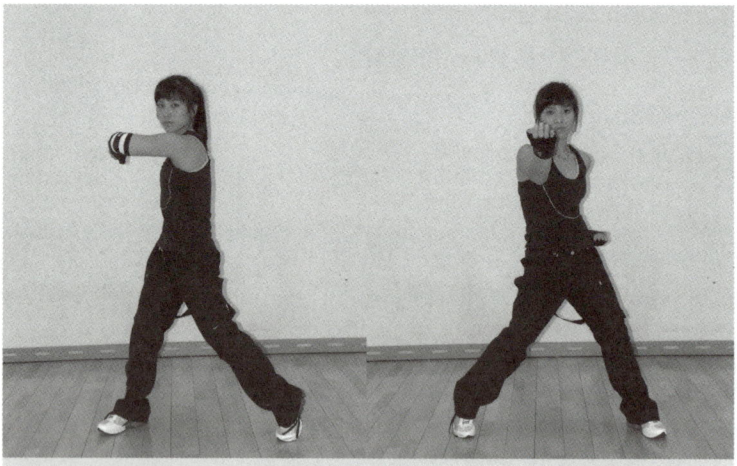

손목치기 연속동작

ꕥ Elbow strike (엘보 스트라이크)

· 치명적인 팔꿈치 공격이다.

· 팔꿈치를 완전히 구부려 스트라이크주먹과 앞의 팔을 신체에 가까이 둔다.

· 스피드와 힘을 동시에 올리기 위해 반대팔의 반작용을 이용한다.

· 이미지 목표물을 치기 직전에 팔의 근육을 긴장시킨다.

· 전방, 측면, 상방, 후방, 하방의 방향 등으로 다양한 엘보 스트라이크(Elbow strike)를 할 수 있다.

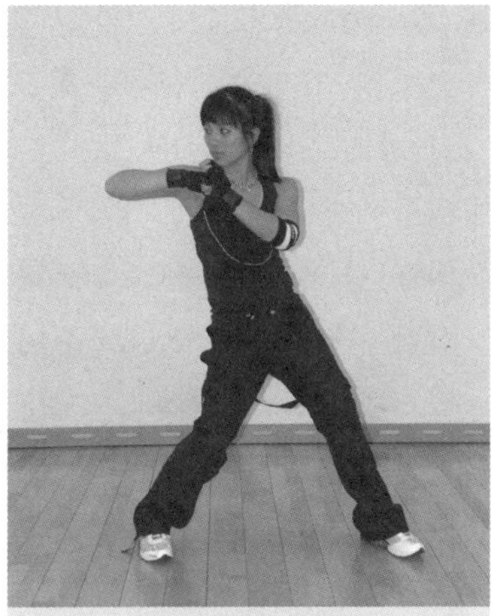

엘보 스트라이크

ꕥ Speed ball (스피드 볼)

펀치 볼을 향해 양 주먹을 빠르게 돌려 터치하는 동작으로 여러 방향으로 응용할 수 있다.

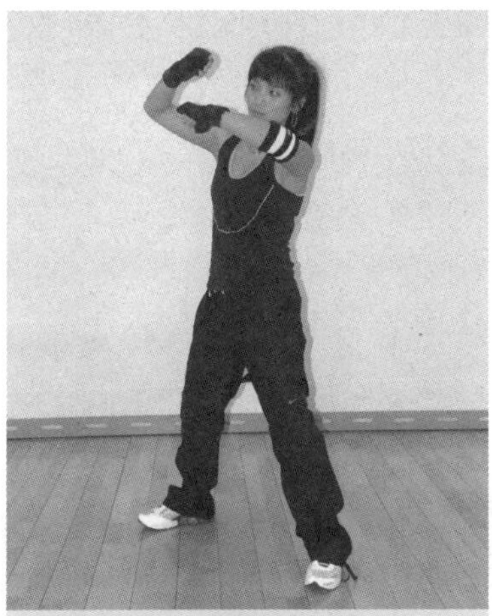

스피드 볼

③ 하체기본동작

❀ Knee Kick (니 킥)

· 전방의 가까운 거리의 목표물에 대해 자기 방어로 사용된다.

· 뒤꿈치를 골반으로 바짝 당겨 접힌 무릎의 상단으로 쳐 올리는 동작이다.

· 힙을 전방으로 내밀어주며 무릎을 위로 찔러준다.

· 팔 포지션은 Reach & Full 을 하고 니킥(knee kick)에 강도를 넣는다.

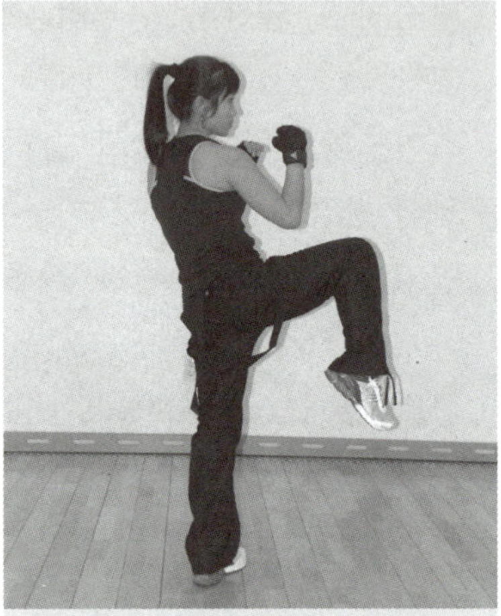

니 킥

❀ Front Kick (프론트 킥)

· 전신을 사용하기 때문에 전반적인 조화성이 필요하다.

· 신체 면을 그대로 두고 옆쪽으로 공격한다.

· 힙과 신체를 45도의 움직임으로 공격 면은 발뒤꿈치 외측 면이다.

· 머리부터 발끝까지 온 힘을 사용해 비틀거림을 최소화하고 목표물을 향해 시선을 둔다.

· 팔의 베스트포지션은 밸런스를 유지하기 위해 사용되어야 한다.

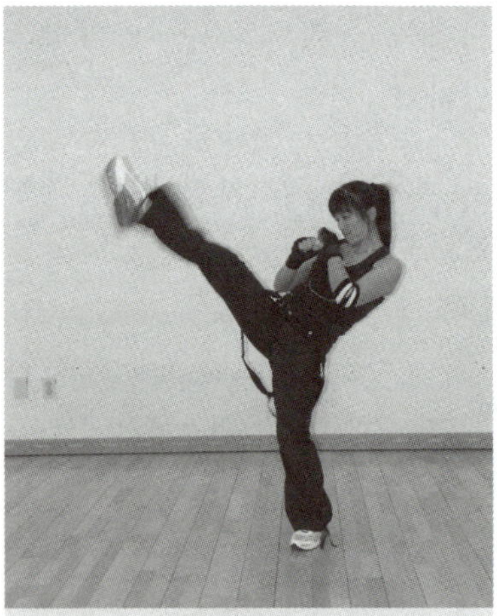

프론트 킥

· 기마자세에서 시작하여 다시 기마자세로 돌아온다.

❀ Side Kick (사이드 킥)

· 전신을 사용하기 때문에 전반적인 조화성이 필요하다.
· 신체 면을 그대로 두고 옆쪽으로 공격한다.
· 힙과 신체를 45도의 움직임으로 공격 면은 발뒤꿈치 외측 면이다.
· 머리부터 발끝까지 온 힘을 사용해 비틀거림을 최소화하고 목표물을 향해 시선을 둔다.
· 팔의 베스트포지션은 밸런스를 유지하기 위해 사용되어야 한다.
· 기마자세에서 시작하여 다시 기마자세로 돌아온다.

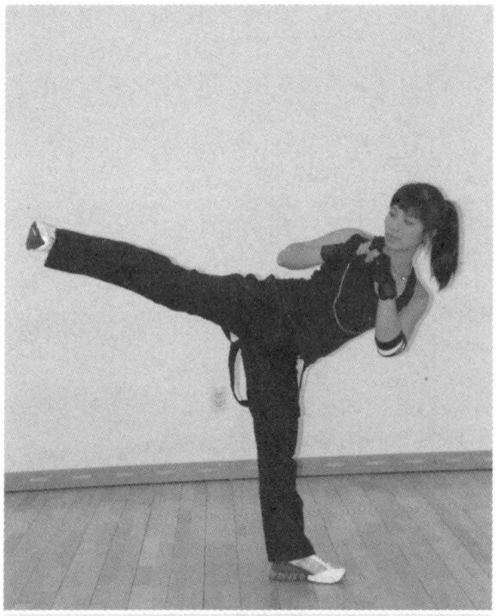
사이드 킥

❀ Back Kick (백 킥)

· 발목을 꺾어 뒤축으로 몸의 뒤쪽을 공격한다.
· 상체를 앞으로 숙이되 머리를 아래로 떨어뜨리지 않도록 주의한다.
· 참가자의 유연성과 능력에 맞는 높이로 진행한다.
· 강한 순간 어느 방향에서든 지나친 흔들림을 피한다.

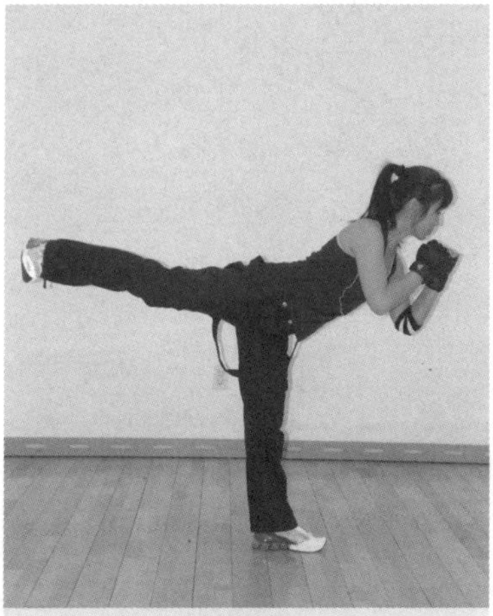
백 킥

❀ Roundhouse Kick (라운드하우스 킥)

· 발등으로 적을 공격하는 방법이다.
· 목표를 향해서 발을 활모양을 그리며 찬다.
· 킥의 높이를 강조하지 않는다.
· 뒤꿈치를 둔부에 가까이 붙인다.
· 버팀 다리의 힙을 전후로 내민다.
· 가슴을 펴고 몸을 일직선으로 세운다.
· 임팩트 순간 버팀 다리의 무릎을 접은 채로 찬 발바닥을 그대로 지면에 내려놓는다.
· 킥 후 원위치로 돌아올 때 균형을 잘 잡는다.

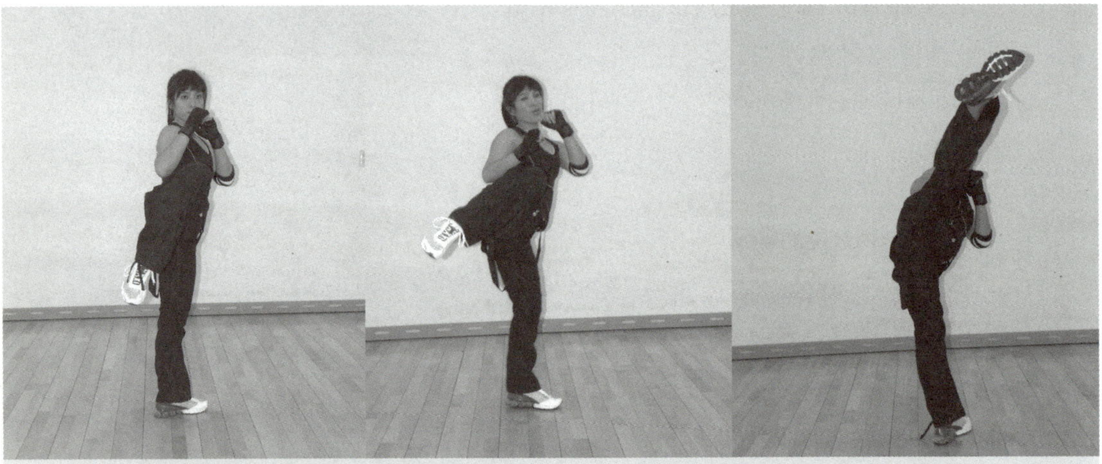

라운드하우스 킥 연속 동작

❀ Tackle (태클)

상체를 숙여 복부를 긴장시켜 방어 자세를 취하고 다리를 모아 잔발로 빠르게 뛴다.

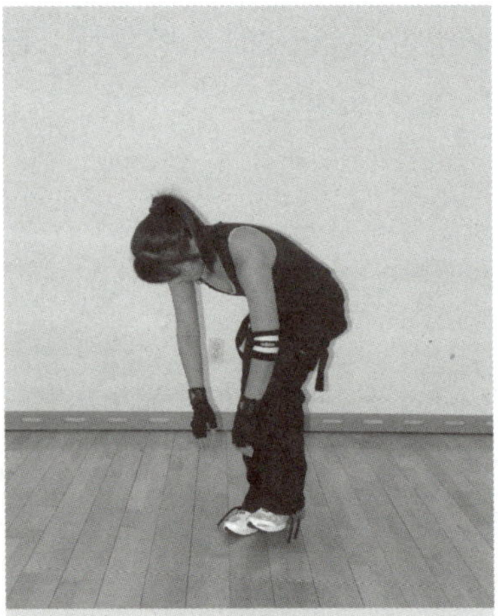

태클

❀ Rope Skipping (로프 스킵핑)

양손에 줄을 잡고 줄넘기하듯 가볍게 점핑 한다.

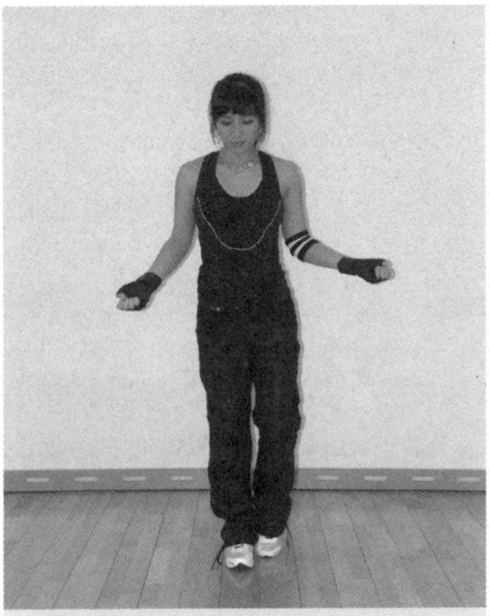

로프 스킵핑

2) 코어 트레이닝 (Core Training)

(1) 코어 트레이닝 (Core Training) 개요

미국 PGA와 LPGA투어에서 최근 주목받고 있는 훈련법으로 코어 트레이닝(Core Training)이란 것이 있다. 이 트레이닝은 타이거 우즈와 애니카 소렌스탐이 열중하고 있는 훈련법 이어서 더 유명해졌다. 코어 트레이닝(Core Training)은 우리 몸의 기본이 되는 복부와 등, 하체 근육을 강하고 안정되게 하는 것이다. 요즘 직장인들은 여러 스트레스 요인으로 스트레스가 지속될 경우 더 많은 지방이 복부에 쌓여 결과적으로 우울감과 스트레스를 증가 시킨다. 우리 몸의 기본이 되는 복부와 등 근육을 강하고 안정되게 하는 것이다. 그러므로 멋지고 즐거운 여러분들의 '웰빙'을 위해 코어 강화훈련이 꼭 필요하다는 것을 강조한다. 요즘은 필라테스와 요가동작을 접목하여 지루하지 않도록 변형되어 진행된다.

(2) 코어 트레이닝(Core Training) 배경

코어트레이닝은 퍼스널트레이닝에서 많이 사용되어왔다. 그러나 이제는 체계적이고 안정적인 수업을 개인이 아닌 다수의 회원들이 즐길 수 있는 프로그램으로 탄생하였다. 근력운동을 쉽게 따라 할 수 있는 방법으로 여러 가지의 프로그램들이 만들어졌다. 하지만 지금은 만들어 졌다 사라지고 몇 가지 프로그램만이 살아남았다. 회원들의 다양한 욕구로 인해 오래 진행될수록 지루해 지는 경향이 있었다. 그래서 이제는 친숙한 음악으로 누구나 재미있게 따라 할 수 있도록 쉽고 안전하고 운동량 또한 많은 프로그램을 만들게 되었다. 그것이 바로 지금 하는 코어 트레이닝이다. 코어는 근력 운동과 함께 유연성과 밸런스 또한 발달시킬 수 있는 프로그램이며 음악과 동작이 하나를 이루어서 지루하지 않고 단순한 동작으로 운동부위에 더 집중을 해줄 수 있도록 만들어졌다.

(3) 코어 트레이닝(Core Training) 효과

◆ 우리 몸의 중심이 되는 근육을 발달시켜 모든 운동의 기초를 만들어 주는 프로그램이다.
◆ 기구를 사용하지 않고 자신의 몸무게로 운동하므로 부상의 위험이 적다.
◆ 몸의 중심이 되는 근육들을 집중적으로 운동하여 우리 몸의 균형과 바디라인을 잡아 주며 스테미너 증가에 효과적이다.
◆ 단순한 동작으로 많은 반복을 하므로 지구력과 근력을 키워 기초대사량을 늘려 체지방을 감소하는데 효과적이다.
◆ 나이가 들면서 약해질 수 있는 관절부위의 근육과 인대, 건 등을 발달시켜 각종 성인병을 예방하는데 효과적이다.

(4) 코어 트레이닝(Core Training) 장점과 특징

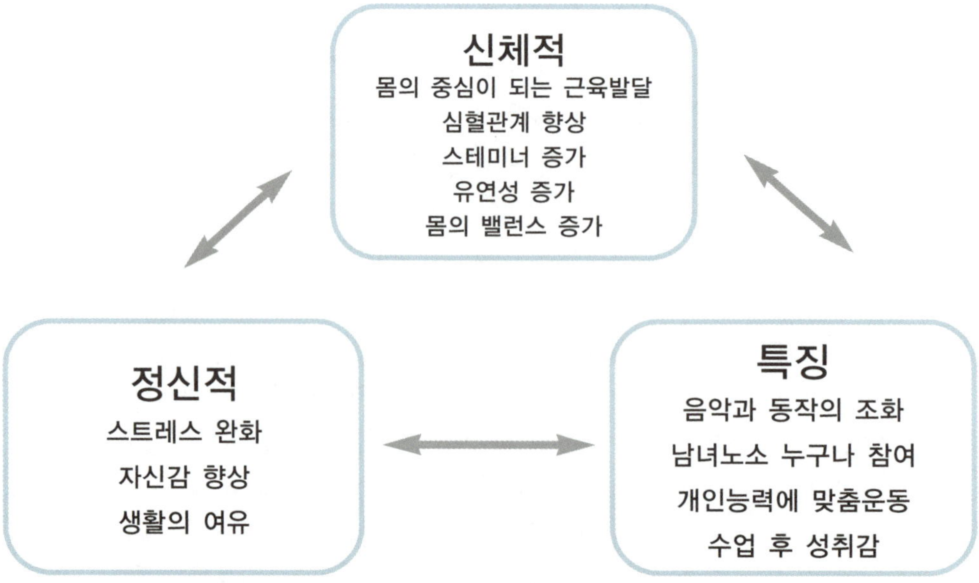

(5) 코어 트레이닝(Core Training) 복장

◆ 편한 복장으로 하되 동작을 함에 있어 불편함이 없고, 신축성이 있는 복장으로 선택한다.

◆ 몸에 붙는 타이트한 복장을 통해 근육의 사용을 눈으로 직접 확인 할 수있도록 하며, 하의의 경우는 반바지나 긴 바지도 무관하다.

◆ 신발과 양말을 벗고 맨발로 실행한다. 그 이유는 신발을 착용할 때 보다 맨발이 바닥에 닿을 때 근육 사용량이 더 많고 밸런스 동작 시 신체중심을 바로 잡을 수 있기 때문이다.

(6) 코어 트레이닝(Core Training) 주의사항

◆ 트랙이 진행될 때는 터치하지 않고 말로 자세교정을 해주고 트랙 시작 전이나 끝나고 난 뒤에 다시 보조해 준다.

◆ 어려운 동작들을 무리하게 강요하지 않는다.

◆ 특별한 병이나 부상이 있는지 확인한다.

◆ 지도자는 회원들과 마주보며 진행하기 때문에 회원들에게 사전 멘트로 어느 쪽이 움직이는지 지시해야 한다. (회원들에게 거울을 보듯 하라고 강조해 준다.)

(7) 코어 트레이닝(Core Training) 실제

Leg / Squat

❀ Squat (스쿼트)

다리는 어깨넓이로 하고 양팔은 앞으로 뻗어 무릎을 구부리며 앉는 자세로 다리는 90도로 유지해준다. 무릎이 발끝보다 나오지 않도록 주의 하며, 무릎을 구부리면서 양 무릎이 모아지거나 벌어지지 않도록 하고 관절을 무리하게 펴지 않도록 한다. 허벅지에 자극을 느끼며, 무릎을 구부릴 때 상체(허리)가 구부려 지지 않도록 자세를 유지하며 반복한다.

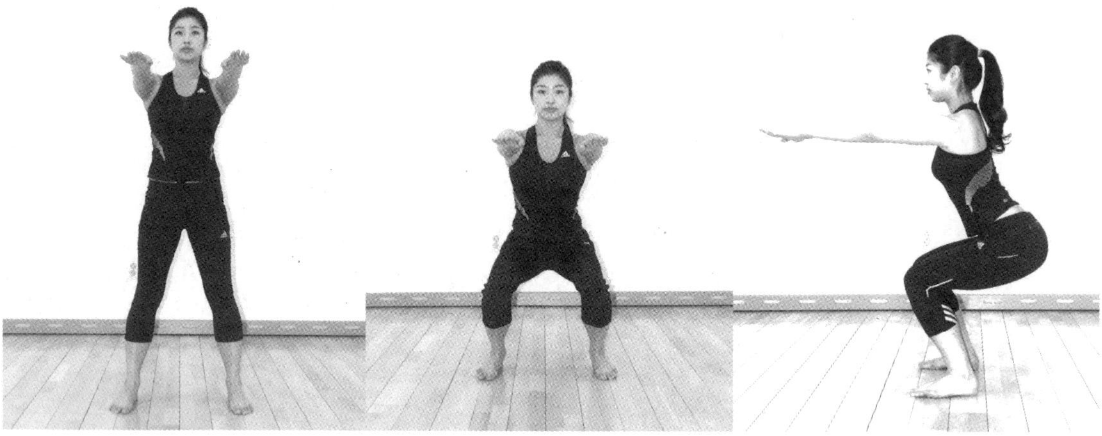

⊛ Wide Squat (와이드 스쿼트)

다리를 넓게 하고 발끝과 무릎은 45도 바깥쪽을 향하고 양팔은 어깨 높이에서 옆으로 벌린다. 아랫배에 긴장을 하며 무릎을 구부리며 앉았다 일어나는 자세로 허벅지 안쪽에 자극을 느끼며 반복한다. 다리는 90도를 유지하며 반복하고 엉덩이가 너무 뒤로 빠지지 않도록 한다.

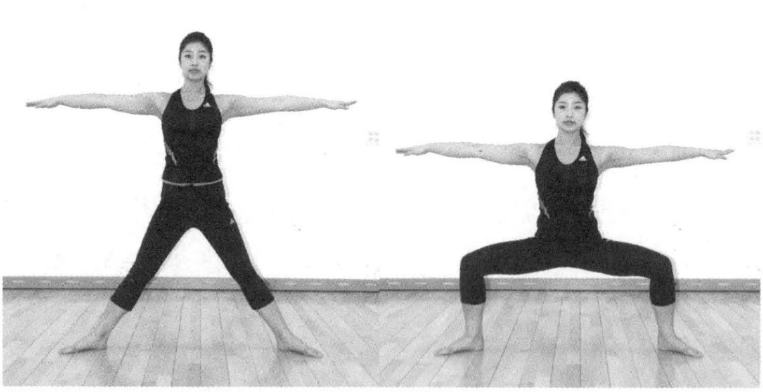

⑧ Side Squat (사이드 스쿼트)

다리를 넓게 하고 양팔은 옆으로 벌려 신체 균형을 잡는다. 한쪽 무릎을 구부리면서 90도를 유지하고 무릎이 발끝보다 나오지 않도록 주의 한다. 무릎을 구부릴 때 상체의 중심을 잡고 옆으로 넘어가지 않도록 하며 반드시 허리와 척추를 바로 펴고 오른쪽과 왼쪽을 번갈아 실행한다.

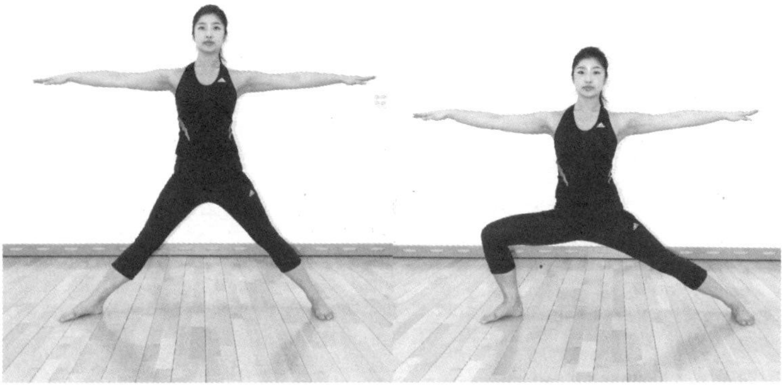

Pelvis

⑧ Front knee lift (후론트 니 리프트)

서서 한발을 지탱하고 한쪽 무릎을 접어 몸의 중심을 잡는다. 무릎은 직각이 되도록 하며 허리에서 위로 들어올렸다 내리는 동작을 반복한다. 하복부에 긴장을 하며 지탱하는 다리가 흔들리지 않도록 신체 중심을 잡는다.

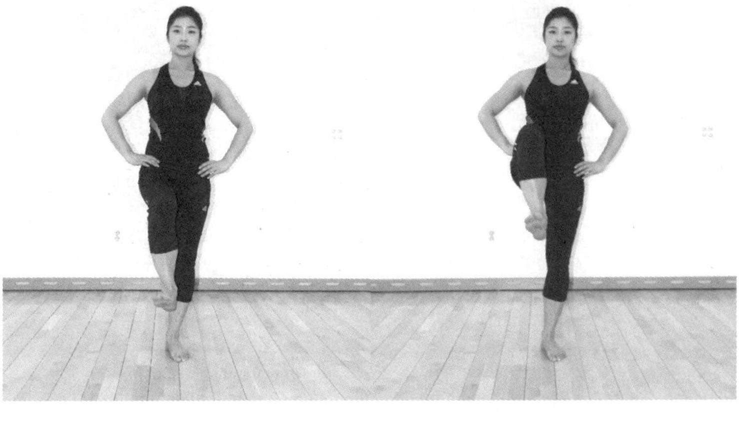

⚘ Side Knee lift (사이드 니 리프트)

선 자세에서 한발을 지탱하고 한쪽 무릎을 접어 옆으로 직각이 되도록 들어주고 몸은 정면을 향한다. 골반이 틀어 지지 않도록 하며 접은 무릎은 허리와 같은 높이로 위치하며 허리에서 위로 들었다 내리는 동작을 반복한다.

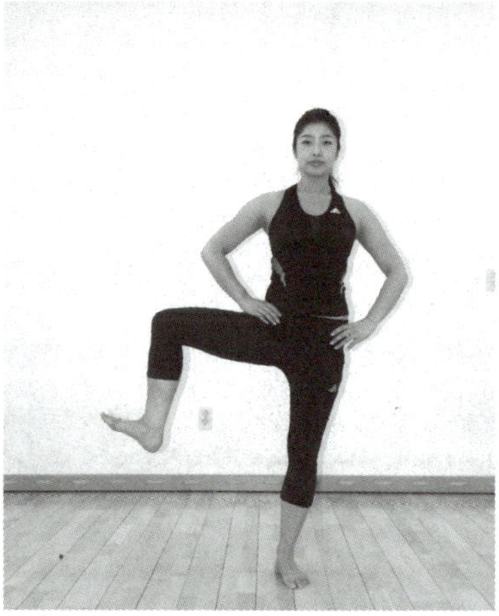

⚘ Front leg lift (후론트 레그 리프트)

한발을 지탱하고 반대 발을 들어 무릎은 피고 발끝을 당긴다. 들고 있는 발을 45도 들었다 내리며, 이 때 다리가 바닥에 닿지 않도록 하고 신체가 흔들리지 않도록 몸의 중심을 잡는다.

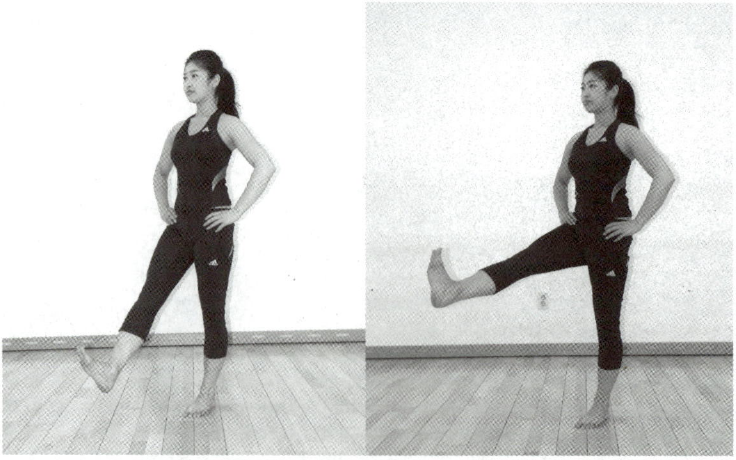

⑱ Side leg lift (사이드 레그 리프트)

한발을 지탱하고 반대 발을 옆으로 들고 복숭아 뼈가 위로 가도록 하며 발끝은 당기고 무릎은 편다. 엉덩이가 뒤로 빠지지 않으며 골반이 옆으로 빠지지 않도록 자세를 잡고 다리를 올렸다 내리기를 반복한다.

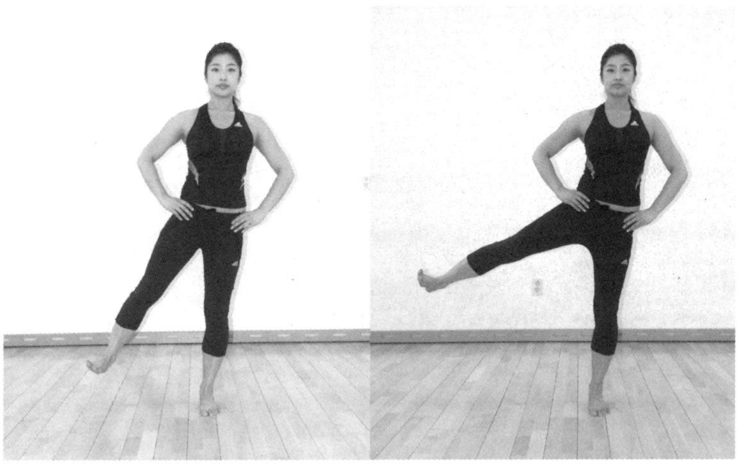

⑱ Seated knee up (시티드 니 업)

팔을 뒤로 짚고 앉아 손끝은 엉덩이를 향하고 중심 잡은 상태에서 다리를 접어 무릎을 번갈아서 가슴 앞으로 당겨 준다. 무릎은 90도를 유지 하고 뻗어 있는 다리는 무릎을 펴고 바닥에 닿지 않도록 하며 다리를 번갈아서 반복할 때 등이 너무 굽지 않도록 복부에 긴장을 풀지 않는다.

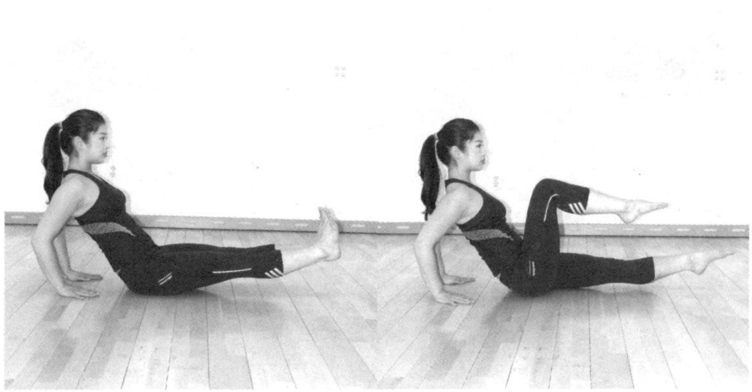

❀ Open-close (오픈 크로즈)

팔을 뒤로 짚고 손끝은 엉덩이를 향하며 앉아서 무릎을 피고 발끝은 당긴 상태에서 양발을 벌렸다 모은다. 양발을 벌렸을 때 발끝은 위를 향하도록 하며 다리가 바닥에 닿지 않고 무릎을 펴고 반복한다.

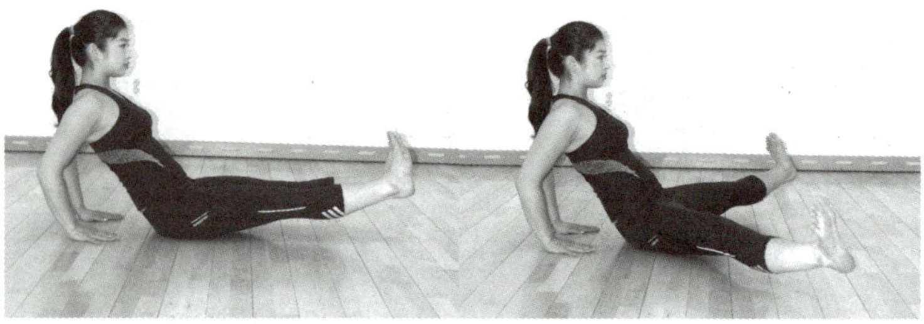

❀ Leg circle (레그 써클)

누운 상태에서 한쪽 다리를 들고 바깥쪽으로 돌려준다. 반대쪽 골반이 움직이지 않게 주의 하고 다리를 돌릴 때 무릎을 피고 돌려준다. 골반주변의 근육들이 사용되며 돌릴 때는 반대쪽 골반이 들리거나 흔들리지 않도록 주의한다. 유연성이 떨어지는 사람일 경우 한발은 무릎을 세우고 무릎을 접었다 펴면서 돌려주는 동작을 옵션으로 실행해도 무관하다.

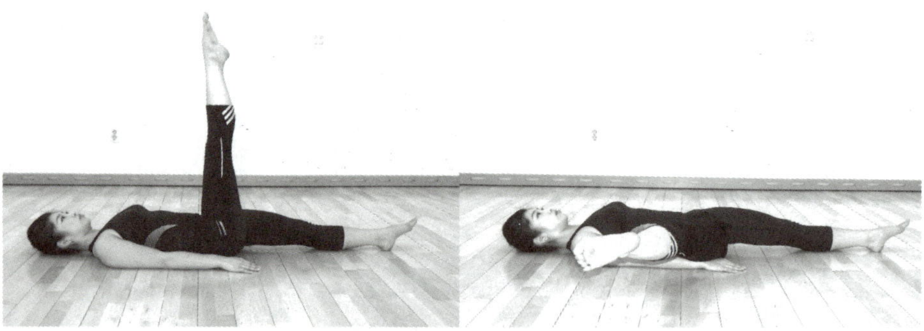

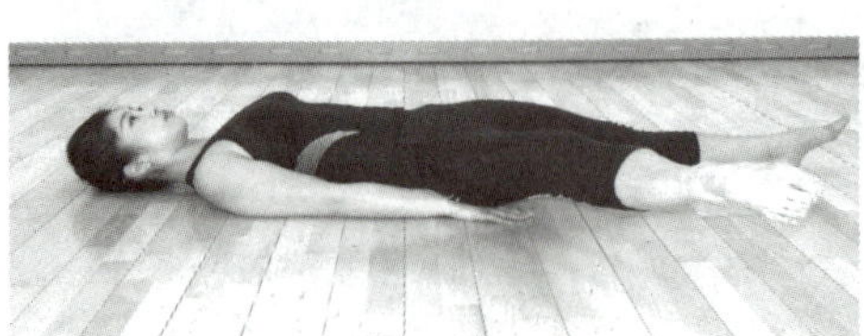

Abdominals

⊗ Crunch (크런치)

복부운동에 가장 기본이 되는 운동으로 필수로 알아야 할 운동이다. 양 무릎을 세우고 양손을 머리 뒤로 하며 상복부에 긴장을 하고 상체는 어깨정도 일으킨다. 시작 자세는 머리와 어깨가 바닥에서 살짝 뜬 상태이며, 상체는 허리가 바닥에서 뜰 정도로 너무 많이 일으키지 않는다.

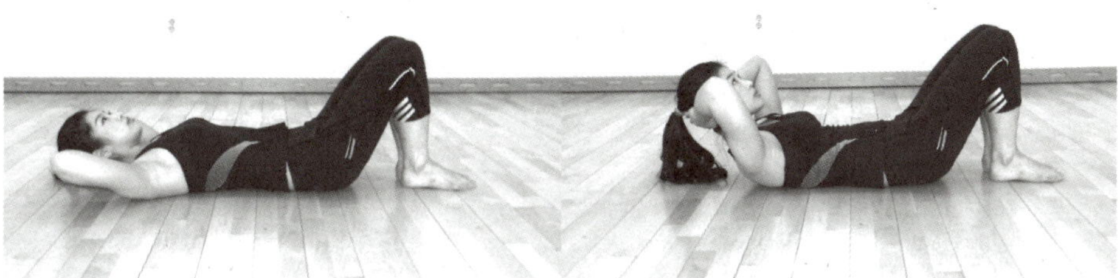

⊗ V-up (브이 업)

양팔은 머리 위로 뻗고 양발을 뻗어 눕는다. 이때 허리가 바닥에서 떨어지지 않도록 아랫배에 긴장을 하며 팔과 다리를 V자 모양으로 접었다 핀다. 동작을 진행할 때 상체는 45도 들어주고 다리는 90도 정도까지 들어줘도 무관하다.

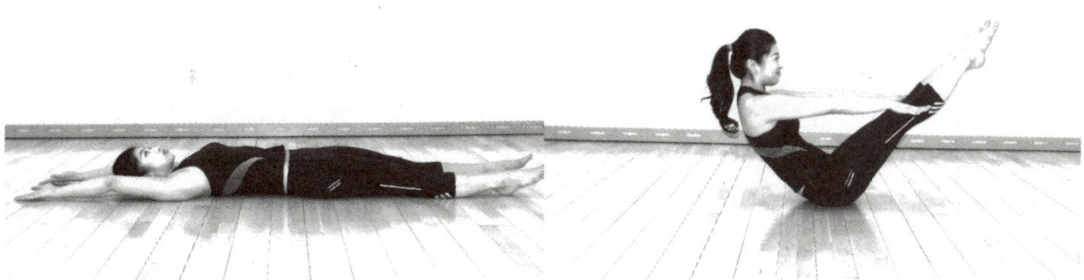

❀ Cycling (싸이클링)

바닥에 누운 상태에서 한발은 펴고 반대 발은 무릎을 접는다. 양발은 바닥에 닿지 않은 상태에서 다리를 피고 접으면서 상체와 함께 교차진행 한다. 손 머리하고 상체와 하체를 크로스 하면서 자전거 타듯이 동작을 반복하고, 동작 실행 중 머리와 어깨, 다리가 바닥에 닿지 않도록 주의한다.

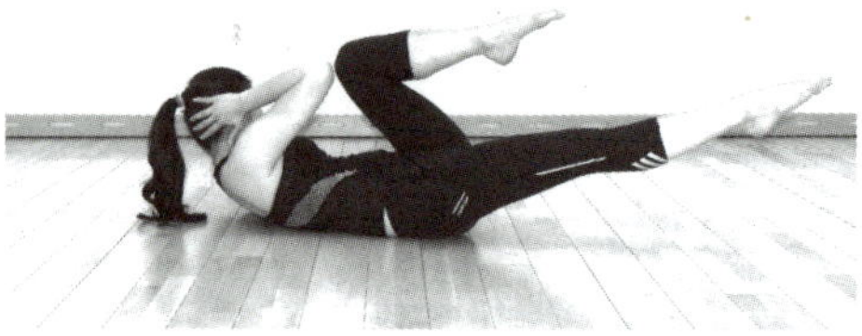

Push up / Hips

❀ Push up (푸쉬 업)

팔을 어깨보다 넓게 하고 무릎을 구부리거나 펴서 엎드려 몸 전체가 사선 일직선이 되도록 자세를 잡는다. 복부, 허리, 엉덩이에 긴장을 하며 팔을 구부리며 가슴이 바닥에 닿을 정도로 내려갔다 올라오기를 반복한다. 허리가 내려가거나 팔을 구부리지 못해 머리가 아래로 내려가지 않도록 주의 한다.

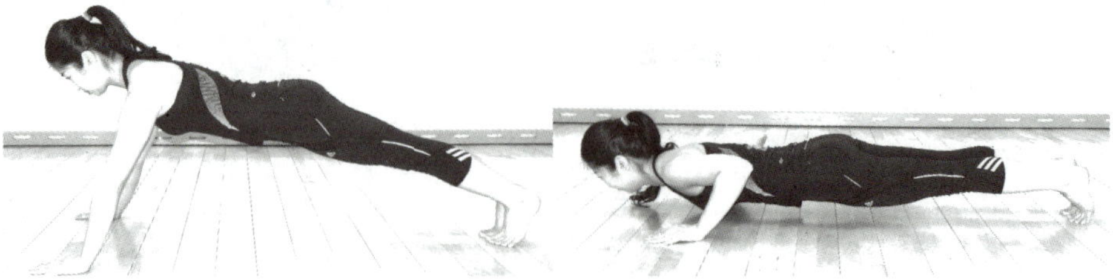

⊛ Hip side raise (힙 사이드 레이즈)

양손과 무릎을 짚고 엎드린 상태에서 한발을 무릎을 접어 옆으로 들어 준다.

무릎각도 90도 유지하며 hip에 집중 할 수 있도록 한다. 다리를 들었을 때 골반이 옆으로 빠지지 않도록 하고, 허리가 내려가지 않도록 주의한다.

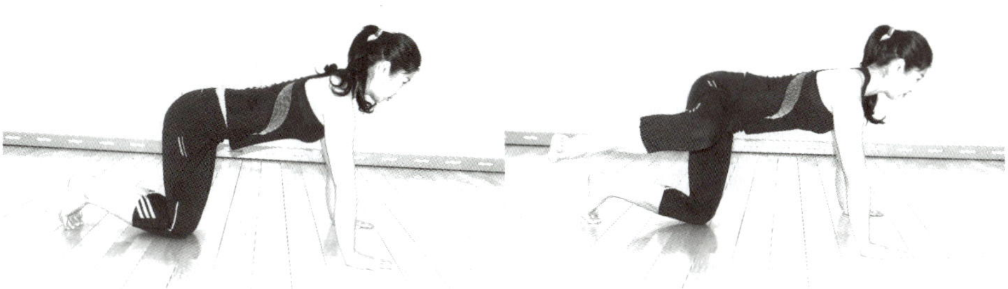

⊛ Bent knee back up (벤트 니 백 업)

양손과 무릎을 짚고 엎드린 상태에서 한발을 무릎을 뒤로 접어 발끝은 위쪽을 향한다. 무릎각도 90도 유지하며 다리를 위로 들었다 내리기를 반복한다. 발목을 접지 않도록 하며 허리가 내려가지 않도록 한다.

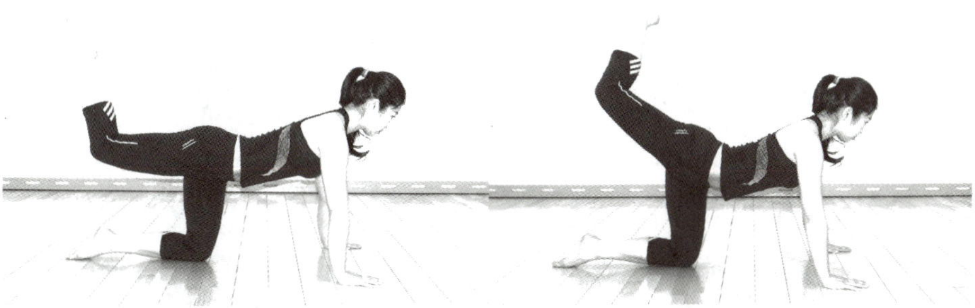

ꕥ Side kick (사이드 킥)

엎드린 상태에서 한쪽무릎과 발목을 편다. 다리를 옆으로 들어 주고 골반이 옆으로 빠지지 않도록 하며, 허리가 내려가지 않도록 하고 다리가 바닥에 닿지 않도록 주의한다.

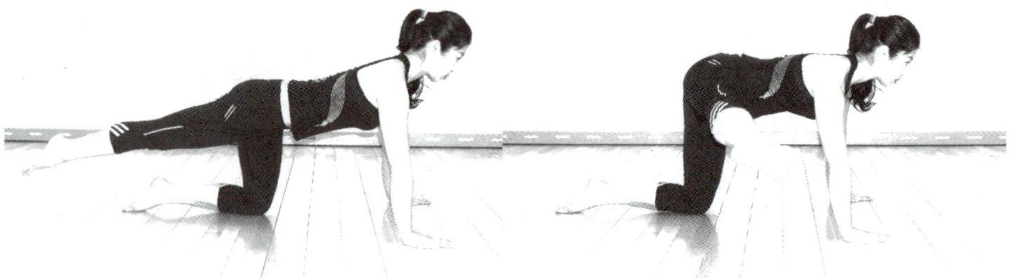

ꕥ Balance (밸런스)

엎드린 상태에서 한쪽 무릎은 피고 다리를 뒤로 뻗어주고 반대 팔을 어깨 높이 까지 앞으로 뻗어주고 정지한다. 이 때 중심이 흔들리지 않도록 복부, 허리에 긴장을 하며 밸런스를 유지한다.

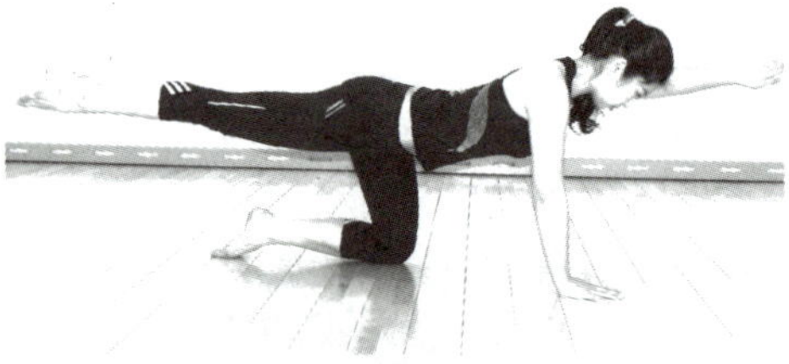

ꕥ Hover (후버)

팔꿈치를 삼각형으로 구부리고 양팔을 모으고 바닥에 무릎을 펴고 양발을 모은 상태에서 엎드린다. 이때 복부, 엉덩이, 허리에 힘을 주고 몸을 일직선을 만든 상태에서 정지 한다.

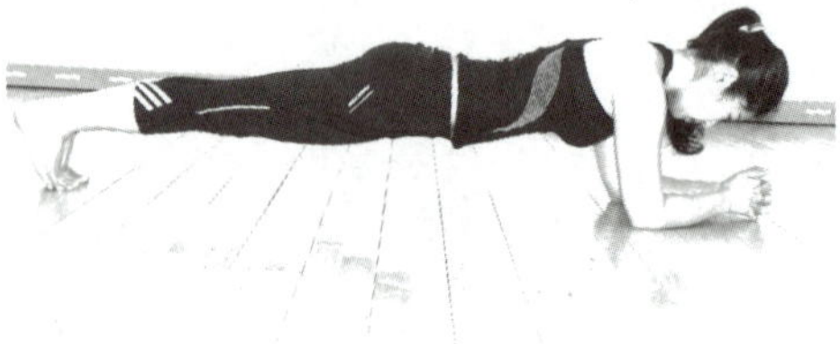

Back

❀ Goodmorning (굿모닝)

선 자세에서 손은 머리 뒤로 하고 상체를 천천히 앞으로 90도 숙였다가 다시 일어선다.

상체를 숙일 때 척추, 허리가 굽지 않도록 하며 일어날 때는 머리부터 허리를 펴며 일어선다.

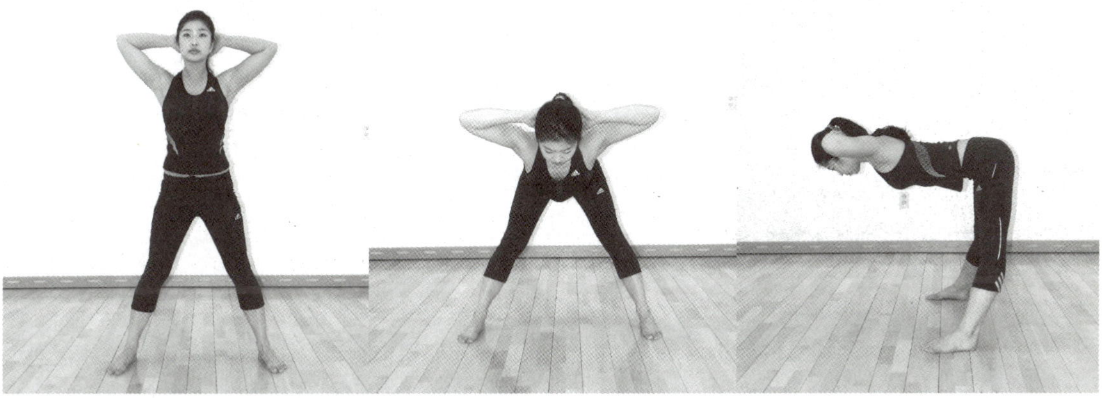

❀ Standing backup (스탠딩 백업)

상체를 90도로 숙인 상태에서 한발을 무릎을 펴고 허리와 일직선이 되도록 들고 밸런스 동작을 유지한다. 양 팔을 앞으로 뻗어서 들고 있는 다리와 팔을 동시에 올렸다가 내리기를 반복한다. 이 때 팔이 어깨 밑으로 떨어지지 않도록 하고 척추와 허리가 굽어 지지 않고, 들고 있는 다리 또한 내릴 때 바닥에 닿지 않도록 주의한다.

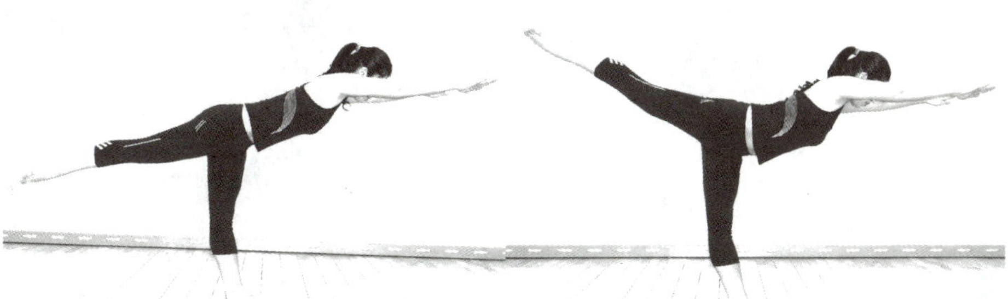

❀ Superman (슈퍼맨)

엎드린 상태에서 양 팔과 다리를 동시에 들었다가 내린다. 양팔과 다리를 들었을 때 몸을 아치형을 만들고 내릴 때 바닥에 닿지 않도록 하며 허리에 긴장을 풀지 않는다.

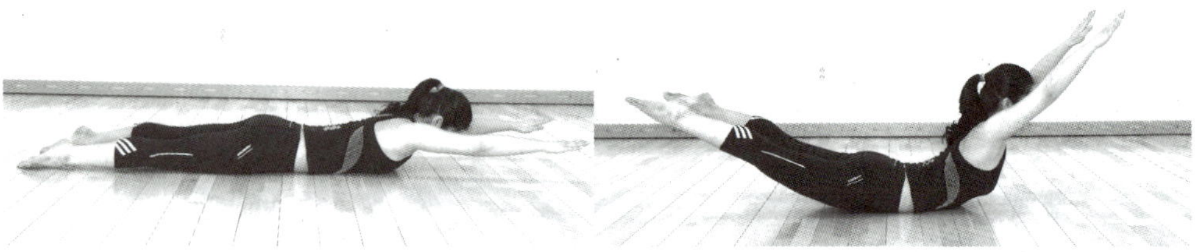

Leg / Lunge

❀ Lunge (런지)

한 다리를 앞으로 딛고 무릎을 살짝 구부리고 뒤 발은 무릎을 펴고 발뒤꿈치를 든 상태에서 무릎을 구부려 앉았다 일어나는 동작을 반복한다. 양 무릎의 각도는 90도를 유지하고 무릎이 발끝보다 앞으로 나가지 않도록 하며, 상체가 앞으로 많이 숙여지지 않도록 주의한다.

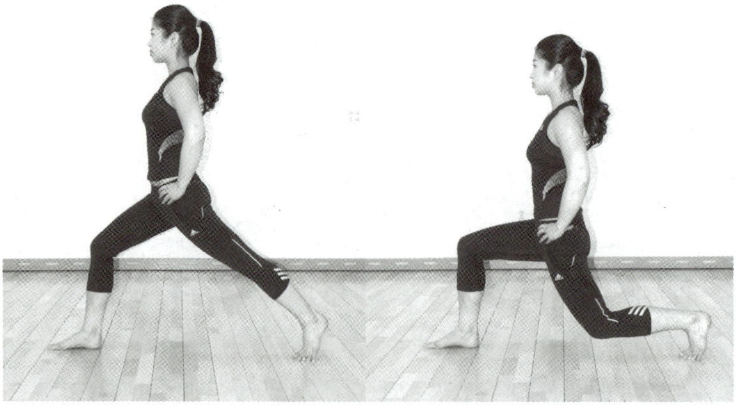

Abdominals

❀ Oblique crunch (오블리끄 크런치)

누운 상태에서 양팔을 앞으로 뻗고 머리와 어깨가 뜬 상태에서 준비한다. 상체를 일으키며 동작이 진행될 때 다리가 들리지 않도록 주의 하고 상체를 옆으로 움직일 때 몸을 움직여서 틀어주어야 복부의 긴장이 제대로 유지 될 수 있다. 어깨만 들어도 운동이 되기 때문에 과한동작이 진행되지 않게 한다.

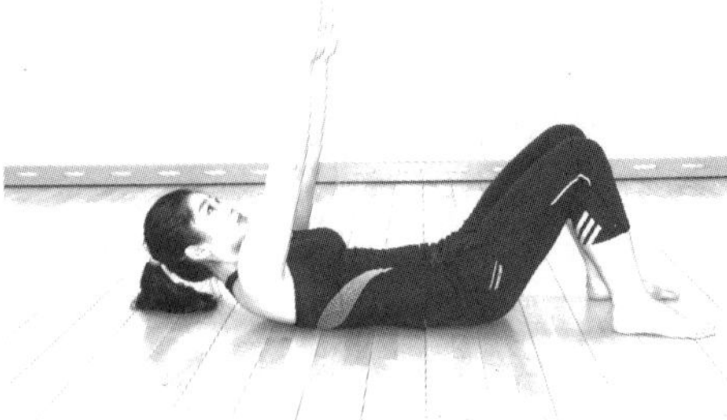

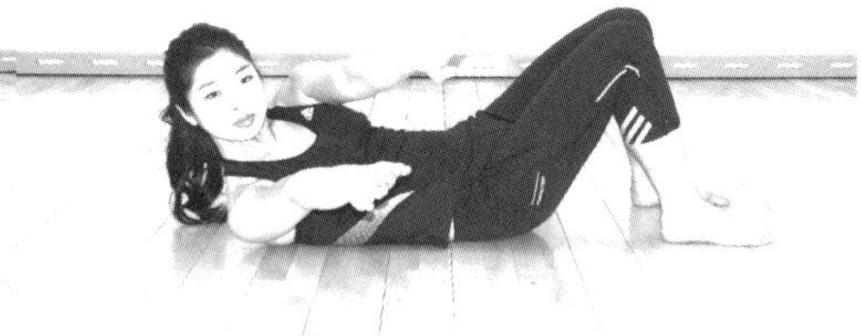

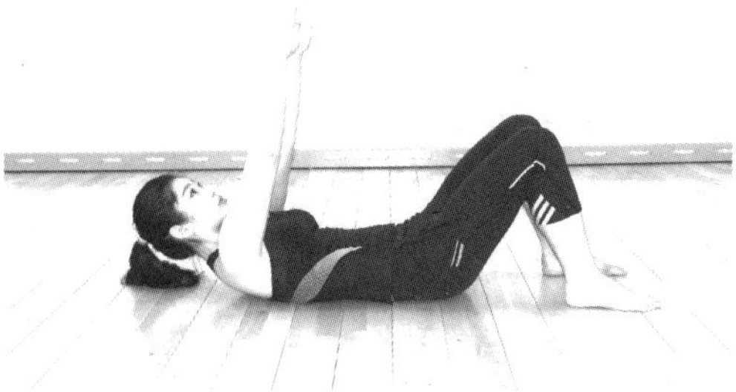

❀ Leg raise (레그 레이즈)

누워서 양손은 바닥을 짚고 양발을 무릎을 펴고 90도로 들어 올린다. 이 때 누운 자세에서 허리가 바닥에서 뜨지 않게 하복부에 긴장을 하며 다리를 내렸다 올리기를 반복한다.

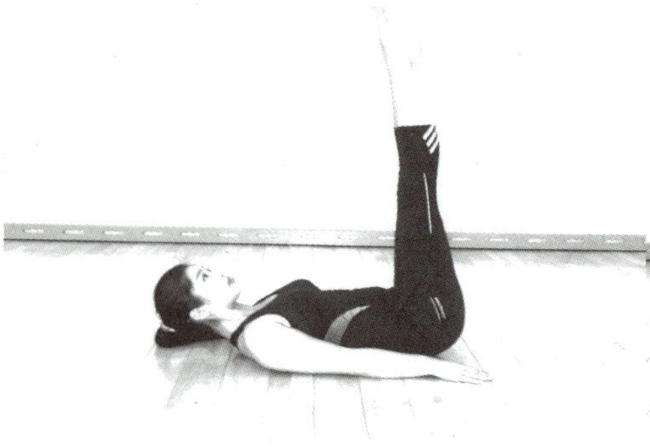
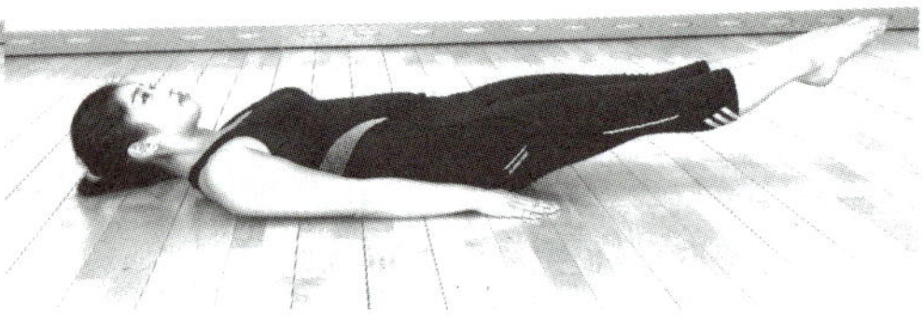

❀ Side crunch (사이드 크런치)

양 무릎을 옆으로 돌려서 바닥에 닿게 하고 손을 머리 뒤로 하고 상체를 들어 준다. 상체가 옆으로 너무 틀어 지지 않도록 주의하며 어깨가 바닥에서 떨어지도록 상체를 일으킨다. 무릎을 오른쪽과 왼쪽으로 번갈아 눕히며 실행하도록 한다.

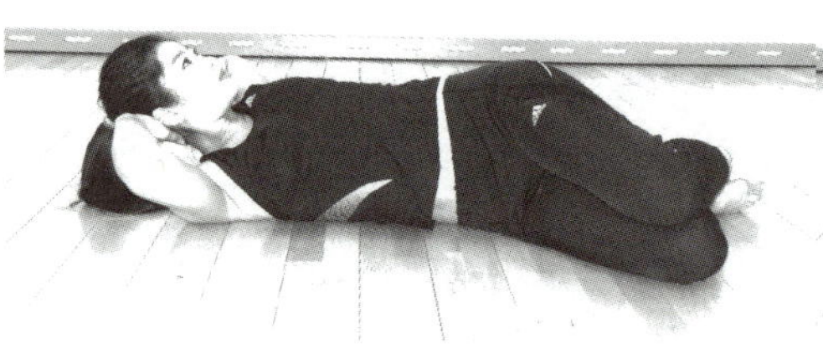
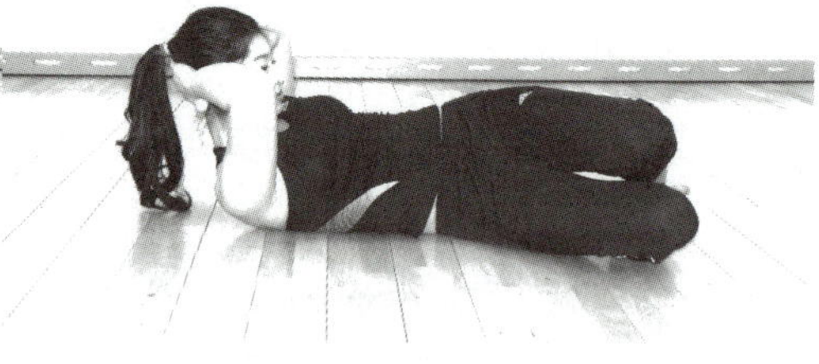

Hips

❀ Hip up side (힙 업 사이드)

바닥에 누워 양손은 바닥을 짚고 엉덩이를 들어 올린다. 엉덩이에 긴장을 하고 한쪽 다리를 무릎을 펴고 들었다가 다리를 옆으로 벌리는 자세를 반복한다. 이 때 다리를 움직이는 동안 엉덩이가 아래로 내려가 바닥에 닿지 않도록 복부, 엉덩이, 허리에 긴장을 한다.

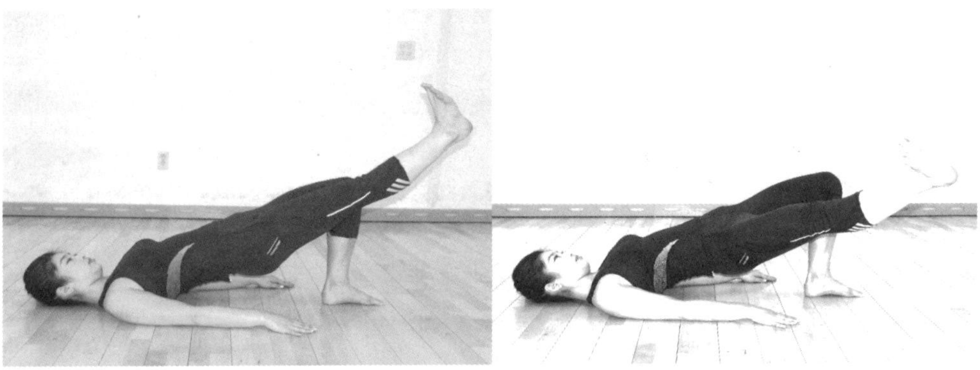

❀ Lying on side leg raise (라잉 온 사이드 헤그 레이즈)

팔꿈치를 대고 옆으로 누워서 다리를 접고 골반을 바닥에서 들어준다. 한 발은 무릎을 펴고 옆으로 다리를 뻗고 발끝은 당기며 돌아가지 않도록 주의한다. 골반을 든 상태에서 다리를 옆으로 들었다 내리기를 반복하고 이 때 엉덩이가 뒤로 빠지지 않도록 주의한다.

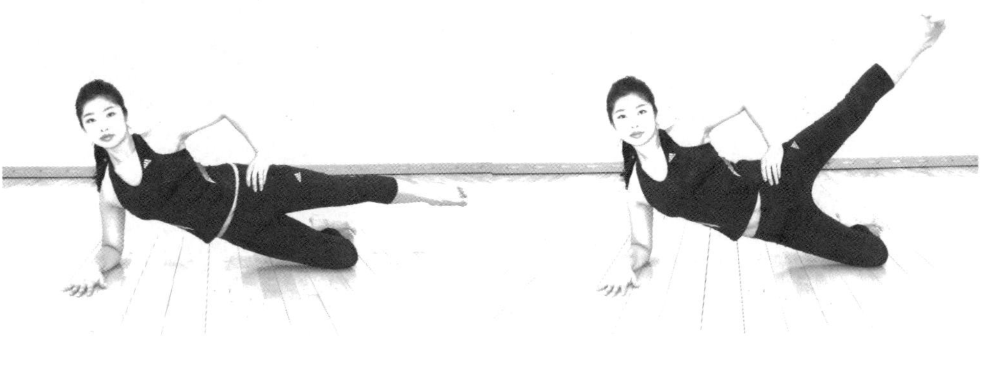

֍ Back up (백 업)

양 팔꿈치를 대고 엎드려서 양 무릎을 펴고 다리를 들어준다. 엉덩이, 허리, 허벅지에 긴장을 하며 다리를 올렸다 내리고 다리를 내릴 때 바닥에 닿지 않도록 주의 한다.

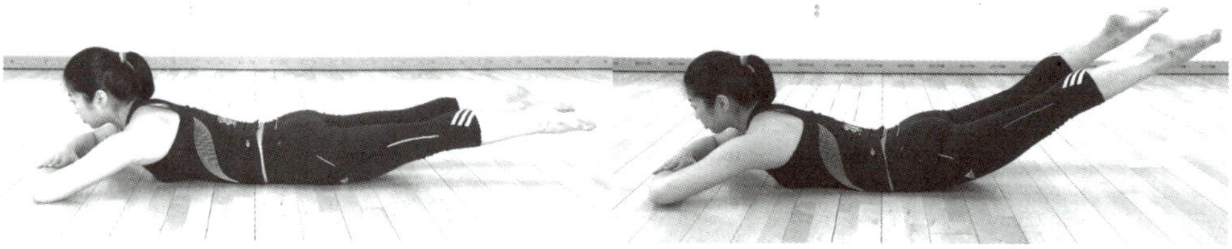

֍ Transition to locust pose (트렌지션 투 로커스트 포즈)

엎드린 자세에서 양팔은 허벅지 안으로 위치하며 양 발을 들어 메뚜기 자세로 정지한다.

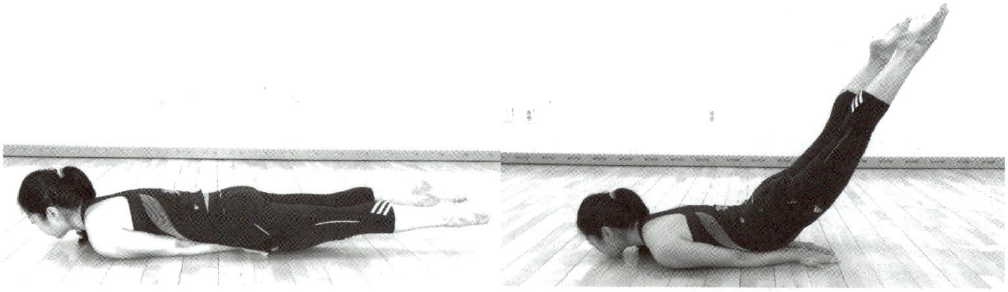

3) Step Exercise (스텝 엑서사이즈)

(1) Step Exercise (스텝 엑서사이즈) 유래

재활의사들이 부상 후 회복기에 있는 환자들에게 계단을 오르내리는 운동을 시켰는데 그 효과가 상당한 것에 힌트를 얻어 재활을 목적으로 고안된 기구 에어로빅스로 1980년 이후부터 계속적인 연구를 통해 추진, 발전되어온 유산소 운동이다. 1986년에 백스텝(back Step)으로 자신의 무릎 상처를 치료한 피트니스 강사 진 밀러(Gin Miller)는 스텝 에어로빅과 심혈관계의 상관관계를 다각적으로 연구하여 1989년에 '스텝'과 '에어로빅'을 접목시켜 프로그램으로 탄생되었다.

운동의 목표는 스피드 · 균형 · 조화 · 지구력 및 신진대사의 촉진, 심폐기능의 향상으로 달리기 대신 할 수 있는 종아리와 허벅지에 특히 좋은 운동으로, 상체를 함께 움직일 때는 상체운동도 되고 심장기능에 좋은 역할을 한다. 스텝운동을 시작하기 전에 스텝을 밟는 자세부터 알아야 한다. 올바른 자세는 올바른 운동효과를 나타내기 때문이다. 먼저 가벼운 스텝을 몇 주 실시한 뒤 운동의 강도를 높여야 한다.

(2) Step Exercise (스텝 엑서사이즈) 개요

박스라는 기구를 이용하여 제한된 공간속에서도 다양한 움직임을 연출하면서 색다른 에어로빅스의 묘미를 느낄 수 있도록 구성된 스텝 엑서사이즈(Step exercise)는 경쾌하고 역동적인 리듬에 맞추어 흥미는 물론 운동적 측면을 부각시켜 초보자도 쉽게 적응할 수 있으며 활동적이고 역동적인 동작들의 실행을 통해 신체적 부담감을 최소화하고 즐거움을 느끼며 단기간 내 운동적 효과를 극대화할 수 있는 프로그램이다.

(3) Step Exercise (스텝 엑서사이즈) 효과

① 저충격, 고강도의 운동으로 심장에 무리를 주지 않으면서 지속적으로 자극을 주어 심근을 튼튼히 하고 심박출량을 증대시켜 전신의 혈액순환을 원활히 할 수 있다.

② 스텝이라는 기구를 이용하여 한정된 공간속에서 개인별 움직임이 이뤄질 수 있기에 자신의 능력에 맞춰 스스로 강도조절을 하며 참여할 수 있다.

③ 박스라는 높이를 갖고 운동이 진행되기에 다른 어떤 프로그램보다도 하체 집

중 관리가 용이한데 평지를 걷고 뛰는 것 보다 대퇴, 장골의 가동범위가 커져 하체의 주요근육을 더욱 세밀히 다듬어 강화할 수 있다.

④ 상, 하의 움직임(위, 아래-높이)은 기본적으로 하복부의 힘과 종아리 근육의 힘이 필요하게 되는데 음악의 속도에 맞춰 움직이기 위해서는 하복부와 다리의 지방연소를 통한 에너지 소비가 이루어지며 결과적으로 매끈하고 군살 없는 하체관리는 쉬워지게 된다.

⑤ 에너지 소비량이 높고 많은 양의 땀을 통해 노폐물 배출이 용이해진다.

(4) Step Exercise (스텝 엑서사이즈)의 주의사항

① 회원의 운동수준에 따라 박스의 높이를 조절한다.

② 박스를 밟을 때 호흡을 위로 끌어올려 체중이 아래로 실리지 않도록 한다.

③ 무릎관절이 좋지 않을 경우 박스 없이 바닥에서 동작을 해도 운동효과를 가질 수 있다.

④ 다소 Step 움직임이 다양하여 따라 하기 어려울 경우 제자리에서 멈추지 말고 기본 동작을 반복하면서 강도유지를 할 수 있도록 한다.

⑤ 박스 위에 발바닥 전체가 닿도록 하고 바닥보다 더욱 활기차게 움직이도록 한다.

(5) Step Exercise (스텝 엑서사이즈)의 실제

① 스텝 엑서사이즈 기본 스텝 동작 (Step exercise basic leg moves)

스텝 엑서사이즈(Step exercise)의 안무를 이해하고 구성 동작을 쉽게 따라 하기 위해선 반드시 기본적인 움직임을 사전에 익히고 그 내용을 기초로 한 안무를 구성하도록 해야 한다.

스텝 엑서사이즈(Step exercise)의 기초 움직임은 박스를 오르내리며 할 수 있는 단순하고 에어로빅스에 기초한 움직임으로 구성되어 있다. 그 움직임을 살펴보면 정면, 옆, 뒤, 회전 등이 대표적이며 박스를 중심으로 다양한 동선이 연출될 수 있고 무엇보다 강조되는 스텝 엑서사이즈(Step exercise)의 기초 움직임은 상, 하의 움직임이다. 즉, 박스라는 높이를 갖고 진행되는 프로그램이기 때문에 항상 높이를 인식하고 기본적인 이동을 이해하는 것이 바람직하다. 음악적 리듬에 귀를 기울이고 무릎을 자연스럽게 굴신하며 모든 동작의 연결이 자연스럽게 이루어지도록 유의한다.

❀ Basic Step (베이직 스텝)

정면으로 진행되는 움직임이다. 제자리에서 걷는 동작을 박스를 오르내리며 자연스럽게 음악의 리듬을 타면서 움직이는 것으로 일정한 보폭을 유지하며 두 발이 박스 지면에 정확히 닿도록 경쾌하게 진행한다.

정확히 발을 박스위에 올리지 못하고 박스 끝에 걸쳐지거나 발뒤꿈치를 계속 올린 상태로 진행하게 되면 불필요한 종아리, 발목 근육의 힘을 사용하게 되며 이는 상해를 입을 수 있는 상태가 된다. 반드시 안정적인 발의 움직임이 이루어지도록 주의하며 무릎의 높이에 신경을 쓰도록 한다.

- Moves R → L → R → L
- Count 4

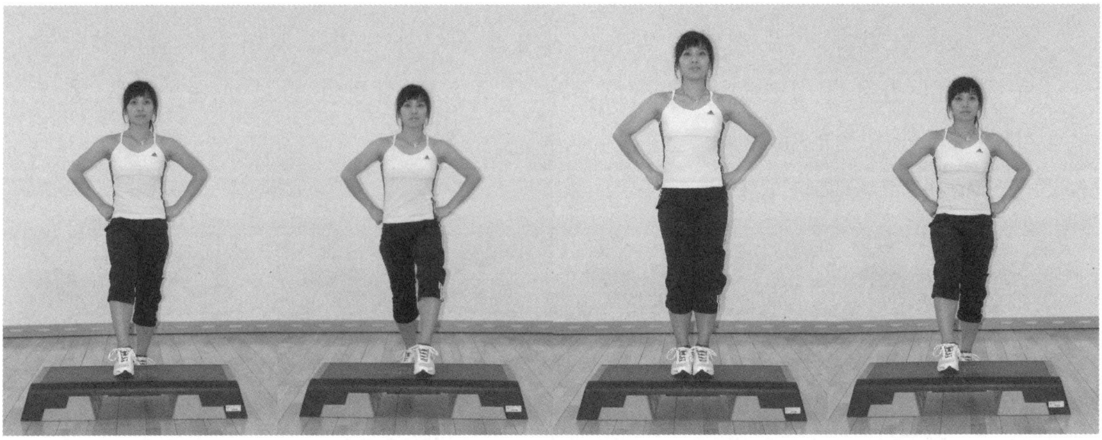

❀ Coner basic Step (코너 베이직 스텝)

박스의 코너를 밟고 제자리 돌아오는 동작이다. 반드시 박스를 정확히 밟고 따라가는 발은 가볍게 박스를 터치하고 제자리 돌아와 오른쪽, 왼쪽을 번갈아 진행한다.(coner basic step은 휴지기 동작으로 주로 실시한다.)

- Moves L → R →R → L / R → L → L → R
- Count 8

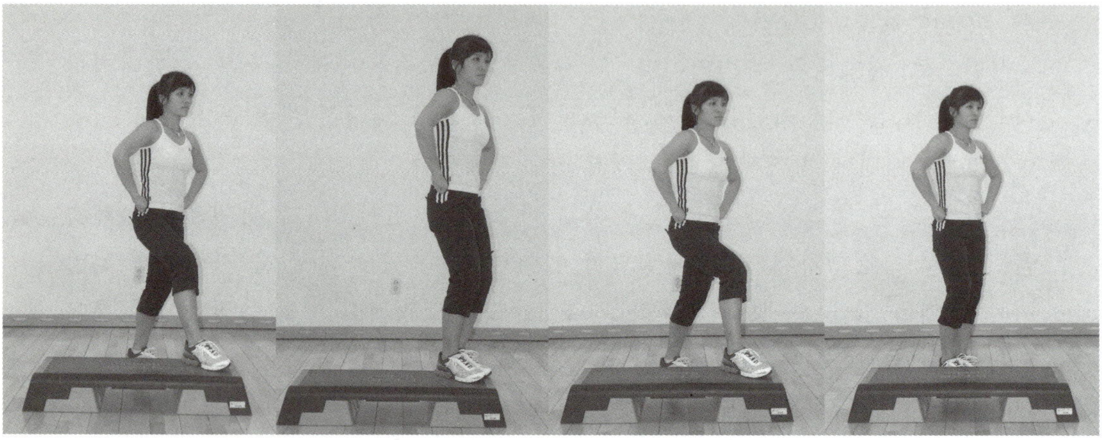

❀ V-step (브이 스텝)

정면을 향해 박스를 오르내리는 동작으로 양발을 V 자를 그리며 움직인다. 박스의 코너를 밟아 V 자 형태로 벌리고 제자리 돌아와 양발을 모아주는 움직임으로 골반의 위치가 정면을 곧장 향하도록 해야 하며 상체의 중심이 뒤쪽으로 향하지 않도록 주의한다.

- Moves R → L → R → L
- Count 4

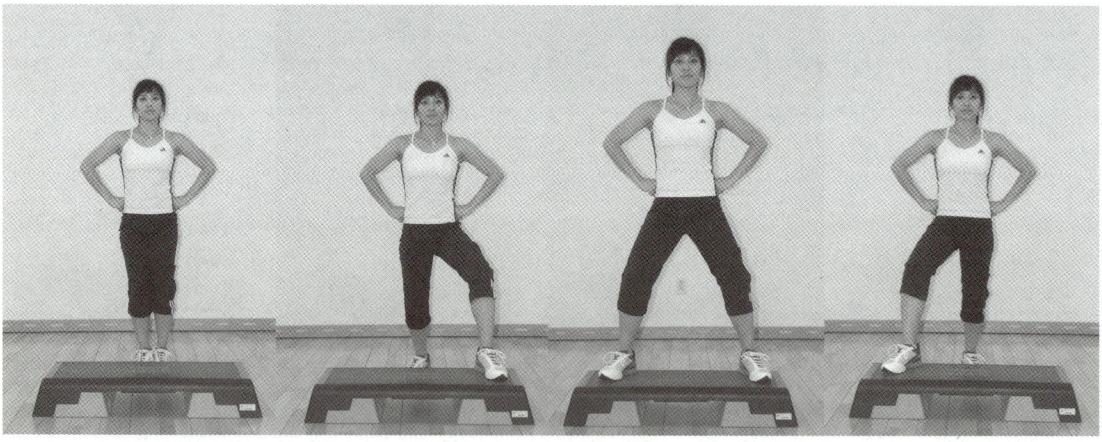

❀ L-step (엘 스텝)

정면을 보고 박스의 코너를 밟고 옆으로 이동했다 제자리 돌아오는 동작으로 브이스텝(V-step)을 옆으로 진행한다는 개념으로 이해하면 된다. 옆으로 이동할 때 필요이상으로 신체중심을 옆으로 이동시키지 말고 자연스러운 움직임을 연출하도록 해야 한다.

- Moves L → R →L → R
- Count 4

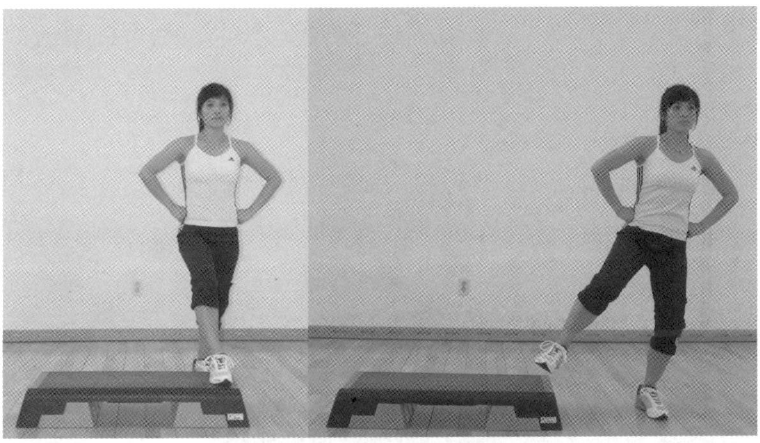

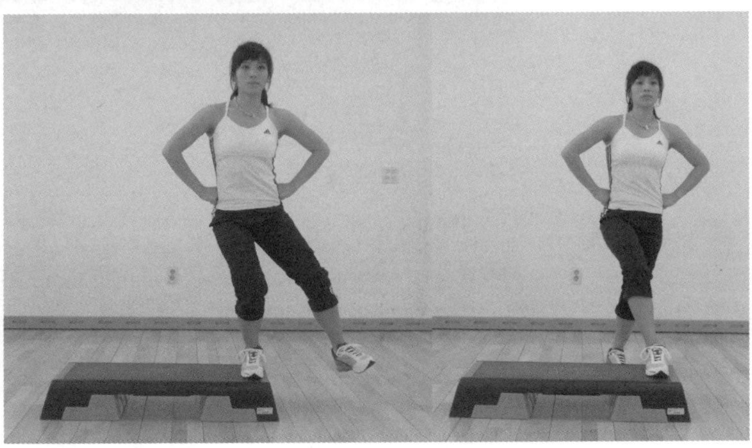

❀ Side touch (사이드 터치)

L-step은 걷기에 기초하여 계속 발을 바꿔가며 옆으로 움직였다 제자리 돌아오는 동작이었다면 옆 터치는 박스의 코너를 밟고 반대 발을 박스 옆면을 터치하여 제자리 돌아오는 동작이다. 터치라는 개념은 반드시 터치된 발을 다시 움직여 이동한다는 것을 꼭 인지하도록 한다.

- Moves L → R → R → L
- Count 4

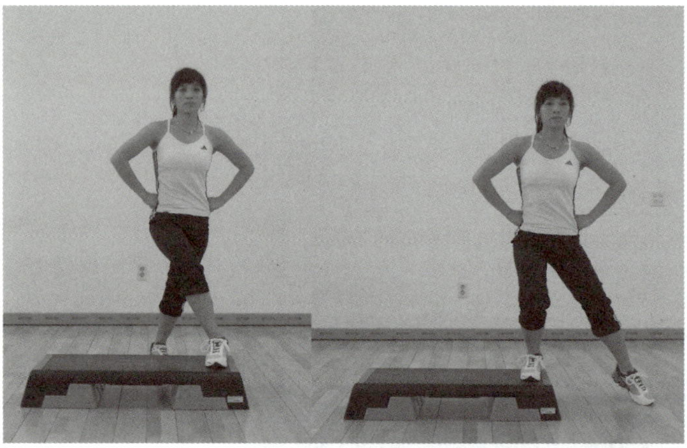

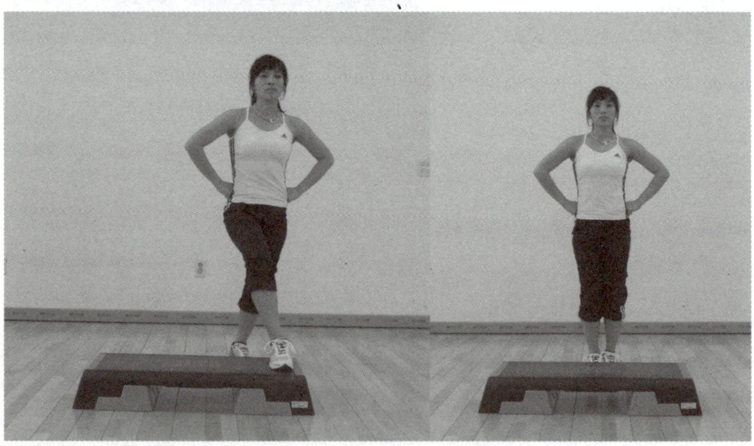

⚙ Kne p (니 업)

정면 혹은 coner로 진행할 수 있는데 대부분 코너동작을 주로 실시한다. 박스 코너를 밟고 니 업(knee up)을 하는데 허리 높이 정도로 들어 올렸다 제자리 돌아오는 동작으로 무리하게 높이를 줄 필요는 없다. 또한 무게 중심을 약간 앞쪽으로 쏠리게 하여 허리와 무릎에 부담을 최소화하여 즐거운 리듬 속에 자연스런 움직임을 연출하도록 한다.

- Moves R → L →L → R / L → R → R → L
- Count 8

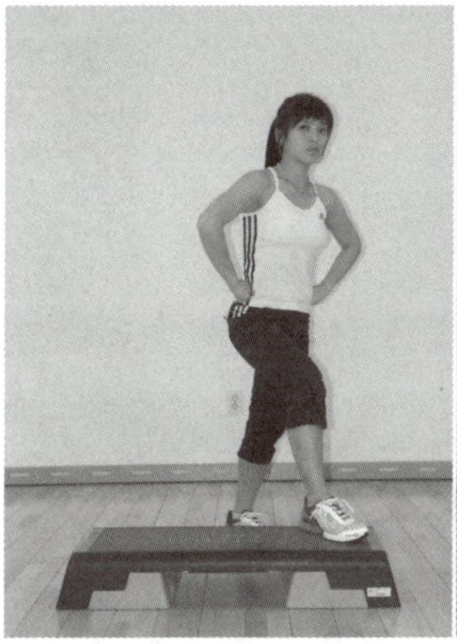
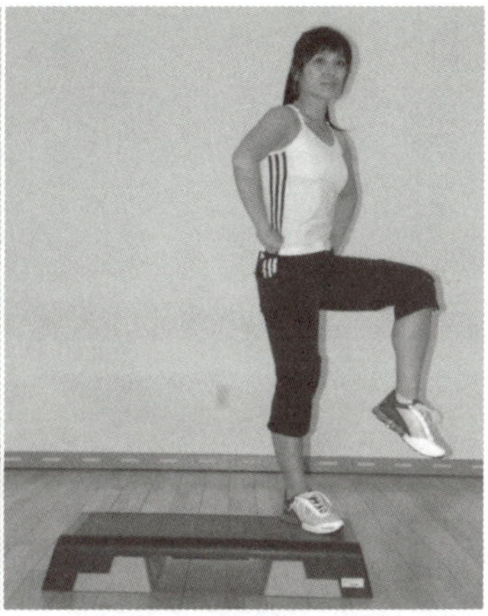
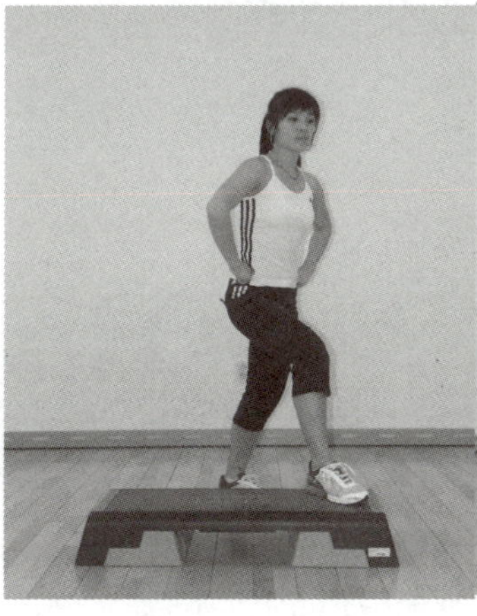
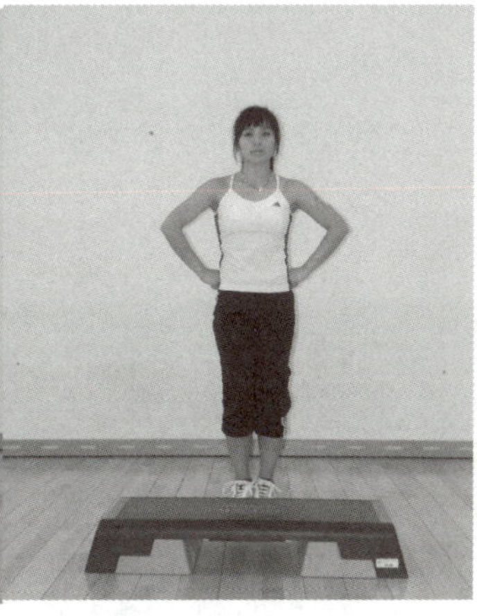

⚙ Leg curl (레그 컬)

니 업(knee up)과 동일하게 진행되는 움직임으로 니 업(knee up)은 무릎을 앞으로 들어 올리지만 레그 컬(leg curl)은 무릎을 접어 발뒤꿈치가 엉덩이를 가볍게 터치하고 제자리 돌아오는 동작이다. 니 업(knee up)과 마찬가지로 신체무게중심을 앞쪽으로 하고 접는 무릎의 위치가 변하지 않도록 하는 것이 중요한 부분이다.

- Moves R → L →L → R / L → R → R → L
- Count 8

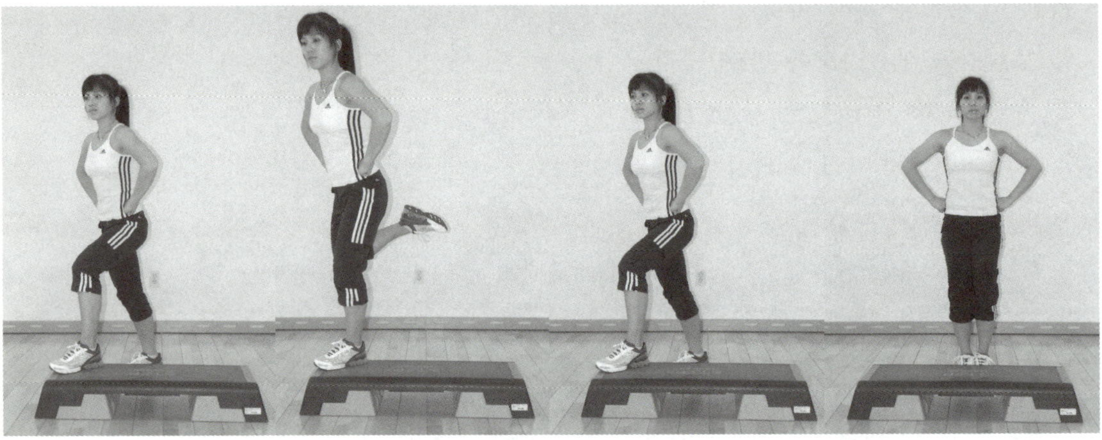

⊛ Lunge (런지)

스텝 엑서사이즈에서 런지(Lunge)는 주로 뒤의 움직임으로 실시된다. 박스에 올라 한발씩 뒤로 뻗어 발바닥이 지면에 닿도록 하는데 이 때 머리에서 발끝까지 사선의 방향을 유지하도록 하며 발을 번갈아가며 진행한 후 제자리 돌아오는 동작이다.

- Moves L → R → L → R
- Count 4

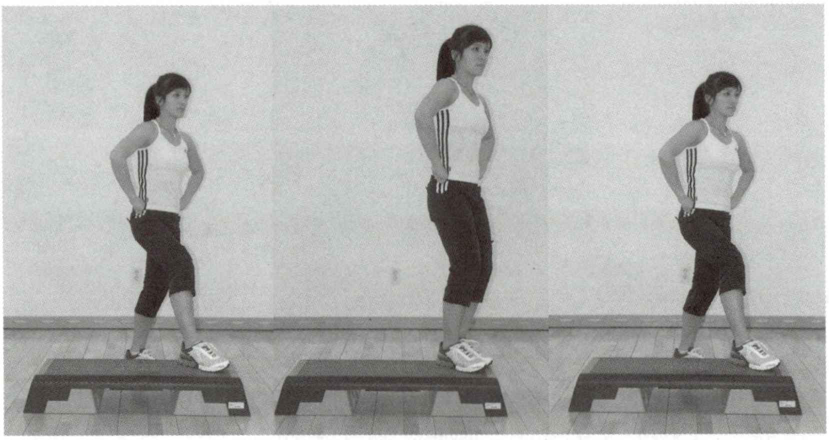

❀ Folk step (폭 스텝)

양발을 박스 위로 교차되게 진행하는 동작으로 처음에는 두발을 모두 박스에서 교차하여 진행한다. 점프하면서 박스에 올라 옆으로 다리를 들어 감아서 내려오도록 한다. 폭 스텝(folk step)은 가장 많이 사용하는 동작으로 약간은 어렵게 느낄 수 있으나 안무 연결에서 아주 유용하게 사용되며 음악적 리듬을 가장 많이 살릴 수 있는 동작이다.

- Moves L → R → L → R
- Count 4

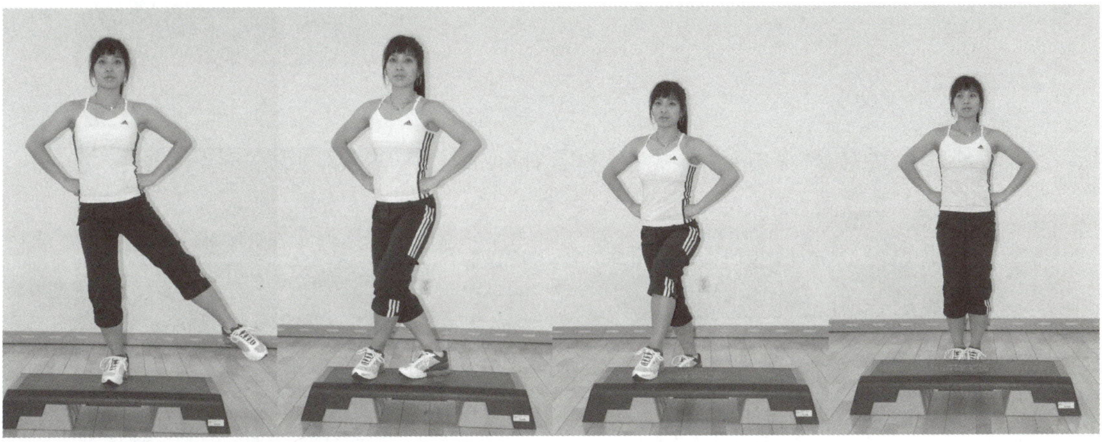

❀ Kick (킥)

킥(kick)의 움직임은 차는 동작을 말한다. 그 방향은 정면, 옆, 뒤 등이 있고 차는 다리의 모양은 곧게 편다는 것을 인지해야 한다. 즉, 무릎, 발끝의 정렬상태를 곧게 하고 골반의 가동범위를 느끼며 차올리는 방향을 감지하도록 한다.

정면 : 코너를 밟고 한쪽 다리를 뻗어 앞으로 차올리는 동작으로 높이를 허리 이상으로 하지 않는 것을 주의한다. 박스라는 높이를 오르기 때문에 무리한 가동범위는 허리부상을 유발할 수 있기 때문이다.

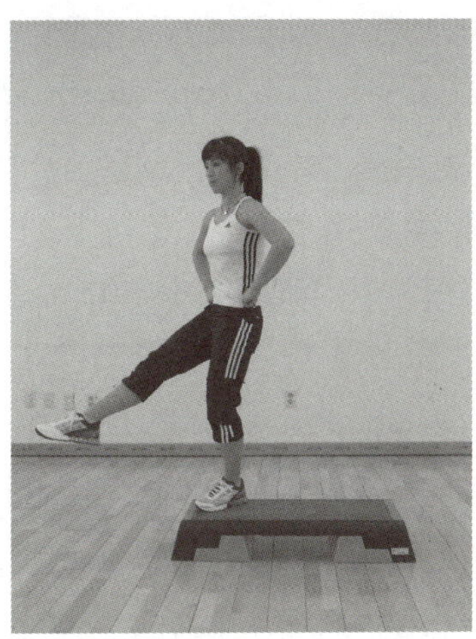

뒤 : 정면 동작을 반대로 실시하는 것으로 다리를 곧게 뒤로 차올리는데 허리와 hip아래쪽의 자극을 느끼며 실시하도록 한다. 반드시 상체를 곧게 들고 진행하며 뒤로 차올리는 다리는 무릎을 펴도록 주의한다.

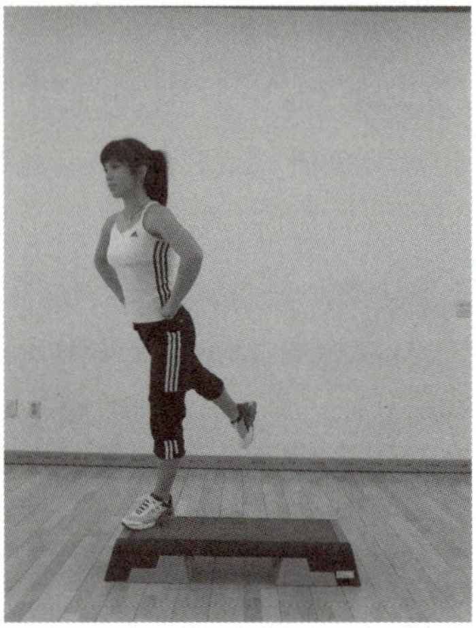

옆 : 신체의 방향을 정면을 향해 골반의 위치가 변하지 않도록 주의하며 다리를 옆으로 들어 올린다. 높이는 허리 아래로 하고 어깨와 골반을 나란히 하도록 한다.

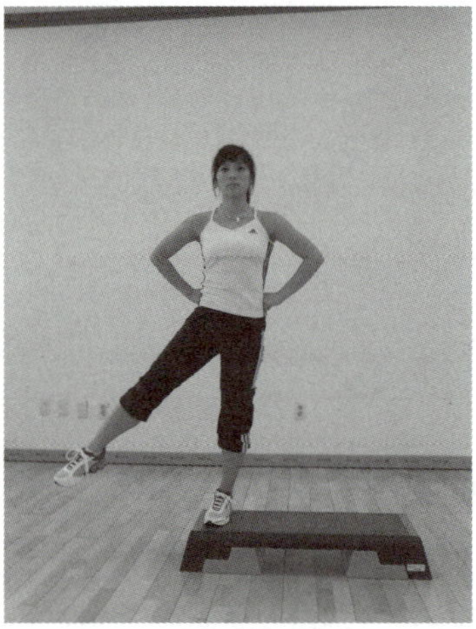

❀ Over the top (오버 더 탑)

박스를 놓고 건너갔다 돌아오는 동작으로 신체의 면을 측면으로 움직이는 것을 말한다.

베이직 스텝(basic step)을 옆으로 실시하며 박스를 건너가는 것으로 이해할 수 있는데 좀 더 쉽게 건너가기 위해 점프를 이용하여 진행하도록 한다.

- Moves L → R → L → R →/ R → L → R → R
- Count 8

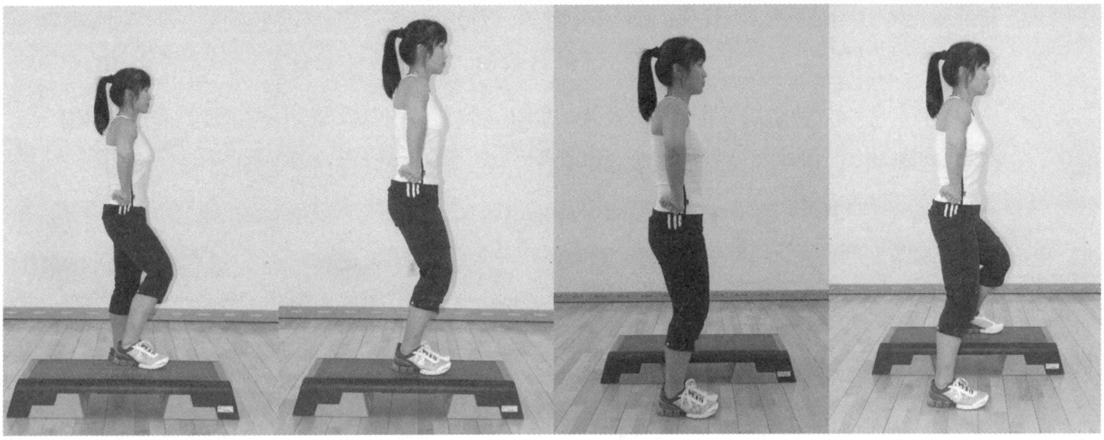

❁ Across the top (어크로스 더 탑)

오버 더 탑(over the top)은 박스의 폭을 이용하여 건너가는 동작이었다면 어크로스 더 탑(across the top)은 박스의 길이를 이용하여 옆에서 옆으로 이동하는 동작이다.

신체 면을 정면으로 하여 박스 옆면에서 반대쪽으로 이동하는데 길이가 있기에 반드시 점프를 이용하여 진행하는 것이 용이하다.

- Moves L → R → L → R
- Count 4

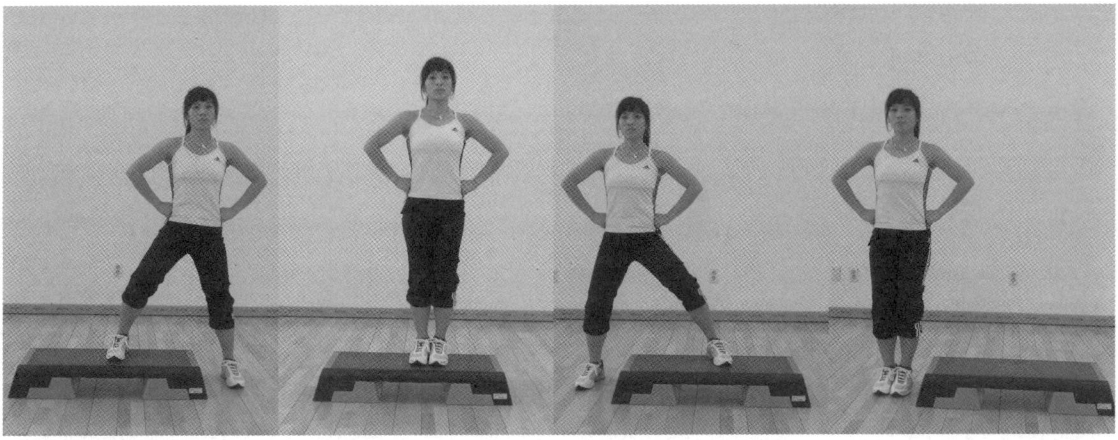

❀ Reverse turn = Full turn (리버스 턴)

베이직 스텝(basic step)을 360도 회전하여 제자리 돌아오는 동작이다. 박스를 오르면서 신체 방향을 바닥에 있는 발의 어깨 쪽으로 틀어 박스에 올라서면서 뒤쪽을 향하고 내려오면서 방향을 정면으로 틀어 회전하는 동작이다.

- Moves L → R → L → R
- Count 4

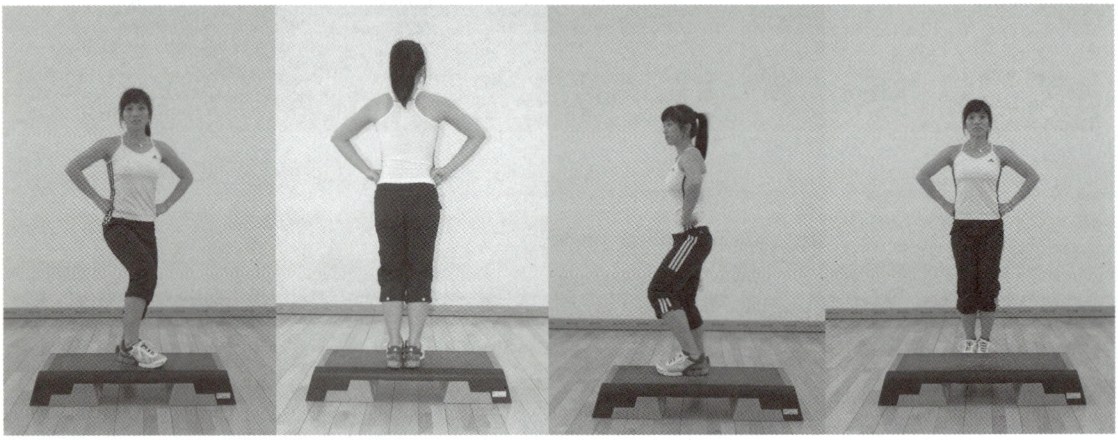

❀ 1/2 turn = Half turn (하프 턴)

앞쪽에서 뒤쪽으로 혹은 뒤쪽에서 앞쪽, 옆-옆의 방향전환의 움직임을 주는 동작이다.

- Moves L → R → L → R
- Count 4

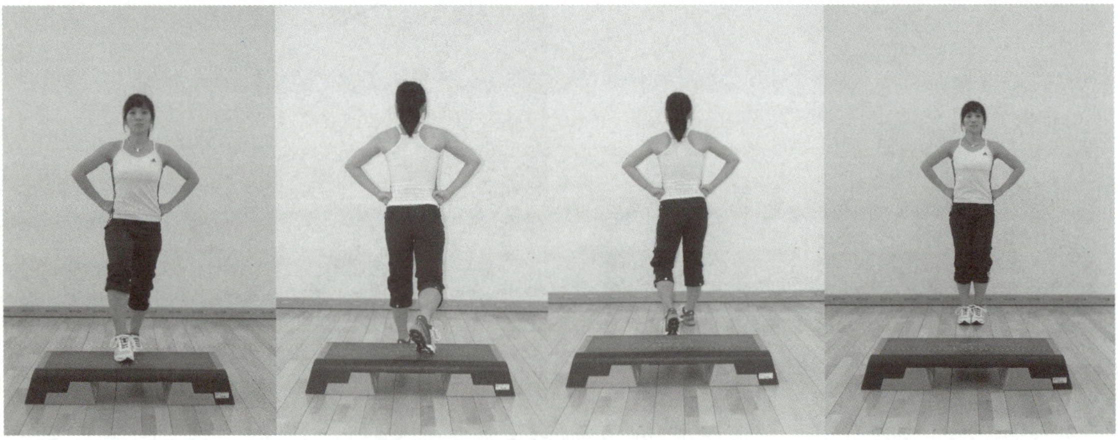

② Basic Arm form

❀ Press (프레스)

미는 동작으로 머리위로 혹은 아래로, 옆으로 밀어주는 동작이다.

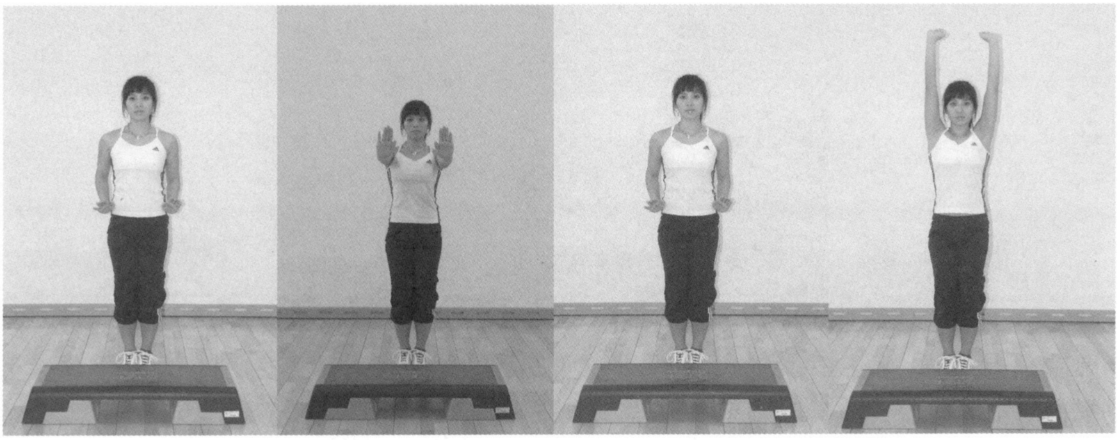

❀ Punch (펀치)

팔을 뻗어주는 동작을 말하는데 이 때 관절에 힘을 주어 무리하게 펴지 말고 자연스런 범위를 유지하도록 주의한다.

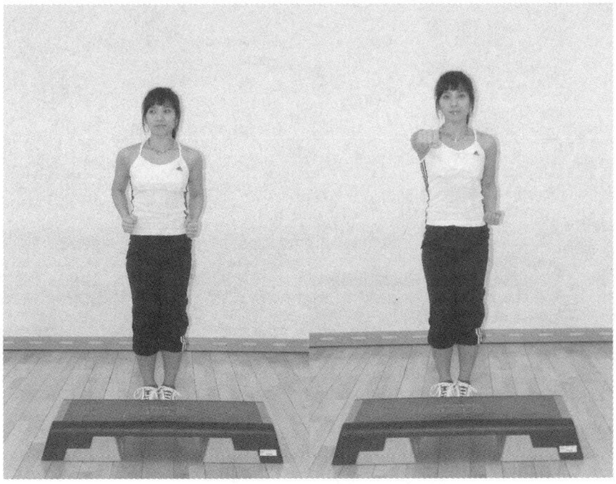

ꕥ Pull (풀)

당기는 동작으로 앞에서 뒤로, 위에서 아래로 팔을 뻗어 당기는 동작을 일컫는다.

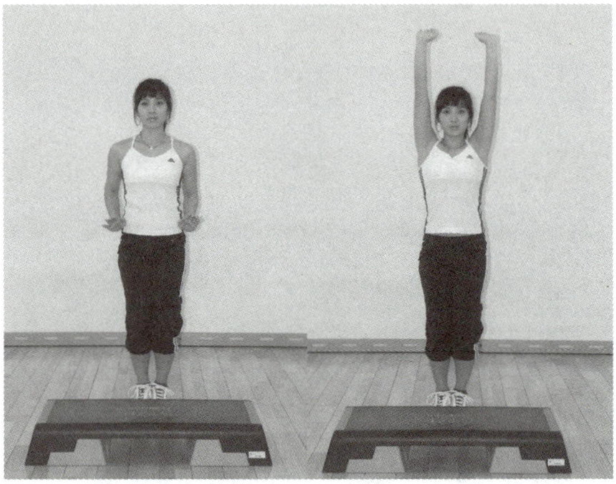

ꕥ Circle (써클)

어깨 혹은 팔꿈치를 축으로 회전하는 동작이다.

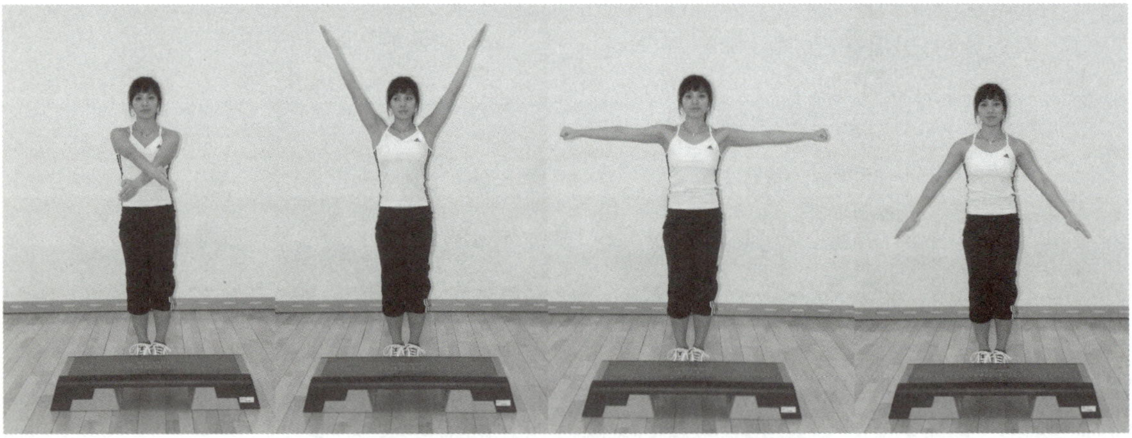

4) 힙합(Hip Hop)

(1) 힙합(Hip Hop)의 개요

힙합(Hip Hop)은 흑인들의 대변하는 문화중의 하나로써, 그 주요한 내용으로는 사회의 비리를 꼬집거나, 풍자하고 기존의 생각들을 뒤엎는 메시지를 전달하는 것이다. 몇몇 사람들은 힙합(Hip Hop)의 기원을 과거 미국 농장에서 흑인노예들이 읊조리던 노래에서 찾는가하면, '엉덩이'를 의미하는 'hip'과 '들썩이다'를 나타내는 'hop'의 합성어로서 흑인들이 음악에 맞춰 가볍게 엉덩이를 들썩이는 동작에서 그 춤이 유래된 것으로 알려지고 있다.

힙합(Hip Hop)은 음악만도 춤만도, 그리고 패션만도 아닌 이들 모든 요소를 포괄하는 문화로서의 개념이다. 힙합(Hip Hop)을 춤으로만, 음악으로만, 또는 패션취향으로만 이해하는 사람은 힙합(Hip Hop)의 어느 일면만을 바라보는 것이다. 철학가이자 DJ, MC이기도 한 KRS-One은 힙합(Hip Hop)을 "미국에서 독자적으로 만들어진 유일한 문화"라고 평하기도 했다.

음악적 장르로서 힙합(Hip Hop)은 1970년대 초 미국 동부의 뉴욕에서는 한창 Disco음악이 인기여서 많은 DJ들은 파티나 클럽에서 디스코음악을 틀어주곤 하였다. 그러나 그들 중 자메이카 출신의 Kool DJ Herc는 자신이 가지고 있던 R&B 나 Funk음반을 자주 틀어주었는데 때때로 이 음악들의 간주부분(가사 없는 비트)을 계속 반복하여 틀어주곤 하였다. 이때 사람들이 무대에 나와 추는 춤을 break dancing이라고 부르게 되었다. 그리고 이 간주부분에 흥을 돋우기 위해 소리를 지르곤 하였는데 이것이 랩의 시작이었다.

1990년대 초부터 청소년들 사이에서 유행하고 있는 자유스럽고 즉흥적인 춤. 브레이크댄스라고도 한다. 디스코 댄스에 기반을 둔 춤으로서 탭 댄스, 재즈 댄스, 디스코의 열기에 이어 90년대부터 큰 호응을 얻고 있다. 어원은 앞서 말한 바와 같이 엉덩이를 들썩이다. 를 나타내는 합성어이며, 가볍게 음악에 맞춰 엉덩이를 들썩이는 동작에서 춤이 유래되었다.

힙합(Hip Hop)은 문화적인 부분과 음악적 부분의 이해가 먼저 되어야 한다. 참가자들에게 음악적 요소를 이해시키고 신체적으로 튕기기, 꺽기, 웨이브 등의 기술적인 동작들을 단계적으로 지도하며 힙합(Hip Hop)댄스의 묘미와 음악적 흥겨움을 완전하게 전달하도록 한다. 춤을 잘 추기 위해서는 먼저 춤의 문화와 음악을 이해하는 것이 중요하다.

(2) 힙합(Hip Hop)의 시대적 배경

❀ 1970년대

1970년대 전반에 DJ들에 의해 힙합(Hip Hop)이 탄생 후 랩의 본격적 발전은 1978년 Sugerhill gang 싱글 레코드의 발매로 시작되었다. 랩의 탄생된 시기이다.

❀ 1980년대

80년대 초기에는 샘플러 사용기법과 신디사이저/드럼머신으로 이루어진 비트는 Miami Bass로 발전하였으며 중반에는 사회비판적인 가사로 주위를 끌면서 씹는(diss)스타일의 랩을 시작하였으며, 자기 과시적 랩 스타일의 장을 열었다. 백인힙합(Hip Hop)그룹의 출연으로 인해 백인사회까지 힙합(Hip Hop)의 영향을 미친다. 이 시기에 대중적으로 크게 성공하게 되었다. 후반에는 미국서부에서의 힙합(Hip Hop)의 발전으로 동부에서 탄생한 힙합(Hip Hop)은 서부로 중심이 건너가기 시작해 소위 갱스터 랩의 형태로 90년대 초반까지 주도권을 잡게 된다. N.W.A의 캘리포니아 LA갱스터 스타일의 랩이 소개된다.

❀ 1990년대

1990년대 초기에는 두 가지 상반된 스타일의 댄스 랩과 갱스터 랩이 인기를 끌기 시작한다. 댄스 랩은 비트가 빠르고 가사의 내용도 다소 가벼우며 춤추기 좋은 파티리듬의 랩을 가리키며 그의 대표로 MC Hammer를 들 수 있다. 그에 반해 갱스터 랩은 공격적이고 여성비하적인 가사로 인해 흑인사회 안팎으로부터 비판을 받게 된다.

중반에 와서는 동부 쪽 그룹들이 랩의 주도권을 가지게 되었는데 jazz와 funk의 요소를 이용한 곡들이 나왔으며, 서부에서도 Warren G로 계속되는 g-funk음악과 새로운 스타일의 랩(bone thugs-n-harmony)이 인기를 얻는다. 후반에는 Puff Daddy가 그 막을 열었다 해도 과언이 아니다, 한동안 힙합(Hip Hop)의 주류이던 갱스터 랩, 그리고 동부의 어둡고 무거운 분위기의 랩들 대신, 이제 Puff Daddy의 독특한 프로듀싱을 거친 다소 가볍고 빠르고 파티 풍의 음악이 많은 인기를 끌기 시작하면서 샘플링에 크게 의존하는 Puff Daddy의 프로듀싱 기법은 랩의 많은 부분에 영향을 주었다.

현대는 기존의 그룹, 랩퍼 들의 활동으로 인해 많은 스타일의 랩이 모두 동시에 존재하면서 대중적으로도 큰 인기를 얻는 힙합(Hip Hop)이 전성기라해도 과언이 아니다.

(3) 힙합(Hip Hop)의 요소

❀ MCing

관중들 앞에서 랩을 하는 사람을 가르킨다. 그러나 MC는 단순히 랩을 하는 사람 이상의 의미를 지니며, 자신이 직접 가사를 쓰고, 관중들 앞에서 선보이고 평가받는 사람을 MC라고 한다. 그래서 유명한 MC인 Rakim은 MC를 "Move the Crowd(관중을 감동시키는 자)"라고 하기도 했다. 이 MCing의 요소가 바로 힙합(Hip Hop)음악에서 가장 표면적으로 나타나는 부분이기도 하다.

❀ DJing

DJ는 Disc Jockey의 약자로 MC에게 음악을 제공하는 사람이다. 과거에는 요즘과 같이 디지털 음악재생기구가 발달되어 있지 않았기 때문에, 행사가 있으면 DJ들이 두 대의 턴테이블과 믹서로 음악을 틀어 주었고 중간 중간에 MC가 랩을 함으로서 힙합(Hip Hop)음악이 발달하게 되었다. 그래서 80년대만 하더라도 대부분의 MC는 DJ와 팀을 이루곤 했다.

❀ Tagging

Tagging은 Graffiti Artist들이 작품을 완성하고 자신들의 이름이나 이니셜을 그리는 것을 말하며 이들을 Tagger라고 부르기도 한다.

Graffiti Art는 벽이나 전철 또는 다리교각 같은 곳에 에어스프레이 페인트로 독특한 모양이나 글, 그림, 문구를 그려 넣는 것을 말하며 "범죄와 예술의 경계를 넘나드는 예술의 형태"이다. 근래는 더 이상 범죄자가 아니라 엄연히 예술가로서 인정을 받고 명성을 떨치기도 한다. 실제 미국에서는 각 도시마다 대표적인 Graffiti Artist들이 작품전을 열기도 한다.

❀ B-boying

B-boy(B-girl)에서의 "B"는 breaking(break dance)를 가리키며, 곧 B-boy는 브레이크 댄스를 전문적으로 추는 사람을 일컫는다. DJ들은 간혹 음악을 틀다가 Break(노래 중간에 비트만 나오는 구간)부분을 계속 들려주는 데 B-boying은 이 때 이 브레이크에 맞춰 춤을 추는 것으로부터 시작되었다. 원래 그

기반은 디스코 댄스이며, 차츰 독자적인 breaking 만의 기술 개발로 80년대 전성기를 이루었다. 미국에는 breaking을 전문으로 하는 댄스팀 -Rock Steady Crew-등이 구성되어 있으며 매년 페스티발을 열어 서로의 실력을 과시하기도 한다. 90년대 들어서는 힙합(Hip Hop)스타일이라고 하여 보다 자유롭고 즉흥적인 형태의 춤을 선보인다.

네 가지 요소 이외에도 패션이라든가 언어와 같은 많은 부분이 모두 힙합(Hip Hop)문화를 구성한다. 그러나 역시 이들 모든 요소를 일축하는 것은 바로 음악이라고 할 수 있다.

DJing과 MCing모두 힙합(Hip Hop)음악을 그 대상으로 하고 B-Boying도 음악을 기초로 할 뿐 아니라, 패션등도 모두 음악을 기반으로 발전하였다.

(4) 힙합(Hip Hop) 댄스의 종류

❀ 비보잉 (B-boying)

브레이크를 추는 것을 뜻하는데, 이는 뉴욕에 있는 Bronx라는 마을의 뒷골목 길거리축제에서 DJ Kool Herc에 의해 브레이킹 비트가 사용되기 시작하면서 비보잉 (B-boying)의 형태가 갖추어지기 시작했다. 초기에 브레이킹은 프리즈 위주의 스타일 움직임 이였고 여기에 아프리카 댄스 ,동양 무술 등 여러 요소가 첨가되어 오늘날 인기 있는 비보잉 (B-boying)이 되었다.

❀ 팝핀 (Popin)

로보트 춤, 각기 춤이라고도 불리우는 팝핀 (Popin)은 60년대 초 'Lost in space' 라는 TV쇼에서 LA의 한 흑인아이가 나와 로봇처럼 움직이는 것을 시초로 Robots란 장르가 탄생하였고 퍼지기 시작했다. 이 춤은 B-boy들이 기술을 하기 전에 하는 동작에서 발전된 것으로 몸의 마디와 관절을 딱딱하게 끊듯이 하는 동작을 말한다.

❀ 락킹 (Rocking)

이 춤은 몸의 동작이 통제밖에 있다가 튕겨서 통제 가능한 상태로 돌아오고, 무너졌다가 다시 돌아오는 듯한 느낌으로 주로 휘감아 올리는 동작이 주류를 이룬다.

❀ 힙합 (Hip Hop)

B-boying과 Newschool hiphop을 모두 통틀어 힙합(Hip Hop)이라 일컫는다. 하지만 B-boying과 뉴 스쿨 힙합(Hip Hop)의 시작은 좀 다르다. 1986년 흑인 랩퍼들의 단순한 움직임에 Robocop, Roger rabbit, Running man, Wap 같은 인기 있는 스텝들을 표현하며 시초가 되었다. 뉴 스쿨 힙합(Hip Hop)은 reggae, locking, 70년대의 솔 트레인 스텝 등을 가미하면서 점점 더 복잡하게 발전해 나아갔으며, 레벨과 형태 등의 많은 차이를 보이면서 그 장르를 구분하기가 정말 어려워졌다. 힙합(Hip Hop)은 리듬, 웨이브, 스텝 위주의 동작을 중심으로 구성되어 있다.

❀ 하우스 (House)

뉴욕시의 가장 뛰어난 하우스 댄서 중의 하나로 꼽히는 Ejoe Wilson에 의하면 하우스 댄스는 1988년 무렵부터 나타난 것으로 보여진다. 힙합(Hip Hop)에 비견되는 하우스 댄스의 주요한 특징을 꼽는다면 그 스타일의 자유분방함을 들 수 있다. 재즈와 탭댄스의 영향을 많이 받아 댄서의 창조적인 동작을 음악의 비트에 맞춰 제어한다는 의미로 외형적으로는 보다 화려하고 복잡한 발 동작을 보여줍니다. 최근에는 Capoeira 동작이 많이 접목되고 있다.

❀ 걸스 힙합 (Girls Hiphop)

최근 가수들의 뮤직비디오나 안무로 인해 붐을 일으키고 있는 새로운 형태로 남성들보다 여성들의 장점을 살려 허리와 골반 사용이 많고 웨이브와 쉐이크 동작들을 주류로 하여 클럽에서 많이 유행하는 대중적인 댄스이다.

5) 재즈댄스(Jazz Dance)

(1) 재즈댄스(Jazz Dance)의 유래

재즈댄스(Jazz Dance)의 기원은 아프리카 흑인들의 종교 의식에서 자연스럽게 발전돼 온 춤과 음악에 있다는 설이 일반적이다. 흑인특유의 격렬한 리듬과 드럼 소리에 맞춘 몸동작들에 그 근본을 두고 있지만 이런 원시적인 춤에도 나름대로 규칙은 존재했다. 약 3백년간 이어진 노예무역으로 흑인들은 미국을 중심으로 세계 각지로 퍼졌고, 새로운 땅에서의 암울한 생활을 견뎌내며 그들만의 음악과 춤을 발전시켜 나간 것이 재즈 음악이란 장르가 되었는데 그러던 중 '재즈'라는 용어가 본격적으로 쓰이기 시작한 것은 1900년대 이후인데, 재즈댄스 역시 1920년대 재즈의 발상지인 미국 뉴올리언스에서 시작되었다. 당시 뉴올리언스 뒷골목의 유흥가에는 클럽에서 재즈 음악에 맞춰 쇼걸들이 추는 싸구려 춤이 있었는데 이를 재즈댄스의 시초라고 보는 시각들이 보통이다. 그러나 빈곤한 흑인들의 고뇌를 달래주던 재즈가 오늘날 고급문화의 한 부분으로 자리 잡았듯이 재즈댄스 또한 이러한 태동기를 거쳐 지금은 현대 무용의 한 장르를 차지한다.

(2) 재즈 댄스(Jazz Dance)의 종류

❀ 재즈 발레 (Jazz Ballet)

많은 발레 동작들이 가미된 서정적인 스타일로써 정통 발레를 기본으로 렛슨 받은 후 구사하는 것이 참으로 중요하다. 신체적인 부족함이나 어긋남을 바로 잡아주기에 좋은 스타일이다. 다소 어렵고 지루한 면이 있으나, 꾸준한 노력과 자신을 시험할 수 있는 장르이다.

❀ 모던 재즈 (Modern Jazz)

뛰어난 몸통의 움직임과 함께 유동성 있는 스타일. 현대 무용적인 요소로 contraction, relax 의 규칙과 느낌을 내어 표현하는 방식으로 기술적이고 변형된 체형의 무용 테크닉을 많이 사용하고, 브로드웨이 쇼나 작품성 있는 수준 높은 기량의 표현가치를 표현하는 재즈로 순수 재즈 공연에서 주로 사용된다.

❀ 릴리컬 재즈 (Lyrical Jazz)

발레적인 기교를 쓰는 춤의 스타일로 몸의 분절음 형식의 기교보다는 선을 사용하는 동작들이 주를 이루며, 끊임없이 이어지는 동작과 서정적이고 때론 역동적인 느낌을 강조한다. 부드럽고 아름다운 선율에 맞춰서 이루어지는 "재즈발레"와 "모던재즈"가 섞인 듯한 스타일이며, 고도의 테크닉과 발레의 기본기가 필수적인 요소로서 중 · 상급 수준의 댄서들에게 적합한 스타일이다.

❀ 펑크 재즈 (Funk Jazz)

미국 초기의 스타일로 LA 지역에서 유행된 춤의 스타일이며 방송가에서 초기에 다루었던 스타일이다. 흔히 뮤직 비디오에서 많이 볼 수 있는 스타일로서 방송재즈라고 하기도 한다. 춤의 동작이 절도 있게 끊어지고 웨이브 등의 섹시한 동작과 워킹, 손뼉, 손가락 튕기기, 머리 돌리기 등의 동작을 사용하기도 한다. 동작이 분명하고 음악이 강한 비트를 요구하여 재즈를 처음 시작하는 사람들에게 적합한 스타일이다.

⊛ 힙합 재즈 (Hip hop Jazz)

청소년 문화의 주류로 일컬어지기도 하는 "가장 흑인적인 춤"주로 랩에 많이 쓰는 무용으로 브레이크 댄스에 영향을 받아, 춤의 기본 라인 보다 움직임에 사실성을 깊이 두고 있다. 스타일로는 하우스, 팝핑, 락킹, 비밥, 일렉트릭 등의 춤이 가미된 표현 방식으로 고도의 에너지를 필요로 하는 것으로, 음악에서도 나타나듯이 강한 박자와 힘을 느낄 수 있는 춤의 장르로 구분 되어질 만큼 독립적으로 자리 잡고 있다.

⊛ 락 재즈 (Rock Jazz)

많은 엉덩이의 움직임이 가미되어 활용되는 현대적인 경향의 춤. 강렬하고 흥겨움을 많이 선사해주는 스타일로써 기본적인 체력을 요구하기도 한다.

⊛ 브로드웨이 뮤지컬 재즈 (Broadway musical Jazz)

미국의 브로드웨이의 무대나 뮤지컬에서 주로 사용하는 것으로, 조금은 과장되고 연극적 요소가 가미된 춤. 극이 있는 뮤지컬이나 연극에 있어서 줄거리를 이해하거나 특성 을 살리는데 도움을 주며, 모자, 지팡이, 의자 등 작품에 적당한 소품 등을 사용하기도 한다. 무용의 테크닉뿐만 아니라 작품 성격에 따른 연기력도 필수적인 스타일이다. 예를 들어 밥 포세의 스타일과 시카고, 카바레 같은 작품을 주로 한다.

⊛ 아프로 재즈 (Afro Jazz)

재즈가 원래 흑인들에게서부터 시작된 것이기 때문에 아프리카 문화의 "움직임"에 영향을 많이 받아 원시적인 느낌과 본능적이고 감각적인 요소를 많이 가지고 있다.

⊛ 라틴 재즈 (Latin Jazz)

1-2-3의 리듬을 가지고 엉덩이의 움직임이 강조된 춤. 룸바, 차차차, 삼바, 파소도블레, 자이브 등 라틴댄스의 5종목과 재즈댄스를 접목하여 만든 스타일로 열정적이고 몸 한 부분을 이용한 격렬한 움직임이 많은 춤으로 주로 여름철에 유행. 라틴 재즈는 분위기를 높여주고 즐겁게 하여 보는 이들도 함께 즐거움을 주는 것이 특징이다.

용 어 해 설

태보(TaeBo)

태권도(跆拳道)	2000년 전 한국에서 독자적으로 창시된 고유의 전통 무술로, 오늘날 세계 스포츠가 된 격투경기.
킥복싱(Kick boxing)	타이식 복싱에서 위험한 기술을 많이 제한하여 일본식으로 규칙을 바꾼 격투기.
공수도(空手道)	고대 인도에서 발생, 옛 중국에 파급, 唐나라 시대 우리나라에 들어와 삼국 시대를 거쳐 오끼나와데(手)로서 일본에 전파된 후 다시 세계 각국으로 파급된 것으로 추측된다.
공격(攻擊)	운동 경기나 오락 따위에서 상대편을 이기기 위한 적극적인 행동.
방어(防禦)	상대편의 공격을 막음
피트니스(fitness)	신체적성, 적응
유산소(Aerobic)	몸 안에 최대한 많은 양의 산소를 공급시킴으로써 심장과 폐의 기 능을 향상시키고 강한 신체를 만드는 운동
무산소(Anaerobic)	힘이 들고 숨이 차서 오래 지속할 수 없는 형태의 운동.
체력(體力)	인간의 일상생활을 보다 윤택하게 영위하는 데 근원이 되는 것.
근지구력(筋持久力)	순발력과 더불어 독립적인 요소가 되는 체력의 요인을 이르는 스포츠 의학 용어.
속도(Speed)	속력, 스피드
민첩성(敏捷性)	자극에 대하여 재빠르게 반응하거나, 신체의 위치를 재빨리 바꾸거나, 방향전환을 빠르게 하는 능력
평형감각(平衡感覺)	직진운동이나 회전운동의 가속도에 대한 감각.
집중(集中)	한 가지 일에 모든 힘을 쏟아 부음
호흡(呼吸)	산소를 흡수하고 이산화탄소를 몸 밖으로 내보내며 숨을 쉼
정신(精神)	육체나 물질에 대립되는 영혼이나 마음
힘(Power)	사람이나 동물이 몸에 갖추고 있으면서 스스로 움직이거나 다른 물건을 움직이게 하는 근육 작용
민첩성(敏捷性)	재빠르고 날쌘 성질.
근육(筋肉)	근세포들이 모여서 된 집단(가로무늬근 조직과 민무늬근 조직, 심근조직 등)
순발력(瞬發力)	순간적으로 강한 힘을 발휘하여 달리고, 뛰고, 던지는 능력
호신술(護身術)	타인의 공격을 방어하거나 상대의 폭력을 제어하여 자신의 안전을 지키는 기술.
전신운동(全身運動)	온몸을 고루 움직여 몸 전체를 단련시키는 운동

심폐지구력(心肺持久力) 오랜 시간에 걸쳐 운동할 수 있게 심장과 폐의 능력을 길러주는 신체 훈련법

피하지방(皮下脂肪) 포유류의 피하 조직에 많이 들어 있는 지방 조직. 영양분을 저장하고 체온을 보존하는 작용을 한다

단전(丹田) 배꼽 아래로 한 치 다섯 푼 되는 곳. 아랫배에 해당하며 여기에 힘을 주면 건강과 용기를 얻는다고 한다.

기(氣) 활동하는 힘

근수축(筋收縮) 근육이 신경의 자극 따위로 수축하는 일

근육통(筋肉痛) 근육이 쑤시고 아픈 증상.

유연성(柔軟性) 딱딱하지 아니하고 부드러운 성질

테크닉(Technic) 운동 따위를 훌륭하게 해내는 기술이나 능력. '기교', '기법', '솜씨', '수법' 으로 순화.

굴신(屈伸) 팔, 다리 관절의 가동범위가 좁혀지는 것

선제공격(先制攻擊) 상대편을 견제하거나 제압하기 위해 선수를 쳐서 공격하는 일

포지션(Position) 위치, 자리

스트레이트(Straight) 어떤 상황이 동일하게 계속되는 것. '곧바로', '곧바른'으로 순화.

카운터펀치(Counterpunch) 권투에서, 상대 선수가 자기를 향하여 팔을 뻗으며 공격하여 오는 순간 되받아치는 기술

로테이션(Rotation) 일정한 방향으로 회전하는 것, 순환이라고도 한다.

근접거리(近接距離) 가까운 공간적으로 떨어진 거리

하반신(下半身) 몸의 아래쪽 절반이 되는 부분. 허리 아래의 부분.

조화성(調和性) 서로 모순됨이나 어긋남이 없이 잘 어울리는 성질.

코어 트레이닝 (Core Training)

PGA (Professional Golfers' Association) 미국의 남자프로골프협회1916년 1월 뉴욕의 마티니크 호텔에서 창설되었는데, 2004년 현재 미국에 있는 3,400개 이상의 골프클럽이 가입해 있다.

LPGA (Ladies Professional Golf Association) : 미국의 여자프로골프협회 1950년에 설립된 미국의 협회를 가리키며, 13명의 여성 골프선수로 부터 시작되었다. 미국 LPGA는 매년 2월부터 11월까지 개최되는 최상급 여성 골프선수를 위한 대회인 LPGA 투어를 주관하기로 널리 알려져 있으며, 대부분의 협회원들은 골프강사이다.

타이거우즈 (Eldrick Tiger Woods, 1975년 12월 30일) : 미국의 프로 골프 선수이다. 골프 역사상 가장 뛰어난 골프선수 중의 하나로 여겨지고 있다. 2006년에는 30살에 12번째의 메이저 골프대회에서 우승했으며 PGA 투어의 다른 어떤 선수들 보다 더 우승을 많이 하였다.

애니카 소렌스탐 (Annika Sorenstam) 소렌스탐은 육상.핸드볼 선수인 아버지와 농구선수 인어머니 사이에서 태어났으며, 12세에 골프를 시작했다. 아마추어 시절 The Swedish National Team의 일원으로, 1992년 World Amature Champion에서 우승하였고, 같은해 U.S여자오픈에 참가하여 아마추어 2위 를 하였다.

웰빙 (well-being) 육체적 · 정신적 건강의 조화를 통해 행복하고 아름다운 삶을 추구하는 삶의 유형이나 문화를 통틀어 일컫는 개념.

필라테스 (Pilates) 독일사람 요제프 필라테스(Joseph H. Pilates : 1880~1967)가 고안한 운동방법

요가 (Yoga) 자세와 호흡을 가다듬어 정신을 통일 · 순화시키고, 또는 초자연력을 얻고자 행하는 인도 고유의 수행법

퍼스널트레이닝 (Personal Training) 퍼스널 트레이닝은 각 개인마다 다른 신체의 특징과 개개인의 다른 활동환경에 맞춰 직접 프로그램을 개발하여 본인에게 맞는 운동처방을 내려주는 첨단 피트니스 프로그램

체계 (體系, system) 하나의 통일적 전체를 구성하는 과학적 혹은 철학적 명제의 집합

운동량 (運動量, momentum) : 물체의 질량과 속도의 곱인 벡터량. 단위는 kg · m/s를 사용한다.

유연성 (柔軟性, flexibility) 몸의 동작을 크고 부드럽게 하기 위한 신체 훈련법

발란스 (Balance) 좌우대칭으로 배치되어 생기는 중력적인 균형

심혈관계 (心血管系) 심장의 혈관과 관련된 계통

스테미너 (stamina) 지구력, 체력, 정력, 끈기

스트레스 (stress) 생체에 가해지는 여러 상해(傷害) 및 자극에 대하여 체내에서 일어나는 비특이적인 생물반응으로 캐나다의 내분비학자 H.셀리에가 처음으로 명명하였는데 자극 호르몬인 아드레날린이나 다른 호르몬이 혈중내로 분비되어 우리 몸을 보호하려고하며 위험에 대처해 싸우거나 그 상황을 피할 수 있는 힘과 에너지를 제공한다.

지구력 (持久力, endurance) 일정한 작업을 장시간 계속할 수 있는 능력

근력 (筋力, muscular strength) 근의 길이를 바꾸지 않고 발휘하는 최대장력으로 나타내는 근육의 힘이다. 대체로 횡단면 1㎠당 5~10kg이다.

기초대사량 (Resting Metabolic Rate) 인간이 생명을 유지하는데 필요한 최소한의 에너지 양으로 호흡, 심박동, 체온유지 등의 가장 기초적인 생명활동을 위한 신진대사에 쓰이는 에너지

체지방 몸속에 있는 지방의 양을 말한다. 섭취한 영양분 중 쓰고 남은 잉여영양분을 몸안에 축적해 놓은 에너지 저장고로서, 필요시 분해되어 에너지를 만든다.

근육 (筋肉, muscle) 근세포들이 모여서 집단으로 가로무늬근 조직과 민무늬근 조직, 심근 조직 등이 있다.

인대 (靭帶, ligament) 건경첩 바로 뒤에 있는 탄력성 섬유로 종류에 따라 대합조개와 같이 경첩의 바깥쪽에 있는 것과 홍합과 같이 안쪽에 있는 것 등이 있다. 관절 등에 운동을 안전하게 하거나 제한하는 강한

섬유성의 조직이다.

성인병 (成人病, adult disease) 주로 성인과 노인에게 많이 발생하는 주요 질환

척추 (脊椎, vertebra) 척추동물의 척주를 형성하는 뼈를 말하는데 척추골 또는 추골(椎骨)이라고도 한다. 척추는 단골(短骨)에 속하며, 중심체가 되는 추체(椎體)와 여기에서 후상방으로 나와 있는 활 모양의 추궁(椎弓), 다시 여러 돌기 등의 부분으로 구성되며, 추체와 추궁에 둘러싸여 중앙에 커다란 추공(椎孔)이 이루어진다.

스텝(Step Exercise) 용어 정리

엑서사이즈 (Exercise) 습득한 기능을 닦는 연습, 훈련

회복기 (Convalescent) 건강이 원래의 상태로 차차 나아져 가는 기간

재활 (Remedial) 신체장애자가 장애를 극복하기 위해 훈련하는 운동법

에어로빅스(Aerobics) 달리기, 빨리 걷기, 자전거 타기 등의 운동으로 심장과 폐를 자극하여 혈액순환 촉진과 산소 소비량 증대를 꾀하는 신체 단련 운동방법

유산소운동(Aerobic) 몸 안에 최대한 많은 양의 산소를 공급시킴으로써 심장과 폐의 기능을 향상시키고 강한 신체를 만드는 운동

심혈관 (心血管) 심장의 혈관.

상관관계 (相關關係) 두 변량 중 한 쪽이 증가함에 따라, 다른 한 쪽이 증가 또는 감소할 때 두 변량관계를 말한다.

스피드 (Speed) 속도, 속력

균형 (Balance) 어느 한쪽으로 기울거나 치우치지 아니하고 고른 상태

조화 (Harmony) 서로 일치하며 잘 어울림

지구력 (Endurance) 일정한 동작을 장시간 계속할 수 있는 능력.

심폐기능 (心肺機能) 허파를 중심으로 하는 호흡계와 심장을 중심으로 하는 순환계의 기능을 통틀어 이르는 말.

역동적 (Dynamic) 힘차고 활발하게 움직이는 것

리듬 (Rhythm) 일정한 규칙에 따라 반복되는 움직임 혹은 규칙적인 음의 흐름

심근 (心筋) 심장의 벽을 이루는 두꺼운 근육

심장 (心臟) 주기적인 수축에 의하여 혈액을 몸 전체로 보내는 순환계의 중심적인 근육기관

심박출량 (心搏出量) 심장이 한 번 수축할 때마다 뿜어내는 혈액의 양.

혈액순환 (血液循環) 동물 체내에서의 피의 순환. 포유류에서는 심장, 동맥, 모세 혈관, 정맥, 심장, 폐, 심장의 순서로 순환하는데 이를 혈액순환이라고 한다.

대퇴 (大腿) '넓적다리'의 전문적인 용어

장골 (長骨)	관골 양 끝에 공 모양처럼 생긴 길고 굵은 원통 모양의 뼈
호흡 (呼吸)	산소를 흡수하고 이산화탄소를 몸 밖으로 내보내며 숨을 쉼
체중 (體重)	몸무게
관절 (關節)	뼈와 뼈가 서로 맞닿아 움직일 수 있게 연결되어 있는 부분
안무 (按舞)	음악에 맞는 춤을 만드는 일
동선 (動線)	사람이나 물건이 어떤 목적이나 작업을 위하여 움직이는 자취나 방향을 나타내는 선
굴신 (屈伸)	팔, 다리 관절의 가동범위가 좁혀지는 것
휴지기 (休止期)	운동 중 잠시 휴식 상태를 주는 시간
교차 (Switch)	서로 엇갈려 움직이는 것
회전 (Turn)	어떤 것을 축으로 몸을 돌리는 것
에너지소비량 (Energy consumption)	신체의 에너지를 소비하는 분량
무게중심 (--中心)	물체나 질점계에서 각 부분이나 각 질점에 작용하는 중력의 합력의 작용점. 질량의 중심과 일치한다. (≒중력 중심 · 중심)
운동효과 (運動效果)	운동을 할 때 목적에 달성하는 좋은 결과.
운동수준 (運動水準)	운동을 할 때 자신의 기준이 되는 일정한 무게
신진대사 (新陳代謝)	신체가 몸 밖으로부터 섭취한 영양 물질을 몸 안에서 분해하고, 합성하여 생체 성분이나 생명 활동에 쓰는 물질이나 에너지를 생성하고 필요하지 않은 물질을 몸 밖으로 내보내는 작용
운동강도 (新陳强度)	운동을 할 때 센 정도

댄스 (Dance) 용어 정리

힙합(Hip Hop)	가볍게 음악에 맞춰 엉덩이를 들썩이며 자유롭게 추는 춤
디스코(Disco)	레코드 연주 전문의 수수한 댄스홀이나 주크 복스(Jukebox=자동식 전축)의 곡에 맞추어 추는 댄스
알앤비(R&B)	리듬앤블루스 (Rhythm and Blues)의 약자로 말 그대로 리드미컬한 블루스를 말한다.
비트(Beat)	박자를 이르는 말로 특히 대중음악에서 강한 악센트의 리듬을 말한다.
브레이크댄스 (break dance)	뉴욕 변두리 흑인 청년들이 거리에서 시작한 곡예와 같은 춤.
랩(Rap)	일상생활의 이야기나 느낀 생각을 리듬에 맞추어서 이야기 하는 것.
탭 댄스(Tap dance)	구두 밑창에 탭이라는 징을 박고 밑창의 앞부분과 뒤축으로 마룻바닥을 리드미컬하게 쳐서 소리를 내며 추는 춤.
재즈 댄스(Jazz dance)	재즈음악에서 받는 느낌을 자신의 신체로 표현하는 춤으로 일정한 형식과 틀에 얽매이지 않고 자유롭게 춤을 춘다.

튕기기	몸을 기타 줄이 튕겨져서 나오듯이 움직여주며 추는 춤.
꺽기	물건을 꺽어서 부러트리듯 신체를 박자마다 꺽어 주면서 추는 춤.
웨이브(Wave)	신체의 머리부터 발끝까지 파도가 치는 듯한 느낌으로 부드럽게 움직여 주는 춤.
신디사이저(Synthesizer)	소리 합성 장치
씹는 스타일(Diss style)	disrespect의 줄임말로 누군가를 모욕한다는 뜻이며 랩퍼들이 다른 랩퍼를 비방할 때 주로 쓰인다.
댄스 랩 (Dance rap)	비트가 빠르고 가사의 내용도 다소 가벼우며 춤추기 좋은 파티리듬의 랩
갱스터 랩 (Gangster rap)	공격적이고 여성비하적인 가사가 주된 랩
랩퍼 (Rapper)	Rap을 관중들 앞에서 리듬과 강, 약에 맞춰 노래하는 사람.
MCing	관중들 앞에서 랩을 하는 사람
턴테이블(Turntable)	레코드플레이어에서 음반을 올려놓는 회전반
믹서(Mixer)	A와 B를 석는 것을 말한다.
비보이 (B-boy)	브레이크 댄스를 전문적으로 추는 사람
비보잉 (B-boying)	브레이크를 추는 것
팝핀 (Popin)	몸의 마디와 관절을 딱딱하게 끊듯이 하는 동작으로 로보트 춤, 각기춤이라한다.
락킹 (Rocking)	몸의 동작이 통제밖에 있다가 튕겨서 통제 가능한 상태로 돌아오고, 무너졌다가 다시 돌아오는 듯한 느낌으로, 주로 휘감아 올리는 동작의 춤.
하우스 (House)	재즈와 탭댄스의 영향을 많이 받아 댄서의 창조적인 동작을 음악의 비트에 맞춰 제어한다는 의미로 외형적으로는 보다 화려하고 복잡한 발동작을 보여주는 춤
카포엘라 (Capoeira)	브레이크 댄스같이 과격하고 화려한 몸놀림을 구사하는 춤.
걸스 힙합 (Girls Hiphop)	재즈댄스의 섬세한 라인과 힙합댄스의 자유분방한 리듬감이 결합된 새로운 형태의 댄스 장르.
리플레이스 (Replace)	규칙에 따라 본래의 자리로 돌아간다는 의미
카리브해 (Caribbean Sea)	남아메리카 대륙 북해안, 중앙아메리카 동해안과 서인도제도에 둘러싸인 대서양의 내해.
푸에르토 리코	서인도 제도(카리브해)의 대(大)앤틸리스 제도에 있는 미국의 자치령이며, 정식명칭은 푸에르토리코자치주(Commonwealth of Puerto Rico)이다.
유산소 운동 (Aerobic)	몸 안에 최대한 많은 양의 산소를 공급함으로써 폐와 심장의 기능을 촉진시켜 신체의 건강을 증진시키는 유산소 운동.
리듬감	일정한 음악적 규칙에 따라 반복되며 움직이는 느낌을 말한다.
프리댄스 (Free dance)	라틴댄스와는 달리 움직이는 방향이 일정치 않고 비교적 틀에 얽매이지 않고 자유롭게 추는 춤

루틴 (Routine) 사용하는 스텝의 순서를 결정하는데 대하여, 이미 정해져 있는 순서에따라서 추는 것을 루틴이라고 한다.

리드 (Lead) 이끌어나감을 말하는 것이다.

리듬 (Rhythm) 음의 흐름 속에서 강약(强弱)에 일정한 규칙을 되풀이 하는 것을 말한다. 즉, 악센트가 있는 규칙적인 배열에 의하여 생기는 것이 리듬이다.

비트(Beat) 연속해서 때리는 것(두드림)을 말하며, 댄스나 음악에서는 연주되는 음악의 소절(小節)안의 각 박자를 말한다.

쉐이크 (Shake) 신체를 앞,뒤 혹은 좌, 우로 흔드는 기법

재즈 발레 (Jazz Ballet) 재즈와 발레의 중간 지점

컨츄렉션 (Contraction) 특정한 방향으로 능동적인 단축을 보이는 현상

릴렉스 (Relax) 근육의 이완, 편안함

테크닉 (Technique)기교, 기술

워킹(Walking) 음악적인 보행운동.

하우스 (House) 미국의 파티문화에서 탄생한 춤이며 신나게 뛰어다니는 자유분방하추는 춤.

비밥 (bebop) 스윙 후기의 형식적인 연주 형태의 답답함을 타파하여 새로운 주법이나 사운드를 만들어내는 재즈 스타일

일렉트릭 체력(fitness) 신체적성, 적응으로 형태보다는 기능에 중점을 둔다.

발레 (ballet) '춤을 추다'를 의미하는 이탈리아어의 동사 'ballare'에서 유래된 말로 음악 · 팬터마임 · 의상 · 장치 등을 갖추어서 이야기나 주제(主題)를 종합적으로 표현하는 무용이다

팝핑 (Pabpping) 브레이크 댄스 중의 하나로 뼈(골격)를 이용해서 추는 춤.

그래피티 아티스트(Graffiti artist) 1970년대 중반 뉴욕의 흑인과 라틴계슬럼가에서 발생.벽이나 그 밖의 화면에 낙서처럼 긁거나 스프레이 페인트를 이용해 그리는 그림.

모던 재즈 (Modern Jazz) 현대 무용적 요소로 contraction, relax의 규칙과 느낌을 내어 표현하는 방식으로 기술적이고 변형된 체형의 무용 테크닉을 많이 사용하는 댄스.

릴리컬 재즈 (Lyrical Jazz)발레적 기교를 쓰는 춤의 스타일로 선을 사용하는 동작들이 주를 이루며, 고도의 테크닉과 발레의 기본기가 필수적인 댄스

펑키 재즈 (Funk Jazz 미국 초기의 스타일로 LA 지역에서 유행된 춤의 스타일이며 춤의 동작이 절도 있게 끊어지고 웨이브 등의 섹시한 동작으로 구성되어 있는 댄스

힙합 재즈 (Hip hop Jazz) 재즈댄스의 변형된 것으로 스트릿 재즈라고하며, 강한 박자와 힘을 느낄 수 있는 춤의 장르로 구분 되어질 만큼 독립적인 댄스.

브로드웨이 뮤지컬 재즈 (Broadway musical Jazz) 극이 있는 뮤지컬이나 연극에 있어서 줄거리를 이해하거나 특성을 살리는데 도움을 주며, 소품 등을 사용하여 추는 댄스.

라틴 재즈 (Latin Jazz)	라틴 춤의 종류로 룸바, 차차차, 삼바 파소도블레, 자이브 등의 스텝과 재즈댄스를 접목하여 만든 댄스
레게 (Reggae)	카리브해 자메이카에서 발생한 새로운 대중음악이며, 전통적인 흑인 댄스 뮤직에 미국의 솔 뮤직등의 요소가 곁들여 형성된 음악
락킹 (locking)	관절을 돌려 제자리로 돌아오게 하는 동작.
태킹 (Tagging)	돛을 좌현에서 우현, 또는 그 반대로 이동하여 바람이 불어오는 쪽으로 범선을 돌리는 것처럼 자연스럽게 몸이 돌아가는 방향으로 움직이는 것.

제9장 레크리에이션 댄스(Recreation Dance)

1. 레크리에이션 댄스의 정의

레크리에이션 활동에 참가하는 사람들이 보다 유쾌한 분위기에서 춤추며 만족을 얻을 수 있도록 상황에 따라 노래나 음악을 정하고 안무·구성한 댄스를 가리켜 '레크리에이션 댄스'라 한다.

그러므로 레크리에이션 댄스는 나이, 성별, 직업 등에 관계없이 레크리에이션 프로그램에 참가하는 사람들의 수준에 따라 누구나 즐겁게 춤출 수 있도록 구성하고 지도하는 댄스이다.

아울러 레크리에이션 댄스는 고도의 기술이나 전문성이 필요하지 않으며, 특정인을 위한 댄스로 활용할 수도 없다. 오로지 레크리에이션의 목적을 달성하기 위하여 사용될 뿐이다.

레크리에이션 댄스는 댄스를 위한 음악의 선택과 안무·구성에 있어서 전형적 댄스인 민속 무용(Folk Dance), 스퀘어 댄스(Square Dance), 댄스스포츠(DanceSports), 라인 댄스(Line Dance) 등과 그 외의 재즈 댄스(Jazz Dance), 탭 댄스(Tap Dance), 디스코(Disco) 등 많은 댄스 형식을 자유롭게 활용한다.

2. 레크리에이션 댄스의 효과

레크리에이션 활동으로 레크리에이션 댄스가 이루어졌을 때 그 결과를 나타나는 보람이나 가치를 가리켜 레크리에이션 댄스의 효과라 하겠다.

그 내용을 간추려 보면 다음과 같다.

1) 피로 회복을 통한 건강 효과

적당한 신체적 움직임을 수반한 레크리에이션 댄스는 스트레스(stress) 등에 의한 신경계의 움직임 난조로부터 생기는 피로 회복은 물론 생리적인 호르몬

(hormon) 분비의 난조로부터 생기는 피로를 회복하는 데에도 효과적이다.

2) 신체적인 건강 효과

레크리에이션 댄스에 즐겁게 열중하여 전반적으로 운동 부족 현상에서 자연스럽게 벗어나고, 적당한 피로에 의해서 얻어지는 체력 향상과 건강 효과를 말한다.

3) 정신적인 효과

생활의 많은 제약에서 벗어나 즐거운 레크리에이션 댄스에 참가한 사람은 정신적으로 편안한 휴식의 느낌은 물론 마음의 안정을 얻게 되고 기쁨을 체험하게 된다. 이것이 레크리에이션 댄스를 통해 얻어지는 정신적인 효과이다.

소위 현대병이라 불리우는 노이로제(Neurose), 신경성 심장병이나 위장 질환 등은 마음의 안정을 통하여 벗어날 수 있다.

4) 사회적인 효과

(1)인간 관계의 개선 효과

순수한 마음으로 레크리에이션 댄스를 즐기다 보면 인간 소외 현상과 극심한 이기주의적인 현실을 탈피하게 되고, 진정한 인간 본연의 자세로 돌아와 밝고 명랑한 인간 관계를 형성할 수 있다.

(2)사회 시민성의 발달 효과

즐겁고 유익한 집단 활동으로서의 레크리에이션 댄스를 통하여 상호간의 자연스러운 교류는 물론 시민 상호간의 교류에서부터 연대감, 친화감, 향토애 등도 기대할 수 있다. 나아가서는 심신의 건강, 범죄 예방과도 연결되어 사회적으로 명예로운 시민을 육성하는 데에도 공헌한다.

5) 지적인 효과

직접 사람들과 만나 레크리에이션 댄스를 즐기며 신선한 체험으로 교양을 쌓고, 인간적인 아름다움을 창조해 나가는 즐거움은 지성의 획득으로 나타나는 지적인 효과라 하겠다.

6) 예술적인 효과

레크리에이션 댄스를 즐기며 자기 표현의 이상적인 모습과 생활의 재창조적인 완성을 향하는 과정은 예술적인 효과로 기대해도 좋다.

3. 레크리에이션 댄스의 구성 형식

레크리에이션 댄스의 구성은 주로 댄스에 참여하는 대상의 연령, 성별, 직업, 댄스 기능의 수준, 프로그램의 목적 등에 따라서 음악의 선택과 안무·구성 형식이 바뀔 수 있다.

일반적으로 레크리에이션 댄스의 구성 형식은 다음의 세 가지 방법으로 분류할 수 있다.

1) 단순 구성 형식

음악을 사용해도 좋고, 아니면 참가자들이 직접 노래를 부르면서 춤출 수 있는 놀이의 성격을 띤 단순 율동 형식을 말한다.

스텝이나 동작은 8박자나 16박자 단위의 쉬운 동작으로 이루어진다.

단순 구성 형식은 주로 참가 대상을 폭 넓게 표용하기 위해서 놀이의 형식으로 쉽게 구성한다.

2) 복합 구성 형식

스텝이나 동작을 일단 8박자나 16박자 단위로 구성한 후 또 다른 몇 가지를 더해서 하나의 연결된 춤으로 구성한 것을 복합 구성 형식이라 한다.

음악은 필요하지만 일정한 곡으로 제한되지는 않기 때문에 리듬이 비슷한 다른 곡으로 다양하게 바꾸어 즐기는 것도 좋다.

복합 구성 형식은 주로 다양한 동작의 변화로 즐거움을 체험하도록 구성한다.

3) 종합 구성 형식

종합 구성 형식은 먼저 음악을 선택한 후 그 음악의 내용, 감정, 리듬에 따라 춤을 구성하는 것이 특징이다.

댄스의 내용은 중복이나 반복 형태를 이룰 수도 있으며 앞서 설명한 단순 구성 형식이나 복합 구성 형식보다는 기술이나 수준 면에서 세련된 구성이 이루어진다. 그러나 동작을 익히기 위해서는 보다 많은 시간이 필요하다.

4. 레크리에이션 댄스(Recreation Dance)의 실제

❀ 레크리에이션 댄스 ①

대형 : 2열 원형(Double Circle), 페이스 투 페이스 포지션(Face to Face Position), 남자 :LOD, 여자 :반LOD로 향한다.

음악: Ten Little Indians

방법:

① (32호간) : 오른손끼리 남녀 악수하며 한박자에 오른발 스텝, 다음 한박자에 왼발 클로즈하여 두발을 모은다. 위 의 동작을 3번째,6번째, 9번째, 10번째 동작에서는 두박자 멈추면서 악수한 손을 서로 흔든다.

② (8호간) : 10번째 동작이 끝난 후 만난 파트너와는 서로 인사 를 하고 만남의 애칭을 붙인다.

위의 ①②번 동작을 계속하면서 10번째마다 사람을 사귀게 되며 리더의 명령에 따라 짝을 찾는 놀이댄스이다.

❀ 레크리에이션 댄스 ②

대형 : 자유형(Scatter Formation), 페이스 투 페이스 포지션 (Face to Face Position).

음악: 4/4박자

방법:

① (8호간) : 오른발 뒤꿈치 앞으로 터치, 다시 오른발 제자리로 가져온다. 왼발 뒤꿈치 앞으로 터치, 다시 왼발 제자리로 가져온다. 서로 오른쪽 어깨를 스치며 앞으로 위킹스텝 3번하고 점프해서 1/2회전하며 손뼉친다.

② (8호간) : ①번동작을 반복해서 제자리로 온다

③ (8호간) : 파트너와 오른손 손뼉2회, 왼손 손뼉 2회, 자기손뼉 2회, 파트너와 양손손뼉 2회를 친다.

④ (16호간) : 파트너와 악수하며 인사하고 워킹스텝 8번하면서 새로운 파트너를 찾아간다.

❀ 레크리에이션 댄스 ③

대형 : 1열 원형(Single Circle), 원안을 향한다.

음악 : 4/4박자

방법 :

① (8호간) : 모두 손을 잡고 오른쪽으로 런닝스텝 8번가서 자기 손뼉친다.

② (8호간) : ①번동작을 반대방향으로 한다.

③ (4호간) : 모두 손을 놓고 워킹스텝 4번하면서 뒤로 물러선다.

④ (4호간) : 다시 원안을 향해 워킹스텝 4번하면서 앞으로 다가선다.

⑤ (4호간) : 손뼉 4번 친다.

⑥ (4호간) : 리더의 지시에 따라 파트너를 만든다.

❀ 레크리에이션 댄스 ④

대형 : 2열원형(Double Circle), 보스 핸드 포지션(Both Hand Position), 남자원밖, 여자원안을 향한다.

음악 : 4/4박자

방법 :

① (8호간) : LOD방향으로 남자왼발, 여자오른발 힐 앤 토(heel & toe) 2번하고 갤러핑스텝 4번한다.

② (8호간) : 반LOD로 ①번동작을 반대발로 한다.

③ (8호간) : 파트너와 각각 오른손 3회, 왼손 3회, 양손 3회 그리고 자기 손뼉을 친 후, 각각 오른손을 위로 높이 뻗어 주며 "헤이(Hey)!" 하고 외친다.

④ (8호간) : 파트너와 함께 헝가리언 턴 포지션을 하고 8박자 CW로 돈다.

⑤ (8호간) : ④번동작을 반대로 4박자 CCW로 돌고 4박자에 새로운 파트너와 만난다.

❀ 레크리에이션 댄스 ⑤

대형 : 2열 원형(Double Circle), 오픈 포지션(Open Position), LOD로 향한다.

음악 : 4/4박자

방법 :

① (16호간) : 두사람이 LOD로 워킹스텝 4번하고 서로 마주보고 뒤로 워킹스텝 4번, 다시 앞으로 워킹스텝 4번해서 만나, 손잡고 LOD로 워킹스텝 4번 한다.

② (16호간) : ①번동작을 반LOD로 실시한다.

③ (8호간) : 남자는 원안으로 여자는 원밖으로 샤티쉬스텝을 1번하고 반대로 1번한다.

④ (8호간) : 남자는 원안으로, 여자는 원밖으로 스키핑스텝 4번 하면서 한바퀴 돈다.

⑤ (8호간) : 마주보고 서서 양손바닥을 대고 샤티쉬스텝 LOD로 1번, 반LOD로 1번

⑥ (8호간) : 오른쪽으로 도시도(Do-Si-Do)하면서 파트너를 바꾼다.

ꕤ 레크리에이션 댄스 ⑥

대형 : 1열원형(Single Circle), 보스 핸드 포지션(Both Hand Position), 남자:LOD 여자: 반LOD로 향한다.

음악 : 4/4박자

방법 :

① (8호간) : 파트너와 손바닥 마주대고 원밖으로 스텝클로즈 2번, 원안으로 2번 한다.

② (8호간) : ①번 동작을 반복한다.

③ 8호간 : 서로 마주보고 오른팔을 펴고 왼팔을 구부려 오른쪽 허리를 가까이(버터플라이 벤조 포지션) 남자는 전진 여자는 후진하면서 워킹스텝 4번 한다.

다시 왼팔을 펴고 오른팔을 구부리면서(버터플라이 사이드 카 포지션) 오른쪽으로 90° 회전하여 남자는 전진, 여자는 후진하면서 워킹스텝 4번한다.

④ 8호간: ③번 동작을 반복하고 그대로 선다.

⑤ 16호간 : 남자는 반LOD, 여자는 LOD방향으로 워킹스텝 8번하고 만난 파트너와 왼팔 엘보우스윙하고 CCW로 워킹스텝 8번 한다.

❀ 레크리에이션 댄스 ⑦

대형 : 2열 원형(Double Circle), 오픈포지션(Open Position), LOD로 향한다.

음악 : 4/4박자

방법 :

① (8호간) : 오픈 포지션으로 남녀 바깥발부터 워킹스텝 3번가고 마주본다, LOD로 스텝 클로즈2번한다.

② (8호간) : ①번동작을 반복한다.

③ (8호간) : 버터플라이 포지션으로 잡고 LOD로 그랩바인스텝 1번하고 반LOD로 그랩바인스텝 1번한다.

④ (8호간) : 남자는 왼발사이드 스텝 오른발 터치, 여자는 오른발사이드 스텝 왼발 터치하고 남자가 왼손을 들어 여자를 손아래로 돌려 파트너를 바꾼다.

❀ 레크리에이션 댄스 ⑧

대형 : 열형(Longways Formation), 페이스 투 페이스 포지션 (Face to Face Position).

음악 : 4/4박자

방법 :

① (8호간) : 남녀모두 오른쪽으로 그랩바인스텝, 발뒤꿈치들고 스위블 한다.

② (8호간) : ①번동작을 반대로 한다.

③ (8호간) : 오른발 앞으로 스텝하며 위로 박수, 왼발 앞으로 스텝하며 아래로 박수, 오른발 앞으로 스텝하며 위로 박수, 왼발 앞으로 스텝하며 아래로 박수친다.

④ (8호간) : 오른쪽 그랩바인스텝하며 1/4회전한다 오른발 뒤꿈치 앞으로 터치 오른발 왼발옆에 스텝, 왼발 뒤꿈치 앞으로 터치 왼발 오른발옆에 스텝한다.

⑤ (8호간) : 투스텝 4번하면서 자유롭게 다른 파트너를 만난다.

❀ 레크리에이션 댄스 ⑨

대형 : 자유형(Scatter Formation), 페이스 투 페이스 포지션 (Face to Face Position).

음악 : 4/4박자

방법 :

① (8호간) : 남자는 오른쪽으로 헐리걸리스텝 1번, 왼쪽으로 헐리걸리스텝 1번을 하고 여자는 남자와 반대로 한다.

② (8호간) : 남자는 오른쪽 대각선으로 헐리걸리스텝 1번, 왼쪽 대각선 뒤로 헐리걸리스텝 1번 한다 여자는 남자와 반대로 한다.

③ (8호간) : 남녀모두 뒤로 워킹스텝 4번, 다시 앞으로 워킹스텝 4번 한다.

④ (8호간) : 자유롭게 헐리걸리스텝 2번하면서 새로운 파트너 를 찾아간다.

❀ 레크리에이션 댄스 ⑩

대형 : 2열원형(Double Circle), 버터플라이 포지션(Butter Fly Position), LOD로 향한다.

음악 : 3/4박자

방법 :

① (12호간) : 남자는 왼쪽발부터, 여자는 오른발부터 시작한다.
LOD로 쓰리스텝 왈츠 1번하고 반LOD로 쓰리스텝 왈츠 1번한다. 그리고 LOD로 스텝클로즈 2번 한다.

② (12호간) : ①번 동작을 반복한다.

③ (12호간) : 뒤로 후진하면서 쓰리스텝 왈츠 1번하고 앞으로 전진하면서 쓰리스텝 왈츠 1번 한다. 다시 ③번 동작을 반복한다.

④ (12호간) : 파트너와 함께 CW로 쓰리스텝 왈츠를 3번하고 4 번째는 남자가 왼손을 들어 여자를 돌려주며 파트너 바꾼다.

용 어 해 설

스템프(Stamp) : 발 전체로 바닥을 강하게 친다.

킥(Kick) : 한 발로 강하게 차올린다.

클로즈(Close) : 일종의 체중 이동법으로 오른, 왼발에 왼(오른발)발을 전부 또는 일부를 접착시킨다.

포인트(Point) : 발끝이나 발뒤꿈치를 땅에다 댄다.

스윙(Swing) : 손이나 발을 부드럽게 흔든다.

힐앤토(Heel and toe) : 뒤꿈치와 발끝을 땅에다 댄다.

워킹(Walking) : 보통 걸음

러닝(Running) : 뛰어 가기

스키핑(Skipping) : Running의 스텝으로 경쾌한 운동이다.

투스텝(Two step) : 2박자를 one Step으로 가볍게 앞으로 세걸음 간다.

갤러핑(Galloping) : Running계의 Step 으로 가볍게 옆으로 뛰어 간다.

샤티쉬(Schottische) : Step step step Hop으로 구성되어 있다.

스윙(Swing) : 양손을 잡고 회전한다. 또는 발을 들어 흔든다.

엘보우스윙(Elbow Swing) : 팔을 마주 끼고 회전하는 방법

도시도(Do-Si-Do) : 전면을 보고 두사람이 동시에 앞으로(4회)나가 오른 쪽 어깨를 스치고 뒤로(4회) 왼쪽어깨를 스치고 물러 선다.

그랩바인(Grapevine) : 오른(왼)발 옆으로 스텝, 왼발을 오른발뒤에 크로스, 오른발 옆으로 스텝, 왼발은 오른발옆에 모은다.

스위블(Swivel) : '비비다' 라는 의미이다.

헐리걸리(Hully gully) : 오른발 옆으로 스텝, 왼발은 오른발에 모으며 스텝, 오른발 옆으로 스텝, 왼발은 오른발 옆에서터치한다.

크로스(Cross) : 오른(왼)발을 반대발 앞이나 뒤로 엮는다.

브러쉬(Brush) : 볼로 바닥을 킥하듯이 스치는 동작

쓰리스텝 왈츠(Three step Waltz) : 왼발스텝(1)하고 오른발클로즈(2), 오른발스텝(1)하고 왼발클로즈(2), 이상을 좌 · 우, 앞 · 뒤, 회전 등으로 할 수 있다.

오픈포지션(Open Position): 파트너와 나란히 진행방향을 보고 남자오른손과 여자왼손을 어깨 높이에서 잡는다.

버터플라이 포지션(Butter Fly Position) : 서로 마주보고 서서 손바닥을 맞대고 어깨높이로 자연스럽게 벌리고 선다.

보스핸드 포지션(Both hand Position) : 서로 마주보고 옆으로 잡는다.

버터플라이 밴죠 포지션(Butter Fly Banjo Position) : 버터플라이 포지션에서 서로 오른쪽 허리를 가까이 한다.

버터플라이 사이드 카 포지션(Butter Fly Side Car Position) : 버터플라이 포지션에서 서로 왼쪽 허리를 가까이 한다

헝가리언 턴 포지션(Hungarian Turn position) : 파트너와 반대로 향해서 오른쪽 옆구리를 붙이고 서로 오른팔로 상대방의 왼쪽 허리를 꼭 잡고 왼팔을 펴서 머리위로 올린다.

제10장 요 가

1. 요가의 정의

요가란 말의 기원을 보면 범어(梵語, 산스크리트어)의 유즈(Yuj)에서 나온 말로 '얽어매다', '엮다' 또는 '결합(結合)'이나 '합일, 균형, 조화'의 뜻을 가지고 있다. 곧 우주와 나, 나의 몸과 마음을 하나로 통일시켜 자기실현, 즉 신성하고 절대적인 개개인의 영혼들을 결합하는 궁극적인 목적에 다다르려고 하는 것이다. 역사적 유물을 토대로 요가의 유래를 살펴보면 지금으로부터 5,000년 전에 만들어졌던 시바(Siva) 신상이 가장 오래된 유물이다. 인도 원주민 (드라비다족)들이 신앙했던 시바 신(神)의 좌상은 결가부좌를 하고 있었으며 이는 요가의 상징적인 좌법과 일치한다.

우파니샤드(Upanisad)는 일명 베단타(Vedanta)라고하며, 그 뜻은「비밀의 가르침」또는「숨겨진 뜻」이라 한다. 어원적 뜻은「스승 가까이 다가가서 앉는다」이다.「요가」는 고대 우파니샤드 철학서를 중심으로 그 방법이 점진적으로 발전하게 되며 BC 2000년 경에 쓰여진 바그바드 기타 (BHAGBABAD-GITA) 에서는 요가의 종류가 구분되고 실천 방법이 구체화 되었다. 요가라는 용어는 석가이전의 BC 600년 경에 쓰여진 따이뜨디아 우파니샤드에서 처음 등장했다.

2. 요가의 종류

1) 만트라 요가(Mantra Yoga)

소리의 힘을 이용하여 심신을 정화시키는 요가 - (주술적)

만트라요가는 소리의 힘을 이용하여 마음을 해방시키는 요가이다. 아멘, 옴, 오-음, 아우음, 이-이, 온 살 이, 에-에, 훔, 음, 하하하(폭소)등등 교회나 성당에서의 신앙고백서나 찬송가, 불교에서의 염불이나 종소리, 북소리, 풍경소리,

목탁소리, 그리고 유교에서의 제사 때 축문 읽는 소리, 샤머니즘에서의 주술 또는 상여 나갈 때의 사여꾼의 소리, 살풀이나 한풀이시의 노래소리등등으로 다양하게 활용되고 있다. 현대에 와서는 미국과 같은 선진국에서는 음악치료로 의학분야에서 과학적으로 체계화시켜 다양하게 활용하고 있다.

2) 박티 요가(Bhakti Yoga)

사랑과 봉사와 헌신의 길을 통해 깨달음을 얻는 요가 - (종교적)

박티요가는 자기가 믿는 신 앞에 겸허하고 진실하듯, 그 정신으로 사회와 이웃을 위해 헌신과 사랑 그리고 봉사를 아끼지 말라는 교훈이 담겨있다.

3) 즈나나 요가(Jnana Yoga)

무지로부터 벗어남을 통해 진아(眞我)에 이르게 하는 요가 - (철학적)

즈나나요가는 무지로부터 벗어나는 것. 즉 배움, 지식, 지혜의 요가이다. 인간의 고통은 무지와 무명으로부터 생겨나는 것이기 때문에 바르게 알고 이해하는 길이 괴로움에서 벗어나 깨달음에 도달하는 과학적, 사상적, 철학적 요가이다.

4) 카르마 요가(Karma Yoga)

인과(因果)의 법칙에 의한 행동의 요가 - (윤리적)

카르마 요가는 바른 행동실천강령이 담겨져 있다. 고전요가의 제식주의적 신에의 헌신과 희생제에서 벗어나 바른 앎(깨달음:이해)을 통한 요가로 발전해온 후에 바른 앎보다는 바른 행(이기적만이 아닌 이타행과 이전적행)을 강조한 요가이며 바가바드기타라는 경전은 카르마 요가를 강조한 경전이다.

5) 탄트라 요가(Tantra Yoga)

쿤달리니를 각성시켜 인간의 잠재능력을 개발하는 요가 - (밀교적)

탄트라 요가는 인간의 에너지 근원인 쿤달리니를 각성시키는 초능력 개발의 요가 고전요가는 인간의 근본적인 욕망을 억제하는 방법을 통하여 깨달음의 길을 추구했으나, 중세에 와서 인간이 이미 지니고 있는 무한한 잠재능력을 억압하기보다는 최대한 개발하고 확장하여 인간의 잠재능력을 해방하는 길로 나아가는 보다 진보된 요가이다.

6) 하타 요가(Hatha Yoga)

신체를 다스리고(Asana) 호흡을 수련(Pranayama)하며, 식이법과 정화법 등을 통해 인간의 본성적 생명력을 회복하는 요가 - (생리적)

우리는 몸이라는 구조물을 지니고 살아가고 있다. 몸이 고통을 당하면 괴로움이라는 마음이 작용하게 된다. 몸과 마음은 언제나 일치하나 몸을 통하여 깨달아가는 우리에게 하타요가는 몸의 질서인 하- 음과 타- 양의 조화로운 균형을 찾는 현대 요가의 가장 친근한 요가이다. 하타요가는 몸가짐을 다스리고, 숨쉬기를 훈련하며, 식이요법과 단식법, 명상법으로 인간의 본성적 생명력을 회복하는 요가이다. 고전 요가는 깨달음을 향한 요가, 중세 요가는 카르마, 근대 요가는 자아회복을 위한 박티정신과 라자요가, 현대 요가는 21세기 대체의학인 자연치료의 주 종목의 하나로 부상하여 건강하고 아름다운 삶 그리고 자아회복과 질높은 사회 안녕을 위한 의식확장의 전개를 향하여 전세계에 활발하게 요가의 바람이 불고 있는 것이다.

7) 라자 요가(Raja Yoga)

마음의 평온을 찾고 지혜를 얻으며 해탈을 추구 - (심리적)

라자요가는 모든 요가의 왕이라는 뜻을 갖고 있으며 모든 요가의 궁극적인 종점을 뜻한다. 명상을 통하여 마음의 평온을 찾고 지혜를 얻으며 해탈의 경지를 추구는 요가이다.

3. 요가의 8단계

요가는 다양하게 발전해 가고 있으나 정통 요가의 길로 가고 있는지 개인의 사견으로 흘러하고 있는지를 판단 할 수 있는 그 기준은 요가 수련 8단계를 지켜가는 수행체계인가 아닌가에 따라서 판단할 수 있다.

1) 1단계 - 금계 [야마 : Yama]

사회를 위한 도덕과 윤리적인 계율 5종류

· 살생하지 말라

· 거짓말하지 말라

· 도둑질하지 말라
· 성결하라
· 탐욕하지 말라

2) 2단계 – 권계 [니야마 : Nyama]

개인에 생활 규범 5가지
· 정화
· 만족
· 고행
· 학구
· 신앙

3) 3단계 – 운동법 [아사나 : Asana]

야마와 니야마가 갖추어지지 않은 아사나는 단지 곡예나 다름없다.

운동법은 몸의 괴로움 때문에 마음이 산란해지는 일이 없도록 앞, 뒤, 좌, 우, 상, 하의 움직임으로 잘못된 사용은 흔적을 지우고 영혼과 화합되는 도구, 수단, 방편이 되게끔 하는 수련이다. 아름다운 몸은 탄력과 유연성의 조화이다.

4) 4단계 – 호흡법 [프라나야마 : Pranayama]

요가의 호흡은 보통 자연호흡이나 존재호흡과 다르다. 호흡이 수련되면 내부와 외부가 합일하여 내외의 대상에 대한 구분이 없어지고 초월감이 생긴다. 참된 이해의 능력을 억압하고 있는 집착의 번뇌가 소멸되어 정신집중이 잘된다.

5) 5단계 – 제감법 [프라티아하라 : Pratyahara]

제감이란 말은 되돌려 온다의 뜻이며, 본래의 마음 즉 참된 자기와의 직관적 연결을 맺으려는 수련이다. 외적대상의 감각기관을 통한 내부 지배현상을 다스리기 위해 오감을 억제하고 조절하여 타성에서 벗어나 실상을 알기 위한 감각과 욕구제어 수련법인 것이다. 이 수련은 감각을 내면으로 되돌려 참된 자기에게 되 비추어 봄으로써 모든 사실들을 알아내는 능력을 얻으려는 접근이다.

6) 6단계 – 집중법 [다라나 : Dharana]

집중이란 마음을 한곳에 매는 것이다. 마음의 산란함을 없애기 위해 하나의 대상에 마음을 집중시키는 수행단계인 것이다. 많은 사고의 흐름을 차단하여 하나의 단순한 대상에 정신을 고정시키는 구심적 정신 집중법이다.

모든 것이 응념의 대상이 될 수 있으나 초능력 개발에서 총재되는 대상은 모두 응념의 대상이 된다. 응념은 자신의 배꼽, 심장, 코끝이나 그 밖의 외부대상이다.

7) 7단계 – 명상법 [디아나 : Dhayana]

요가명상의 특징은 기초단계의 접근이 지식을 넓히거나 감성을 발달시키는 것이 아니고, 마음의 작용을, 사고의 원심적 수련, 의식의 확장, 대상에 얽매이지 않고 대상과 하나가 되어 무념, 무상, 무심의 상태로 들어가 사물의 본질을 이해하고 상통하게 된다. 정려는 응념되고 있는 대상에 의식작용이 한결같다.

정려의 대상은 응념의 대상과 같지만 그 심리상태는 응념과 정반대이다. 대상에 대한 의식의 작용이 확대되어가는 생각의 흐름이다. 구심적인 응념에 반대되는 원심적인 사고의 흐름인 것이다. 요가의 목표로 삼매를 통해 얻어지는 참된 지혜이다.

8) 8단계 – 삼매 [사마디 : Samadhi]

삼매는 정려의 대상만 마음속에 빛나고 그 자신은 없어진 것과 같은 상태가 되는 것이다. 객체만 있고 주체는 사라진 상태인데 이것은 자기마음에 대상이 주는 사실성만 가득 차 있다는 뜻이다. 무의식 상태가 아니라 인식주체와 인식대상이 하나의 하나로 묶여있는 합일상태가 삼매이다.

해탈, 깨달음의 상태, 최대지혜, 평온, 지복의 상태로 완전한 자유이며 인간의 의지가 아닌 저절로 얻어지는 경지, 즉 사물의 본질을 그대로 보는 유종 삼매와 그 대상도 의식도 없는 무종 삼매에 이르러 해탈한다.

4. 차크라

인체내에서 기가 응집되어 생명의 원천이 되는 곳이 차크라(cakra)인데, 연꽃에 비유한다. 차크라는 해부학적인 기관이 아닌 까닭에 눈으로 볼 수 없고, 오직 삼매의 상태에서 영안으로만 자각 할 수 있다. 보통 7개가 있다고 하며, 그 모양과 위치 및 역할 등이 각각 다르다.

· 제 1 차크라는 생명의 근원인 항문 차크라
· 제 2 차크라는 성력의 근원인 단전 차크라
· 제 3 차크라는 힘의 근원인 배꼽 차크라
· 제 4 차크라는 사랑의 근원인 심장 차크라
· 제 5 차크라는 이성의 근원인 목 차크라
· 제 6 차크라는 지혜의 근원인 미간 차크라
· 제 7 차크라는 해탈의 근원인 정수리 차크라

5. 태양예배자세(Sun Salutation)

1) Sun Salutation A

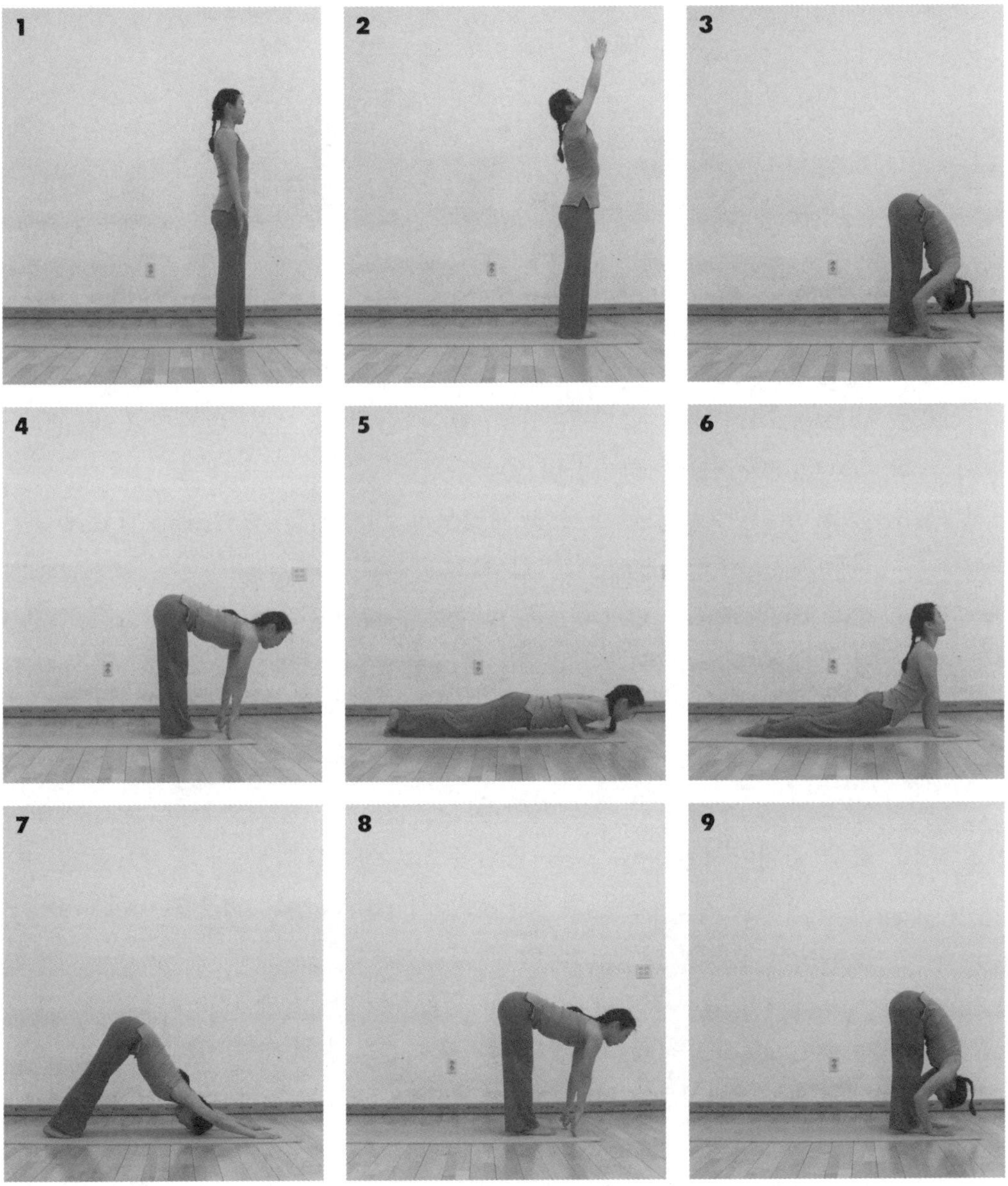

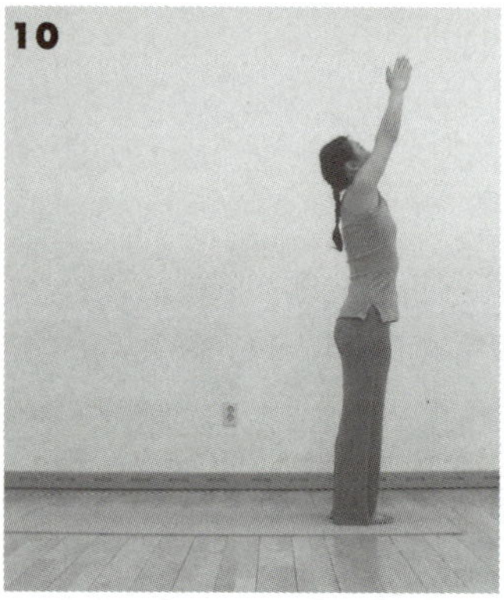

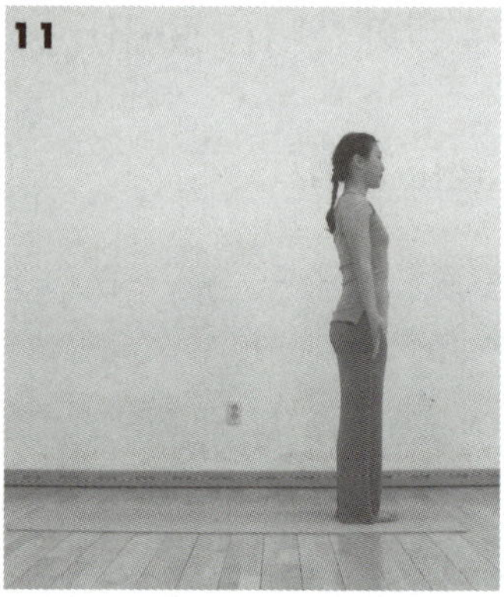

(1) 방법

· 그림1. 양쪽발에 무게를 고르게 두고 아랫배를 당기고 가슴을 넓게 두고 양손을 정면에 두고 바르게 선다.(Tadasana-타다사나)

· 그림2. 숨을 들이마시며 양팔을 위로 뻗어 올리고 엄지 손가락을 바라본다.(Tadasana 2-타다사나 2)

· 그림3. 숨을 내쉬며 양팔을 바닥에 내려두고 아랫배를 허벅지와 가깝게 둔다.(Uttanasana-우타나아사나)

· 그림4. 숨을 들이 마시며 양쪽 손을 바닥에서 잡아당기듯 하고 가슴을 열어 등을 오목하게 만든다.(Uttanasana 2-우타나아사나 2)

· 그림5. 숨을 내쉬며 가슴을 내리고 두다리를 한 발씩 뒤로 길게 뻗은 뒤 양쪽 팔꿈치를 굽혀 가슴이 바닥에 닿지 않도록 내린다.(Chaturanga Dandasana-차투랑가 단다아사나)

· 그림6. 숨을 들이마시며 양쪽 손을 골반쪽으로 잡아당기듯 하고 가슴을 길게 뻗어 시선을 정면 혹은 천정에 둔다.(Urdhva Mukha Svanasana-우르드바 무타 스바나아사나)

· 그림7. 숨을 내쉬며 양쪽 발가락을 세우고 뒤꿈치를 바닥쪽에 내려두며 골반을 끌어올려 아랫배를 척추쪽을 잡아 당기고 가슴을 길게 연장 시킨다. 이 자세에서 호흡을 3-5회 유지한다.(Adho Mukha Svanasana-아도 무카 스바나아사나)

· 그림8. 양쪽 발을 하나씩 양팔사이로 끌어 온 뒤 숨을 들이 마시며 손바닥을 당기듯 가슴을 앞으로 열어 주고 등을 오목하게 만든다.(Uttanasana 2-우타나아사나 2)

· 그림9. 숨을 내쉬며 아랫배와 몸통을 허벅지에 내려둔다.(Uttanasana-우타나아사나)

· 그림10. 숨을 들이 마시며 양팔을 들어올려 위로 뻗어 올리고 엄지 손가락을 본다.(Tadasana 2-타다사나 2)

· 그림11. 숨을 내쉬며 양팔을 내려두고 정면을 바라본다.(Tadasana-타다사나)

2) Sun Salutation B

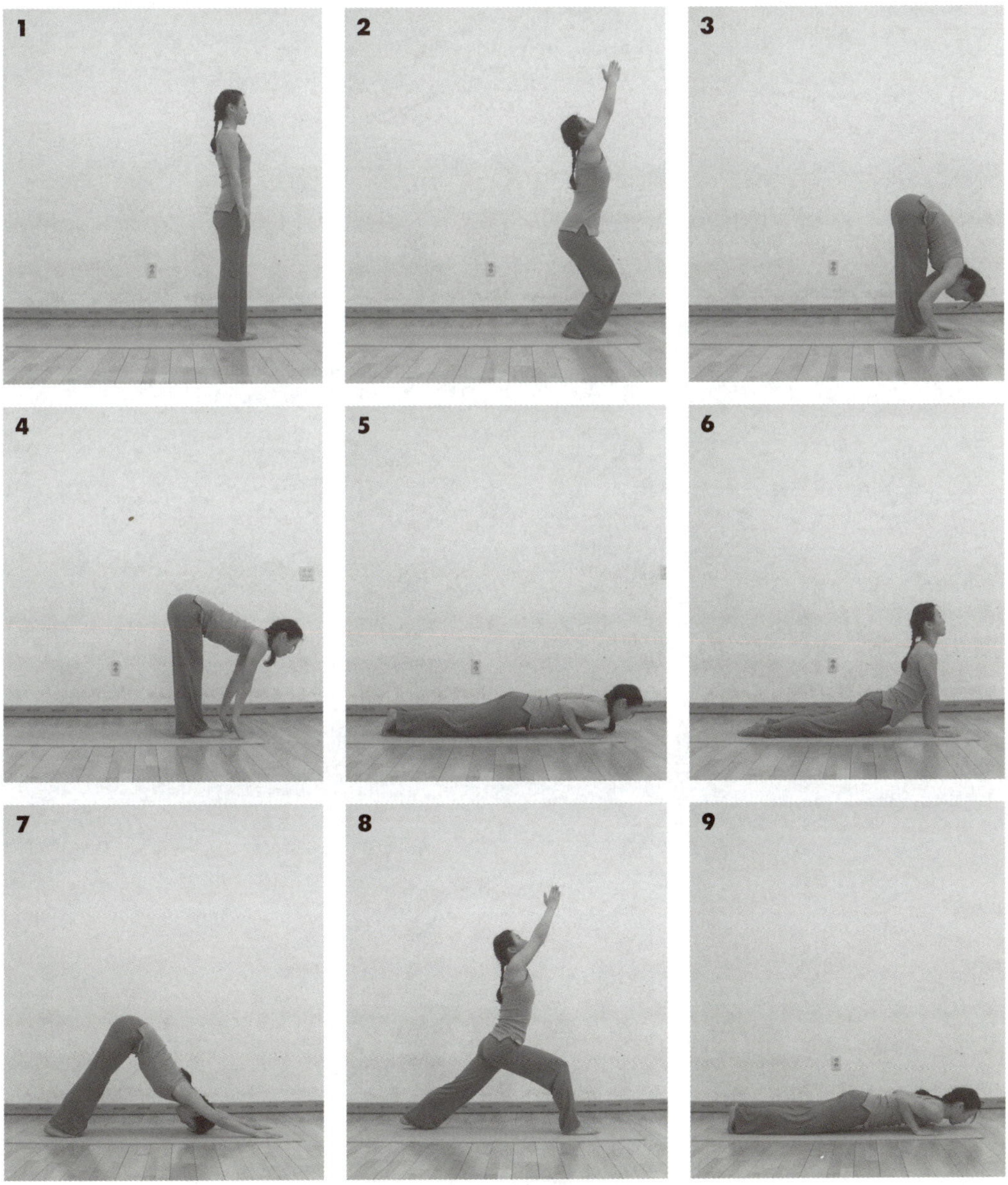

10

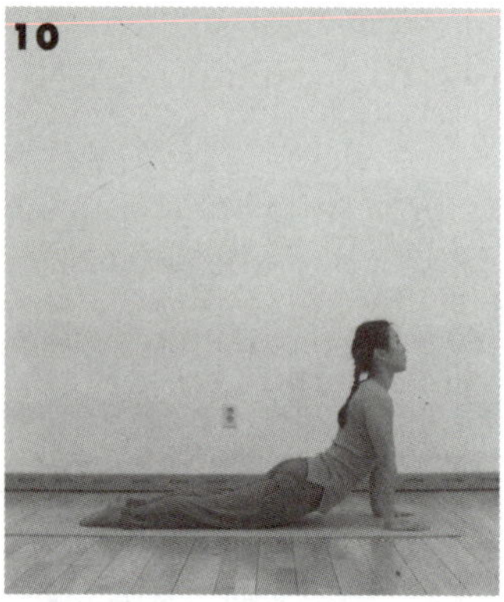

11

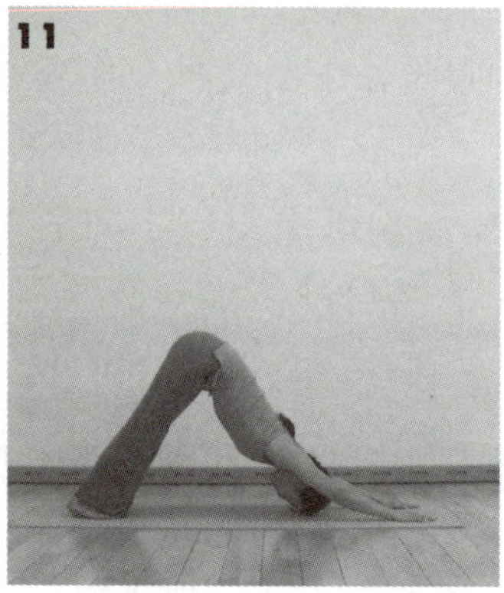

12

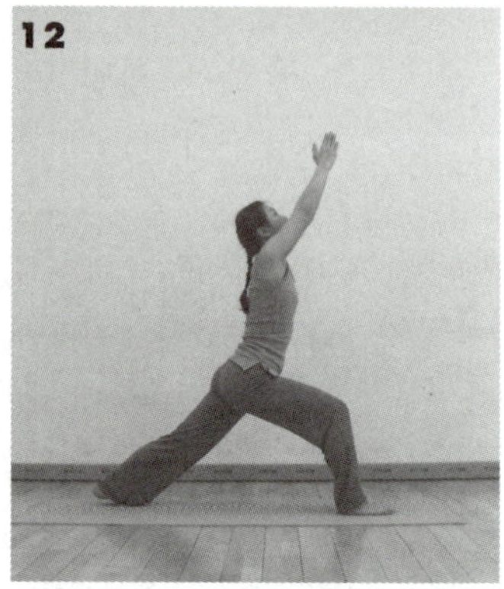

13

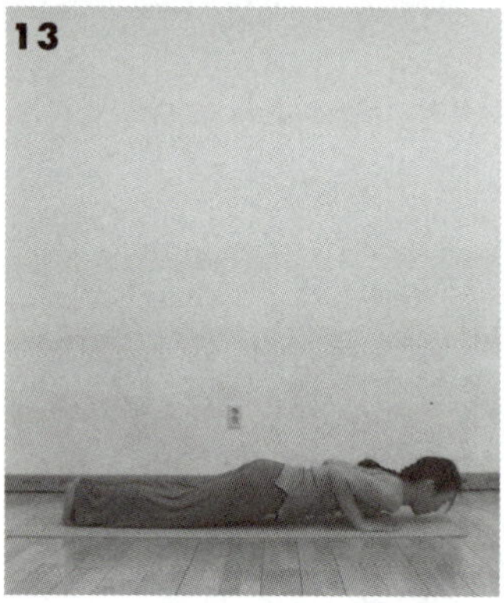

14

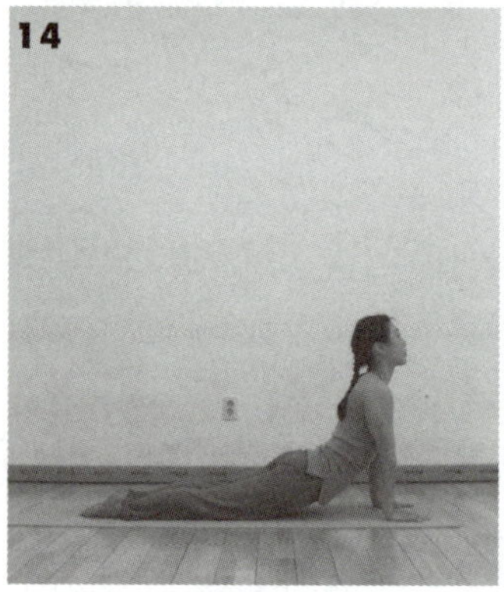

15

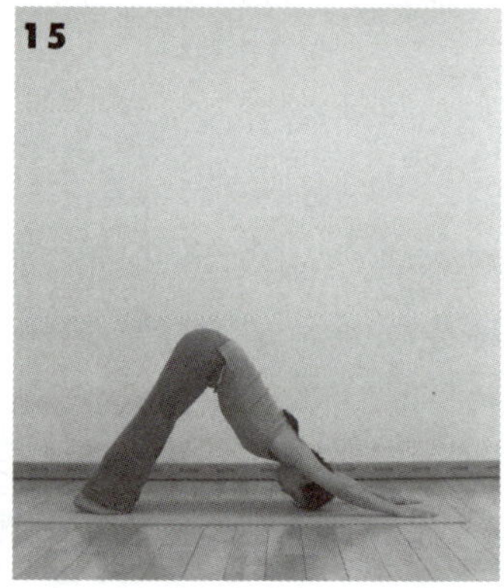

16

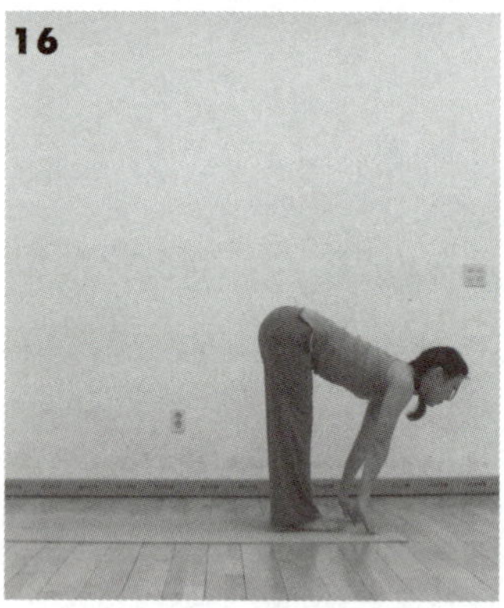

17

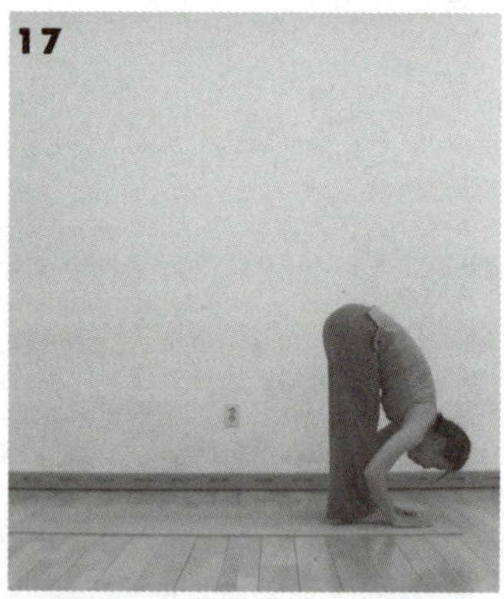

18

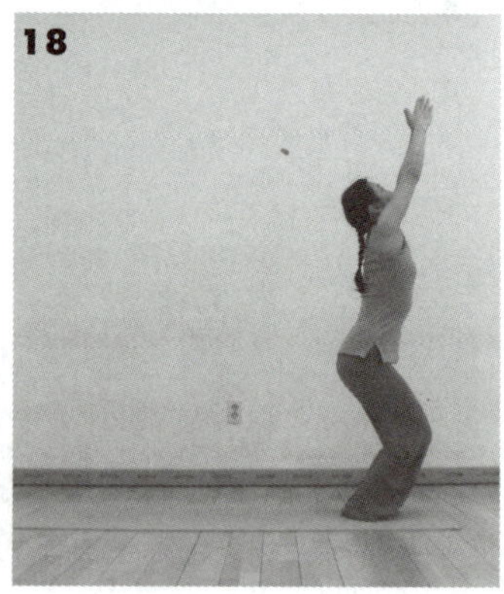

19

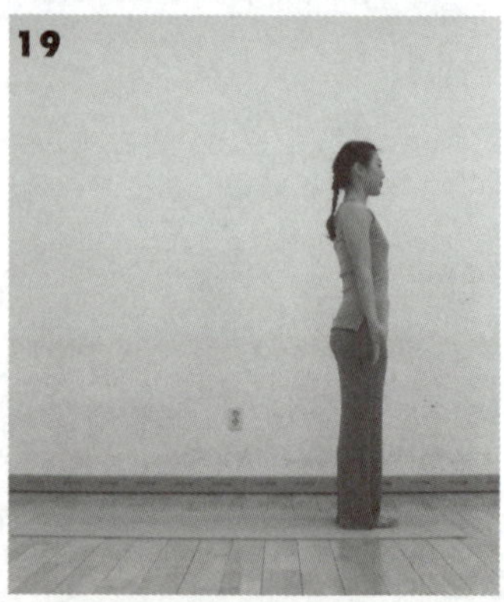

(1) 방법

· 그림1. 양쪽발에 무게를 고르게 두고 아랫배를 당기고 가슴을 넓게 두고 양손을 정면에 두고 바르게 선다.(Tadasana-타다사나)

· 그림2. 양쪽 무릎을 굽히고 숨을 들이마시며 양팔을 위로 뻗어 올리고 엄지손가락을 바라본다.(Utkatasana -우타나아사나)

· 그림3. 숨을 내쉬며 양팔을 바닥에 내려두고 아랫배를 허벅지와 가깝게 둔다.(Uttanasana-우타나아사나)

· 그림4. 숨을 들이 마시며 양쪽 손을 바닥에서 잡아당기듯 하고 가슴을 열어 등을 오목하게 만든다.(Uttanasana 2-우타나아사나 2)

· 그림5. 숨을 내쉬며 가슴을 내리고 두다리를 한 발씩 뒤로 길게 뻗은 뒤 양쪽 팔꿈치를 굽혀 가슴이 바닥에 닿지 않도록 내린다.(Chaturanga Dandasana-차투랑가 단다아사나)

· 그림6. 숨을 들이마시며 양쪽 손을 골반쪽으로 잡아당기듯 하고 가슴을 길게 뻗어 시선을 정면 혹은 천정에 둔다.(Urdhva Mukha Svanasana-우르드바 무타 스바나아사나)

· 그림7. 숨을 내쉬며 양쪽 발가락을 세우고 뒤꿈치를 바닥쪽에 내려두며 골반을 끌어올려 아랫배를 척추쪽을 잡아 당기고 가슴을 길게 연장 시킨다. (Adho Mukha Svanasana-아도 무카 스바나아사나)

· 그림8. 오른쪽 발을 양쪽 손 사이로 끌어와 내려두고 숨을 들이마시며 양쪽 팔을 위로 들어 가슴이 활짝 펴지도록 한다.(Virabhadrasana I-비라바드라아사나 I)

· 그림9. 숨을 내쉬며 양손을 바닥에 내려두고 다시 오른 쪽 다리를 뒤로 보낸 뒤 양쪽 팔꿈치를 굽혀 가슴이 바닥에 닿지 않도록 내린다.(Chaturanga Dandasana-차투랑가 단다아사나)

· 그림10. 숨을 들이마시며 양쪽 손을 골반쪽으로 잡아당기듯 하고 가슴을 길게 뻗어 시선을 정면 혹은 천정에 둔다.(Urdhva Mukha Svanasana-우르드바 무타 스바나아사나)

· 그림11. 숨을 내쉬며 양쪽 발가락을 세우고 뒤꿈치를 바닥쪽에 내려두며 골반을 끌어올려 아랫배를 척추쪽을 잡아 당기고 가슴을 길게 연장 시킨다.(Adho Mukha Svanasana-아도 무카 스바나아사나)

· 그림12. 왼쪽 발을 양쪽 손사이로 끌어와 내려두고 숨을 들이마시며 양쪽 팔

을 위로 들어 가슴이 활짝 펴지도록 한다.(Virabhadrasana I-비라바드라아사나 I)

· 그림13. 숨을 내쉬며 양손을 바닥에 내려두고 다시 오른 쪽 다리를 뒤로 보낸 뒤 양쪽 팔꿈치를 굽혀 가슴이 바닥에 닿지 않도록 내린다.(Chaturanga Dandasana-차투랑가 단다아사나)

· 그림14. 숨을 들이마시며 양쪽 손을 골반쪽으로 잡아당기듯 하고 가슴을 길게 뻗어 시선을 정면 혹은 천정에 둔다.(Urdhva Mukha Svanasana-우르드바 무타 스바나아사나)

· 그림15. 숨을 내쉬며 양쪽 발가락을 세우고 뒤꿈치를 바닥쪽에 내려두며 골반을 끌어올려 아랫배를 척추쪽을 잡아 당기고 가슴을 길게 연장 시킨다. 이 자세에서 호흡을 3-5회 유지한다.(Adho Mukha Svanasana-아도 무카 스바나아사나)

· 그림16. 양쪽 발을 하나씩 양팔사이로 끌어 온 뒤 숨을 들이 마시며 손바닥을 당기듯 가슴을 앞으로 열어 주고 등을 오목하게 만든다.(Uttanasana 2-우타나아사나 2)

· 그림17. 숨을 내쉬며 아랫배와 몸통을 허벅지에 내려둔다.(Uttanasana-우타나아사나)

· 그림18. 양쪽 무릎을 굽히고 숨을 들이 마시며 양팔을 들어올려 위로 뻗어 올리고 엄지 손가락을 본다.(Utkatasana -우타나아사나)

· 그림19. 양쪽 무릎을 펴고 숨을 내쉬며 양팔을 내려두고 정면을 바라본다.(Tadasana-타다사나)

6. Standing Poses

1) Utthita Trikonasana (웃티타 트리코나아사나)

1
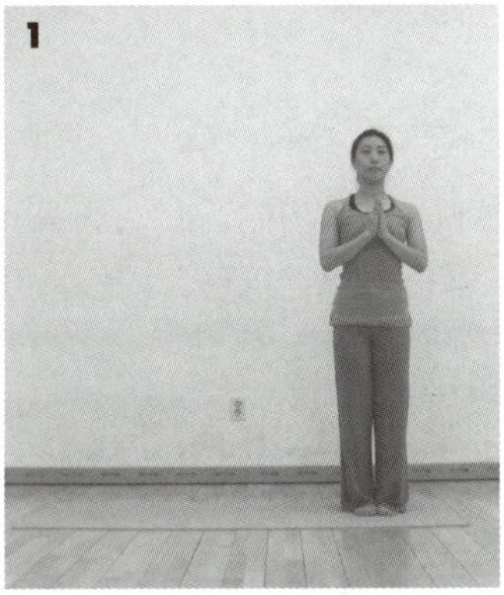

2
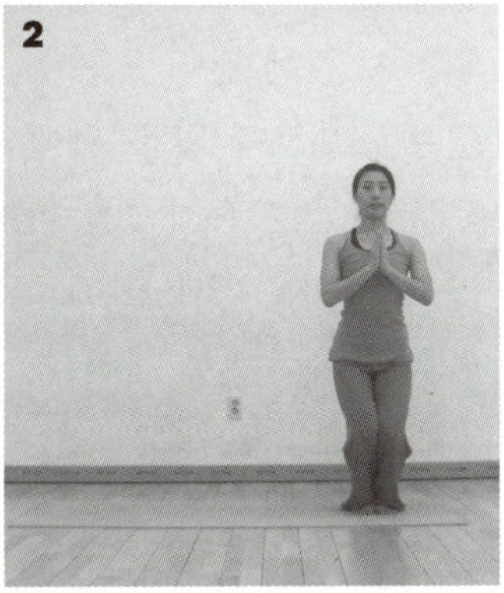

3
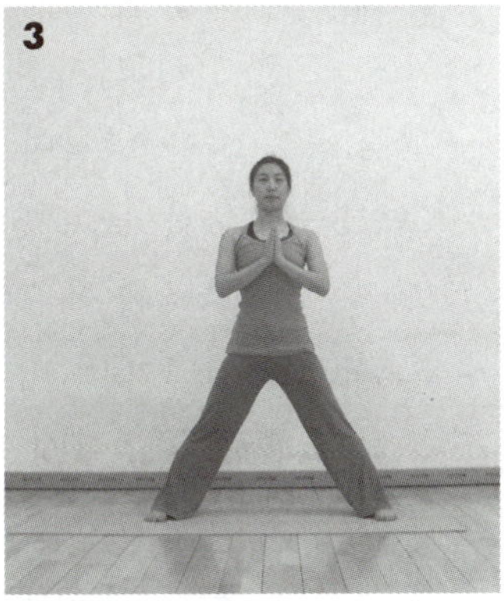

4
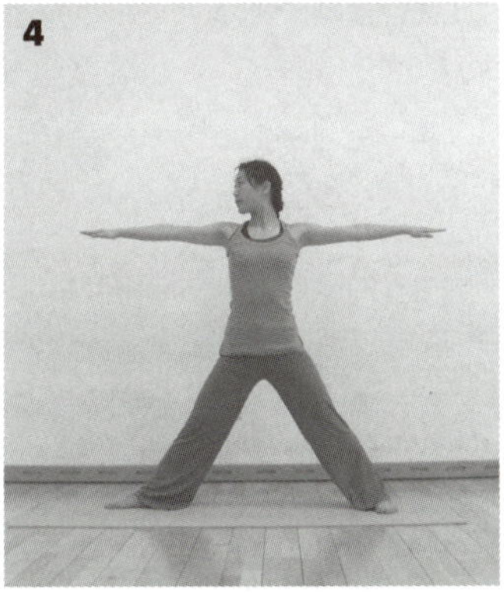

5
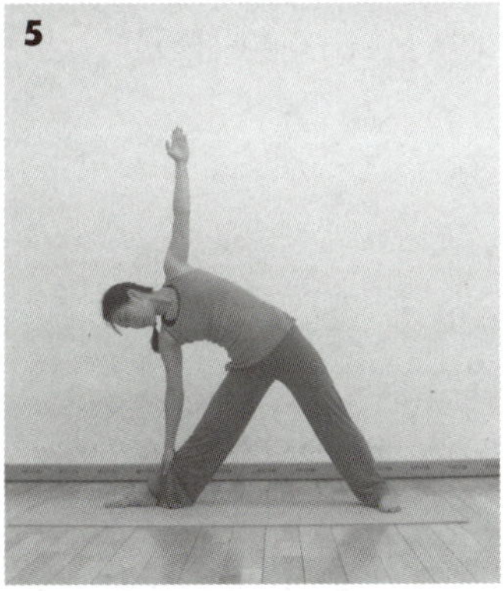

6
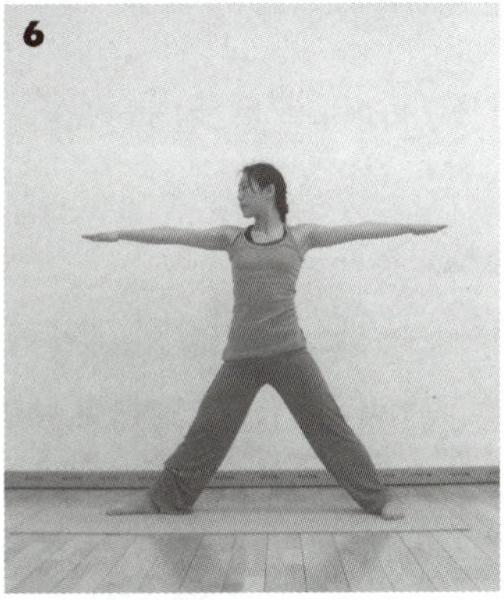

7
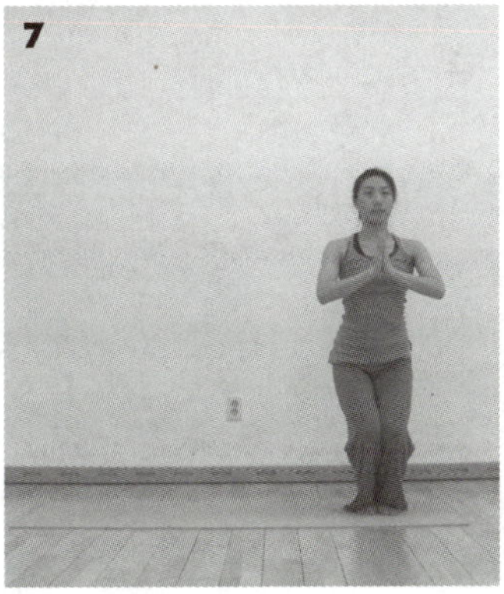

8
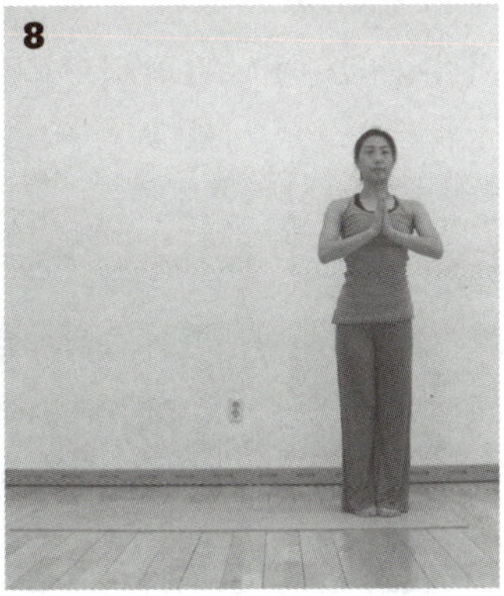

(1) 방법

· 그림1. 양쪽 뒷꿈치와 엄지발가락을 모아서 서고 아랫배는 당기고 가슴은 넓

게 두고 양손을 가슴앞에 둔다. (Tadasana-타다사나)

· 그림2. 숨을 내쉬며 양쪽 무릎을 굽힌다.

· 그림3. 양쪽 다리는 어깨의 두배 정도로 둔다.

· 그림4. 숨을 들이마시며 양 팔을 어깨선에 나란히 두고 오른쪽 발을 90도 회전 시키고 시선은 오른손 끝에 둔다.

· 그림5-1. 숨을 내쉬며 오른손을 오른쪽 발목 위에 내려둔다.

· 그림5-2. 숨을 들이마시며 왼손 엄지손가락을 바라본다. 이 자세에서 호흡을 3~5회 유지한다.(Utthita Trikonasana-웃티타 트리코나아사나)

· 그림5-3. 숨을 내쉬며 시선을 발목쪽으로 내린다.

· 그림6. 숨을 들이마시며 상체를 세워 양 쪽 팔을 수평에 두고 오른쪽 발을 정면으로 돌려 온다..

· 그림7-8. 숨을 내쉬며 두다리를 굽혀 두다리를 모아 서고 두팔을 가슴 앞에 모아 둔다.(Tadasana-타다사나)

· 반대쪽으로 진행한다.

(2) 효과

· 다리근육을 강하게한다.

· 다리와 엉덩이의 경직을 제거.

· 다리를 고르게 발달시킨다.

· 발목을 강화시키고 가슴을 발달시킨다.

2) Parivrtta Trikonasana (파리브리타 트리코나아사나)

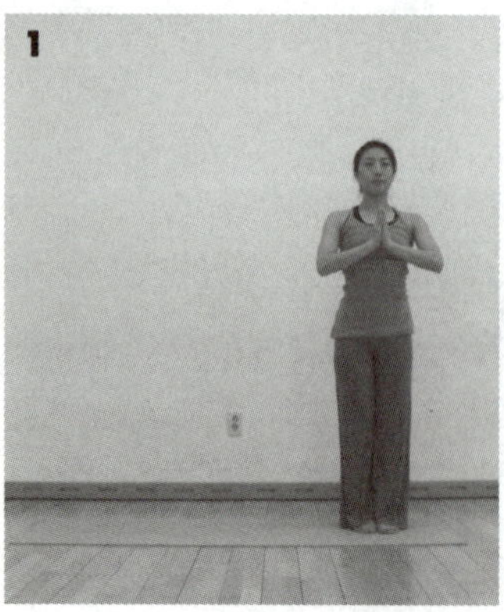

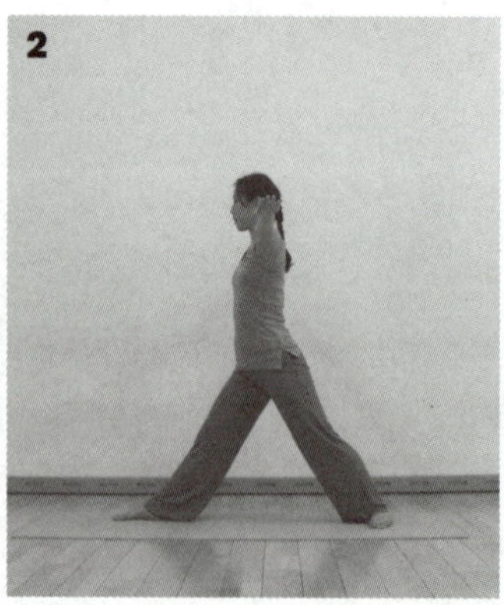

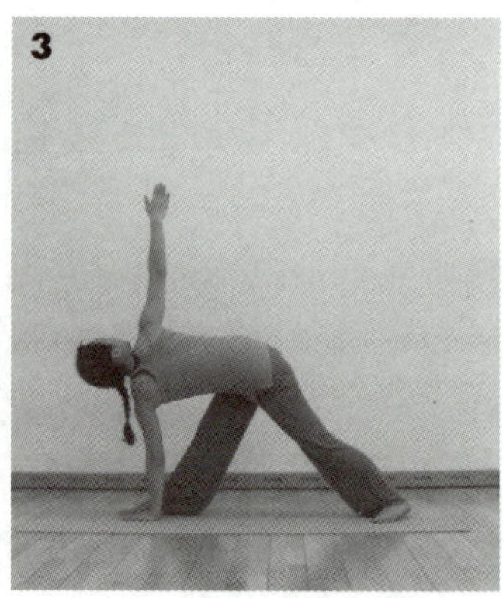

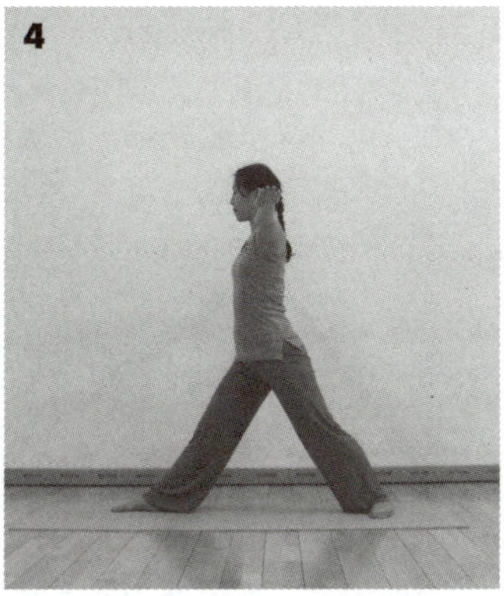

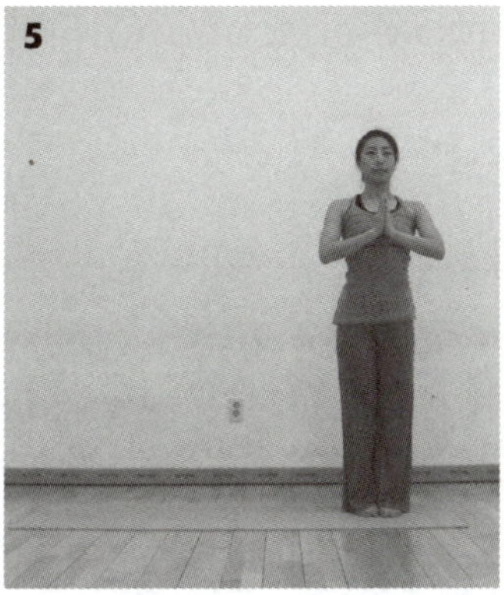

(1) 방법

· 그림1-1. 양쪽 뒷꿈치와 엄지발가락을 모아서 서고 아랫배는 당기고 가슴은 넓게 두고 양손을 가슴앞에 둔다. (Tadasana-타다사나)
· 그림1-2. 숨을 내쉬며 양쪽 무릎을 굽힌다.
· 그림1-3. 양쪽 다리는 어깨의 두배 정도로 둔다.
· 그림2. 숨을 들이마시며 몸통을 수평을 유지한체 오른쪽으로 회전시킨다.
· 그림3-1. 숨을 내쉬며 왼쪽 손을 오른발 옆에 내려둔다.
· 그림3-2. 숨을 들이마시며 시선을 오른손 엄지손가락에 두고 가슴을 넓게 편다. 이 자세에서 호흡을 3~5회 유지한다. (Parivrtta Trikonasana-파리브리타 트리코나아사나)
· 그림3-3.. 숨을 내쉬며 시선을 발목쪽으로 내린다.
· 그림4. 숨을 들이마시며 왼쪽팔을 들어올려 양팔을 수평으로 만든 후 몸통을 정면으로 회전시키고 오른발을 정면에 둔다.
· 그림5. 숨을 내쉬며 두다리를 굽혀 두다리를 모아 서고 두팔을 가슴 앞에 모아 둔다.(Tadasana-타다사나)
· 반대쪽으로 진행한다.

(2) 효과

· 넓적다리, 종아리, 오금의 근을 유연하고 강하게 함.
· 척추와 등의 근육이 원활하게 기능하게 됨.
· 복부기관을 원활히 해 주고 엉덩이 근육이 강화됨.

3) Utthita Parsvakonasana (웃티타 파르스바코나아사나)

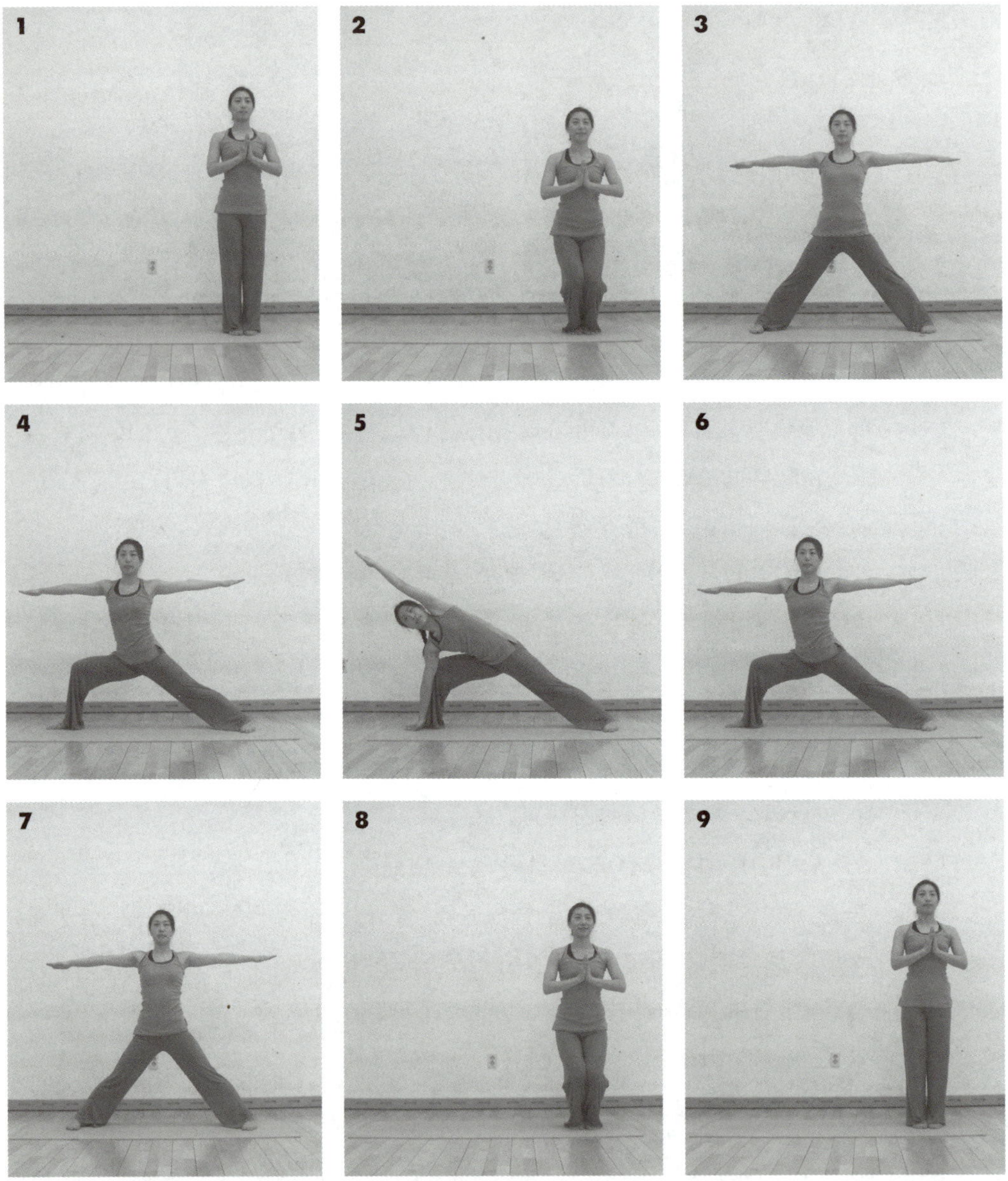

(1) 방법

· 그림1. 양쪽 뒷꿈치와 엄지발가락을 모아서 서고 아랫배는 당기고 가슴은 넓게 두고 양손을 가슴앞에 둔다. (Tadasana-타다사나)

· 그림2. 숨을 내쉬며 양쪽 무릎을 굽힌다.
· 그림3-1. 양쪽 다리는 어깨의 두배보다 조금 넓게 둔다.
· 그림3-2. 숨을 들이마시며 양 팔을 어깨선에 나란히 두고 오른쪽 발을 90도 회전 시킨다.
· 그림4. 숨을 내쉬며 오른쪽 무릎을 굽힌다.
· 그림5-1. 숨을 들이마시며 왼팔을 왼쪽귀옆까지 진행시키고 시선은 정면 혹은 왼손 엄지손가락을 본다. 이 자세에서 호흡을 3~5회 유지한다.
· 그림5-2. 숨을 내쉬며 시선을 오른쪽 바닥에 내려둔다.
· 그림6,7. 숨을 들이마시며 상체를 세워 두팔을 나란히 수평에 두고 오른쪽 무릎을 편다음 오른발을 정면에 둔다.
· 그림8, 9. 숨을 내쉬며 두다리를 굽혀 두다리를 모아 서고 두팔을 가슴 앞에 모아 둔다.(Tadasana-타다사나)
· 숨을 고른후 반대쪽으로 진행한다.

(2) 효과
· 발목, 무릎, 넓적다리를 강하게 해주고, 가슴을 발달시킨다.
· 허리와 엉덩이의 지방을 없애주고 좌골신경통과 관절통에 효과적이다.

4) Vrksasana (브릭샤아사나)

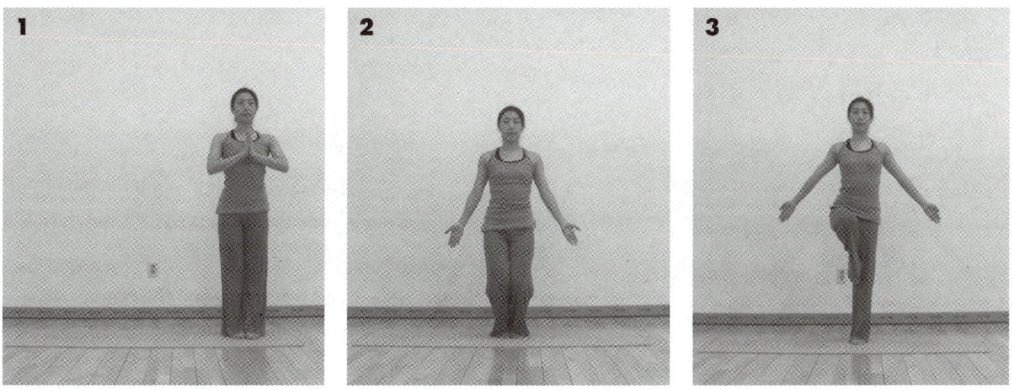

4

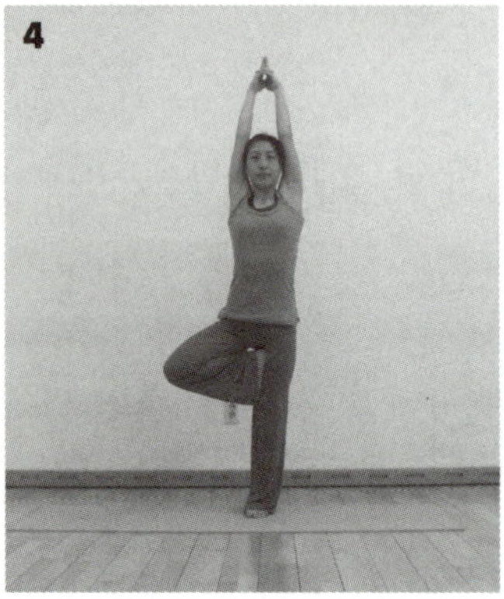

5

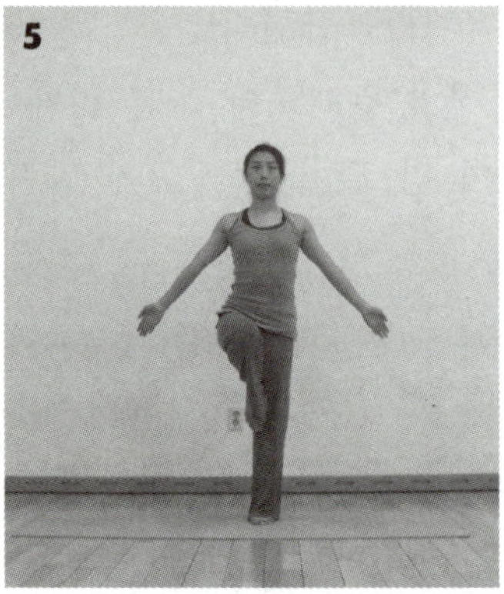

6

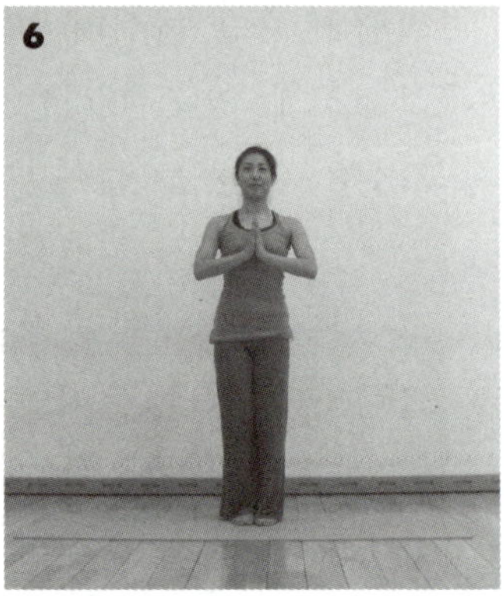

(1) 방법

· 그림1. 양쪽 뒷꿈치와 엄지발가락을 모아서 서고 아랫배는 당기고 가슴은 넓게 두고 양손을 가슴앞에 둔다. (Tadasana-타다사나)

· 그림2. 숨을 내쉬며 양팔을 벌리고 두 무릎을 굽힌다.

· 그림3. 오른쪽 발을 들어올려 왼쪽 허벅지 안쪽 깊숙이 발바닥을 밀착시키다.

· 그림4. 숨을 들이마시며 양팔을 들어올려 하늘을 향하게 하고 가슴을 넓게 펴준다.이 자세에서 호흡을 3~5회 유지한다.

· 그림5. 숨을 내쉬며 팔을 내리고 오른쪽 무릎을 정면으로 돌려 내려둔다.

· 그림6. 숨을 들이마시며 두손을 가슴앞에두고 호흡을 고른후 반대쪽으로 진행한다.

(2) 효과

· 다리근육을 발달시킨다.

· 균형감각과 평형감각이 길러진다.

7. Sitting Poses

1) Marichyasana III (마리챠아사나)

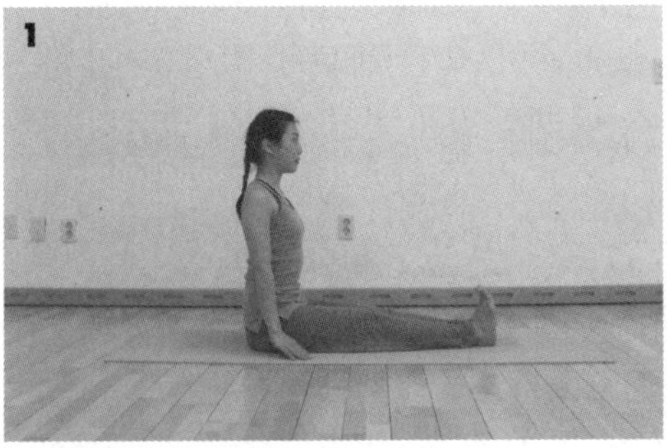
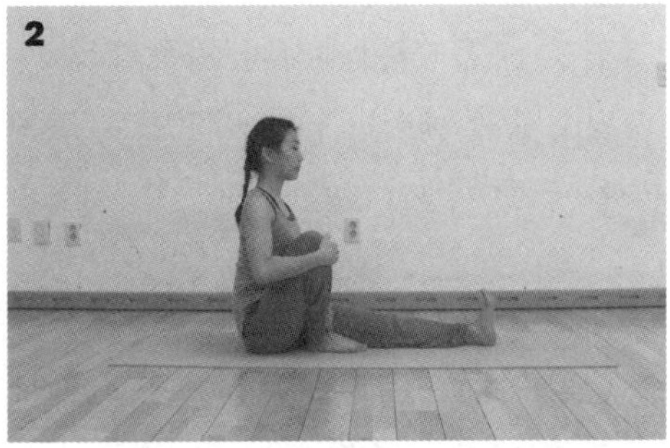
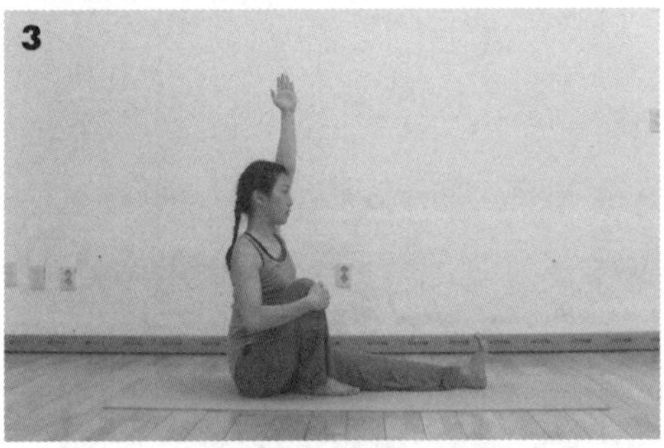
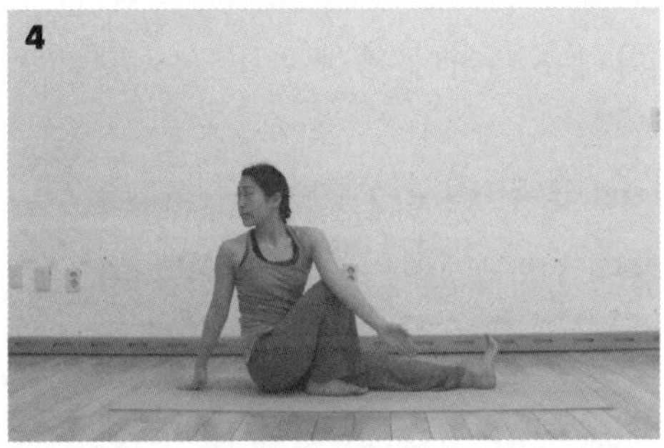
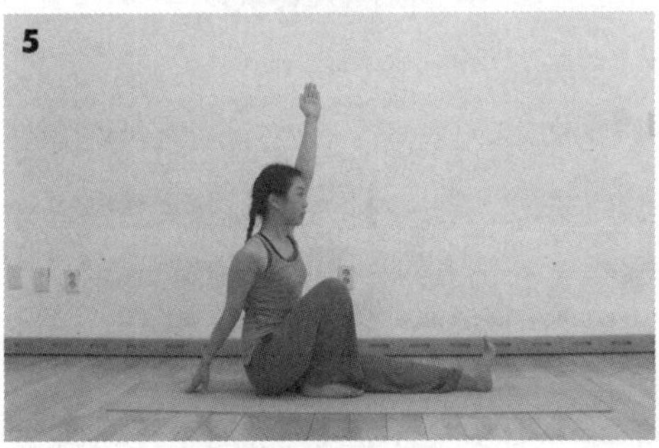
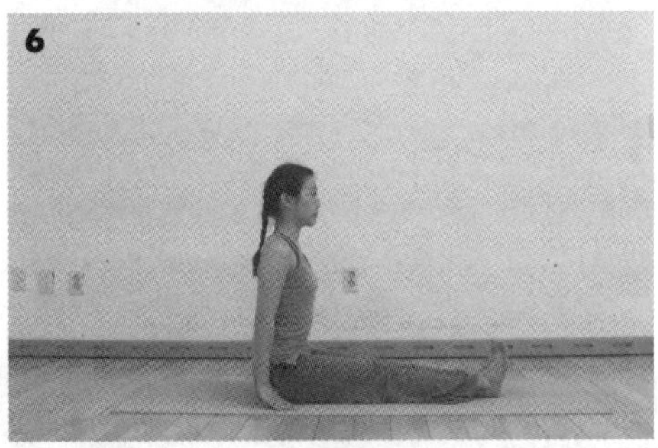

(1) 방법

· 그림1. 다리를 정면에 두고 양팔을 엉덩이 옆에 바닥에 내려두고 가슴을 활짝 펴 정면을 바라본다.(Dandasana-단다아사나)

· 그림2. 오른쪽 무릎을 가슴쪽을 끌어당겨 발 뒤꿈치를 엉덩이에 가깝게 둔다.

· 그림3. 숨을 들이마시며 왼쪽 팔을 위로 들어올린후 몸 통을 오른쪽을 회전 시킨다.

· 그림4-1. 숨을 내쉬며 왼쪽팔을 오른쪽 무릎 밖에 둔다.

· 그림4-2. 숨을 들이마시며 턱을 오른쪽 어깨위에 두고 가슴을 넓게 편다. 이 자세에서 호흡을 3~5회 유지한다.

· 그림4-3. 숨을 내쉬며 턱을 아래쪽으로 돌려 정면으로 돌려온다.

· 그림5. 숨을 들이마시며 왼쪽팔을 위로 들어올려 가슴을 넓게 편다.

· 그림6. 숨을 내쉬며 팔을 바닥에 두고 오른쪽 다리를 길게 뻗어 바르게 앉는다.

· 숨을 고른 후 반대쪽으로 진행한다.

(2) 효과

· 등의 통증, 요통, 엉덩이의 통증을 사라지게 한다.

· 간장과 비장은 수축되어 활성화 됨.

· 어깨가 빠거나 관절이 어긋난 것이 치료됨.

2) Arm stretch

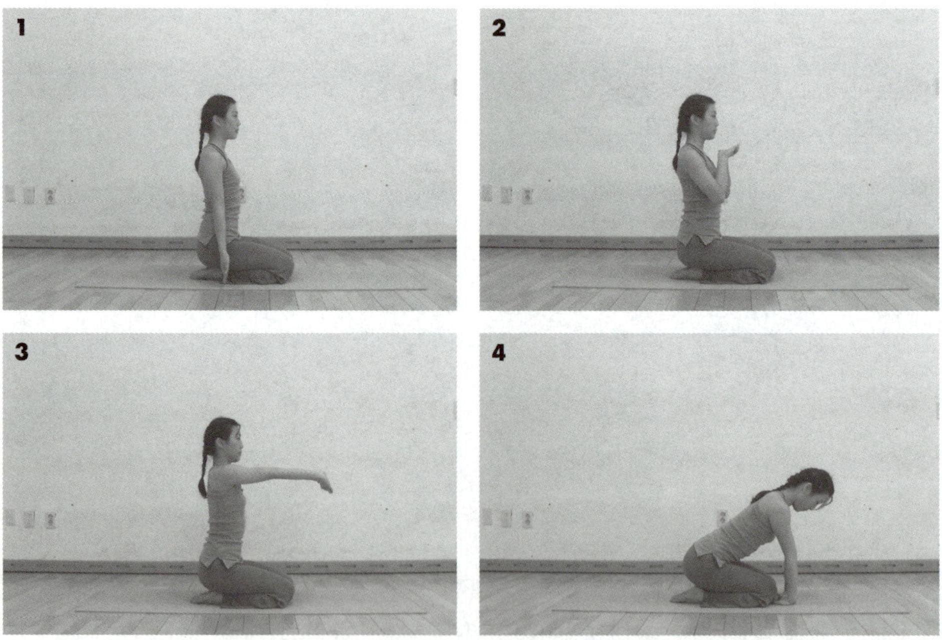

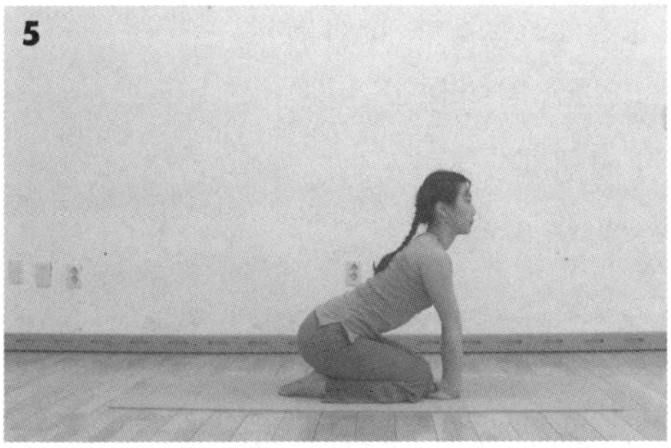
5

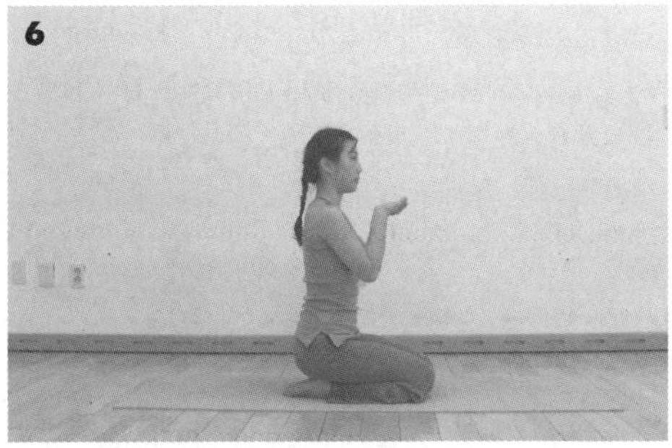
6

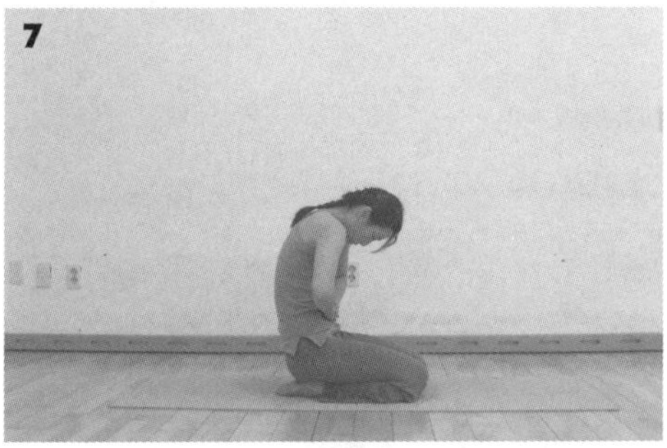
7

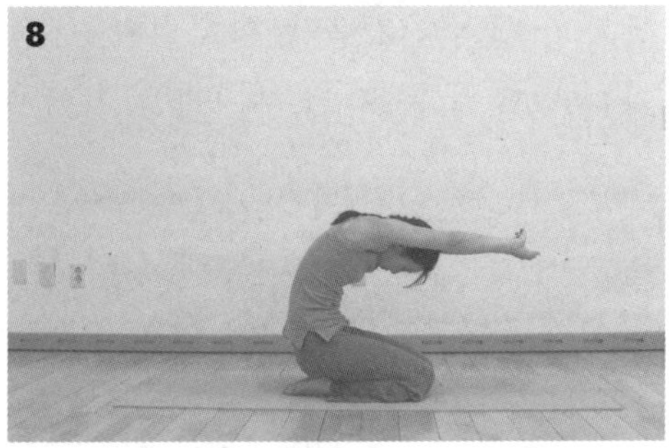
8

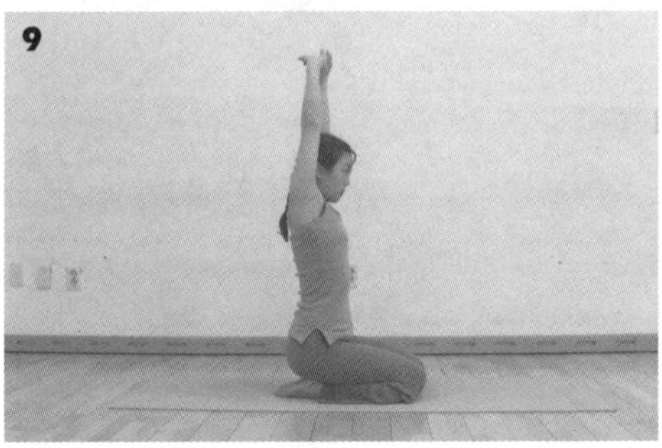
9

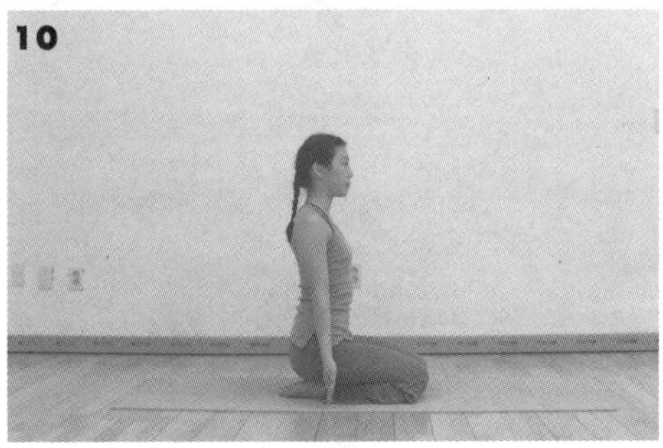
10

(1) 방법

· 그림1. 두무릎을 꿇고 앉는다.

· 그림2. 숨을 들이마시며 양손을 가슴앞으로 모아 깍지를 끼워 손바닥이 하늘을 향하게 둔다.

· 그림3. 숨을 내쉬며 양손을 엄지손가락이 바닥을 향하게 하고 손바닥을 정면으로 길게 밀어준다.

· 그림4,5. 양쪽 손바닥을 무릎 앞쪽에 내려두고 가슴을 들어 시선을 정면에 둔다. 이 자세에서 호흡을 3-5회 정도 유지한다.

· 그림6,7. 숨을 들이마시며 양쪽 손을 들어올려 가슴앞에서 회전시킨다.

· 그림8. 숨을 내쉬며 손바닥을 정면으로 길게 밀어내고 시선은 배꼽에 두고 등

을 길게 밀어낸다. 이 자세에서 호흡을 3-5회 유지한다.

· 그림9. 숨을 들이마시며 양손바닥을 하늘위로 밀어내고 턱은 가슴쪽으로 당긴다. 이 자세에서 호흡을 3-5회 유지한다.

· 그림10. 숨을 내쉬며 양손을 풀어 바닥쪽에 내려둔다.

(2) 효과

· 손목과 어깨 관절을 유연하게 한다.

· 목과 어깨의 긴장을 완화시킨다.

· 가슴 발달을 돕고, 복부기관을 자극시킨다.

3) Hero Pose(variation)

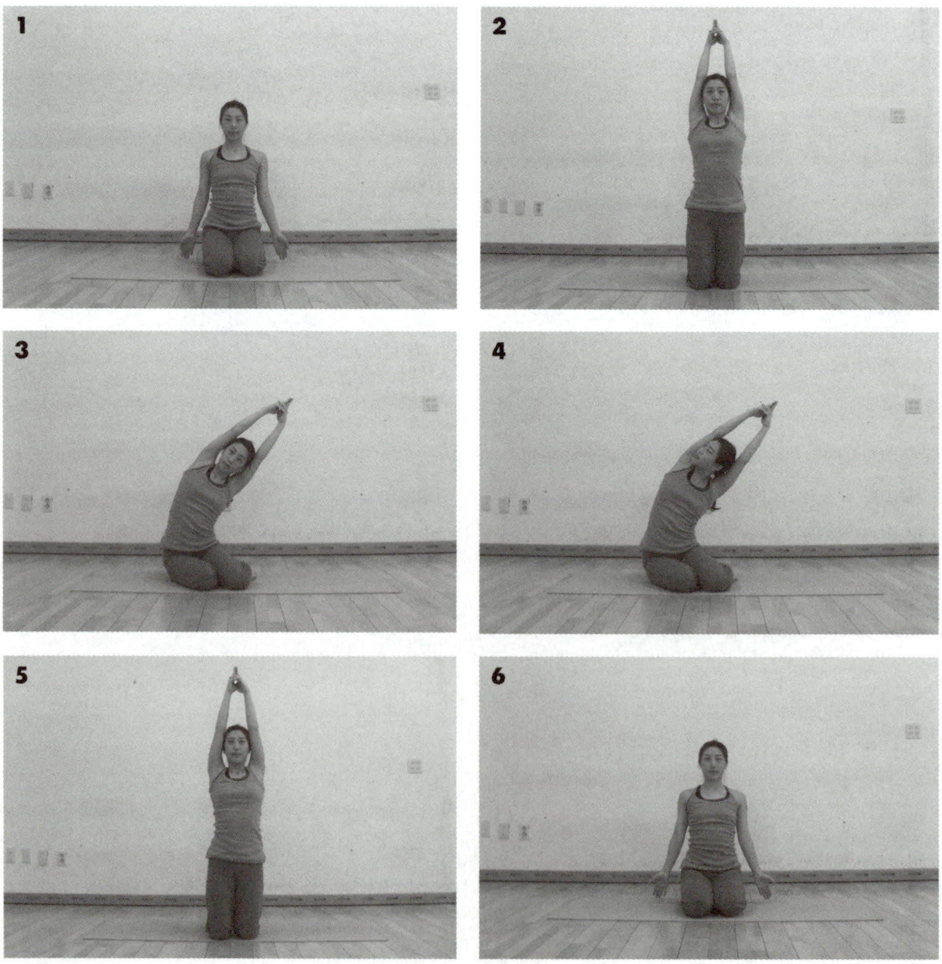

(1) 방법

· 그림1. 두 무릎을 꿇고 앉는다.
· 그림2. 숨을 들이마시며 골반을 들어 양쪽팔을 위로 들어올려 손을 모은다.
· 그림3. 숨을 내쉬며 골반을 오른쪽을로 내려둔다.
· 그림4. 숨을 들이마시며 가슴을 길게 열고 시선을 오른쪽으로 열어둔다. 이 자세에서 호흡을 3-5회 유지한다.
· 그림5. 숨을 들이마시며 체중을 끌어와 중앙에 골반을 들어 올린 모양으로 둔다.
· 그림6. 숨을 내쉬며 두 무릎을 꿇고 앉는다.
· 숨을 고른후 반대쪽을 진행한다.

(2) 효과

· 좌골신경통 완화에 도움을 준다.
· 간장, 비장 기증을 활성화하여, 소활불량과 변비에 효과적이다.

4) Trianga Mukhaikapda Paschimottanasana (트리앙가 무카이파다 파스치모타나아사나)

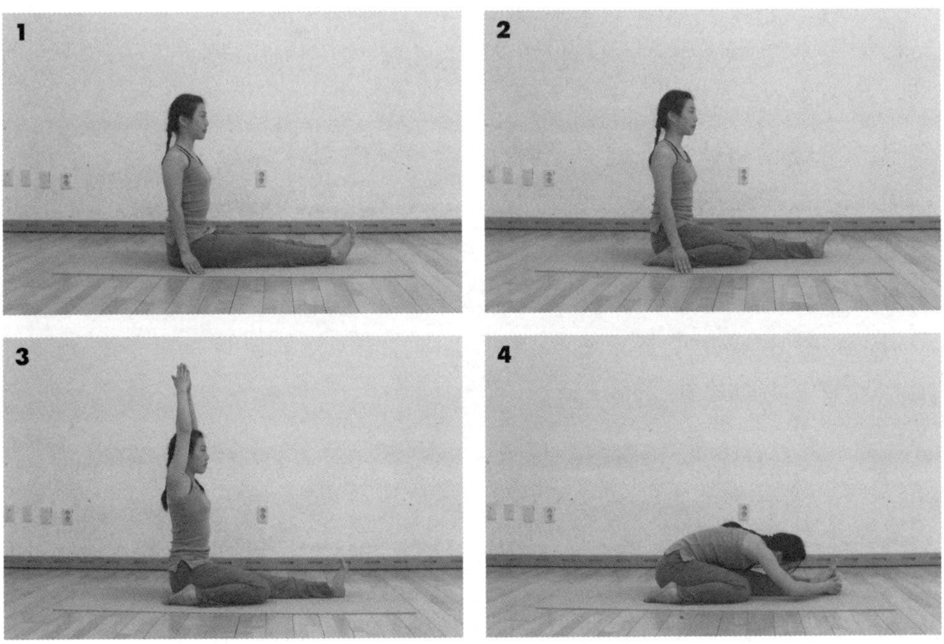

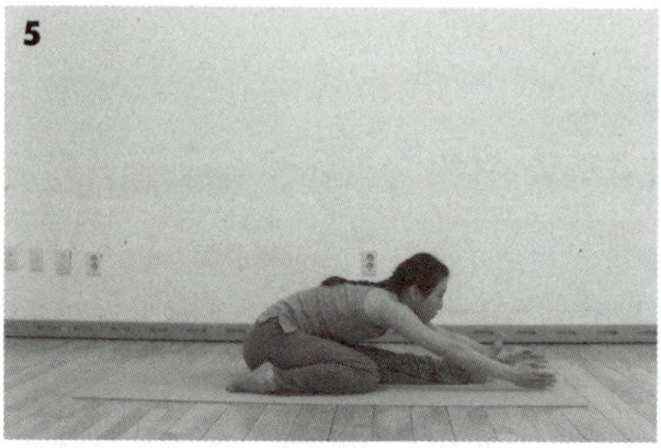
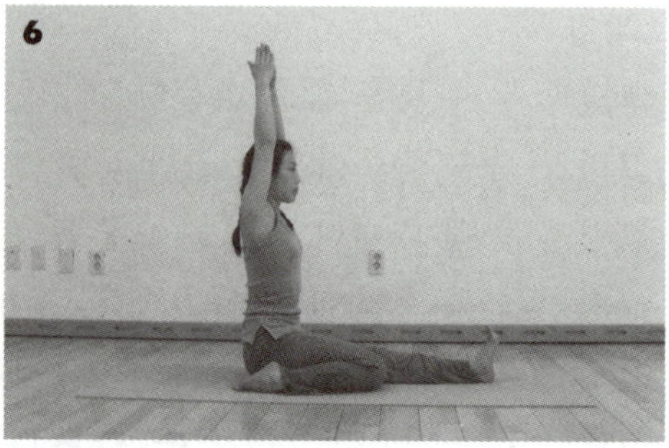
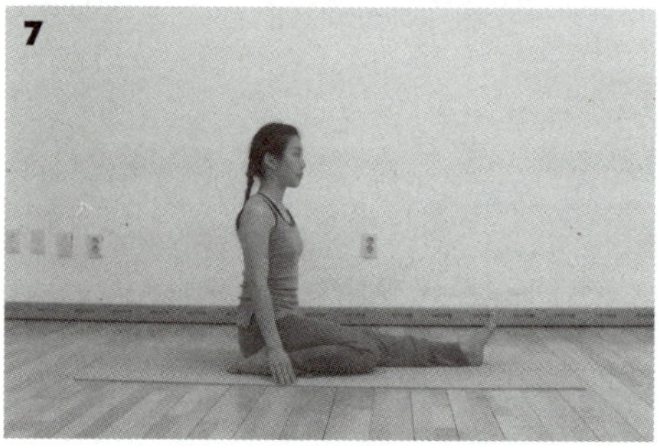
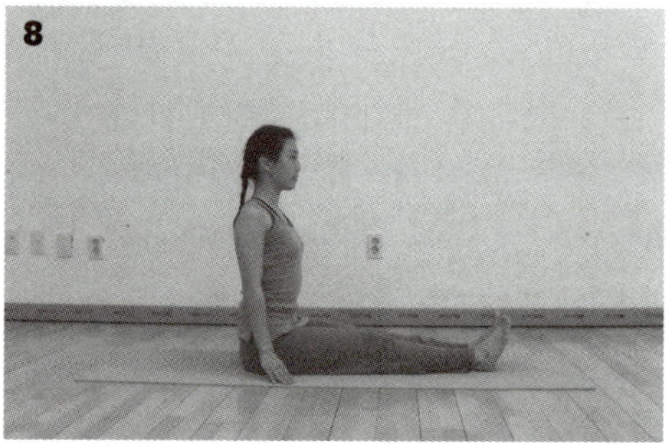

(1) 방법

· 그림1. 다리를 정면에 두고 양팔을 엉덩이 옆에 바닥에 내려두고 가슴을 활짝 펴 정면을 바라본다.(Dandasana-단다아사나)

· 그림2. 오른쪽 다리를 들어 발 뒤꿈치를 오른쪽 엉덩이 쪽으로 끌어오고 두 무릎은 가깝게 둔다.

· 그림3. 숨을 들이마시며 양 쪽 팔을 위로 들어 올린다.

· 그림4,5. 숨을 내쉬며 양쪽 팔을 앞으로 쭉 뻗어 왼쪽 발바닥 앞에 모아둔다. 이 자세에서 호흡을 3~5회 유지한다.

· 그림6. 숨을 들이마시며 양쪽 팔을 위로 들어 올린다.

· 그림7,8. 숨을 내쉬며 양쪽 팔을 바닥에 내려두고 오른쪽 다리를 길게 뻗는다.

· 숨을 고른후 반대쪽을 진행한다.

(2) 효과

· 평발에 효과적이다.

· 발목과 무릎이 삔 것을 치료해준다.

· 복부기관을 좋은 상태로 하여 그 기능을 활성화시킨다.

참고문헌

강관희 외 5인(2000), 사회체육실기종목Ⅰ, 서울 : 교학연구사.

김상국 외 7인(1995), 운동과 건강, 서울 : 대한미디어.

김남수 외 5인(2000), 사회체육실기종목Ⅲ, 서울 : 교학연구사.

김수미(2006), "동기-운동환경 2요인적 관점의 휘트니스 클럽 유지 구조모형 연구", 경희대학교 박사학위 논문.

김종문 · 엄화순(2001), 댄스스포츠, 서울 : 도서출판 21세기교육사.

문교부(1973), 체육원리, 서울 : 서울신문사출판국.

박승원 · 윤정희(2000), 댄스스포츠와 포크댄스, 서울 : 학문사.

박윤빈 외 6인(2000), 사회체육실기종목Ⅱ, 서울 : 교학연구사.

박일준 외 2인(1993), 포크댄스와 에어로빅스, 서울 : 학문사.

박창영(2000), 레저레크리에이션 이론과 실제, 서울 : 일신서적출판사.

서울아산병원 스포츠건강의학팀(2007), 우리집 운동 닥터, 서울 : 기본 의학서적.

이순원 · 최병일역(1999), 알레느무어의 볼룸댄싱, 서울 : 도서출판 금광.

이영숙(1999), 에어로빅스 운동과학의 이론과 실제, 서울 : 도서출판 21세기 교육사.

이은정(2005), "스포츠센터 이용자의 소비자 만족 향상을 위한 관계 마케팅에 관한 연구", 경희대학교대학원, 석사학위 논문.

이정숙 · 장경태역(1994), 여성체육, 서울 : 대한미디어.

이정아(2004), "스포츠센터의 유형에 따른 이용만족도 및 구매 후 행동의 관계", 국민대학교대학원, 석사학위 논문.

정연옥(2003), 휘트니스&에어로빅스 이론과 실제, 서울 : 도서출판 홍경

진영수 외 25명(1998), 스포츠의학, 서울 : 도서출판 홍경.

최명희(2006), 행복을 주는 요가, 서울 : 일조원 P&P

하지원 · 이홍구(1998),"Fishbein의 태도모델에 의한 스포츠 소비자 행동 예측", 한국스포츠산업경영학회지.

한경희(1991), 생활체육, 서울 : 한양대학교출판원.

한경희(1998), 스포츠 사회학, 서울 : 교학연구사.

한경희 외 3인(1996), 현대체육개론, 서울 : 도서출판 금광.

한국게이트볼협회(2007), 공식 게이트볼 경기규칙, 서울 : 한국게이트볼협회.

한국레크리에이션협회(1989), 레크리에이션 지도서, 서울 : 보경문화사.

한국사회체육학회(1991), 사회체육개론, 서울 : 교학연구사.

한국에어로빅스건강과학협회(1990), 에어로빅스 운동과학, 서울 : 보경문화사.

한혜원 · 김영미(2001), 스스로 배우는 스포츠댄스, 서울 : 대한미디어.

현천스님 편저(B.K.S이행기)(2005), 요가디피카, 서울 : 법보신문사.

홍기삼(1990), 볼룸댄스(초급편), 서울 : 동산출판사.

홍양자 외 3인(1995), 현대사회의 건강과 운동, 서울 : 21세기 교육사.

홍영표 보디빌딩연구소(2000), 보디빌딩웨이트트레이닝, 서울 : 홍영표 보디빌딩연구소.

川村英男(1996), 體育原理, 東京 : 杏林書院.

川村奉雄(1960), 體育原論, 東京 : 大修館書店.

永川康宏(1983), 體育原論, 東京 : 不昧堂出版

今村吉嘉雄 · 宮細虎彦(1976), 新修體育大事典, 東京 : 不昧當書店.

川口智久(1983), 現代 Sports論, 東京 : 大修館書店.

Baley, James A. and Field, David A.(1976), Physical Education and The Physical Educator, Boston : Allyn and Bacon, Inc.

Barrow, Harold M.(1983), Principles of Physical Education, Philadelphia : Lea and Febiger.

Brownel, C. L and Hagman, E. P(1951), Physical Education Foundation and Principles, New York : McGrow-Hil Book Co.

Bucher, Charles A.(1975), Foundation of Physical Education, Saint Louis : The C.V. Mosby Company.

Butler, Merle D. and Welton, Johnny W.(1983), Illustrated Softball Rules, Shicago : Contemporary Books Inc.

Cheffers, John and Evaul, Tom (1978), Introduction to Physical Education, Englewood Cliffs, New Jersey : Prentice- Hall, Inc.

Choudhury B. and Others(1999), Bikrams Beginning Yoga Class, Penguin Group USA.

Cooper, Kenneth H.(1981), The New Aerobics, New York : M. Evans and Company, Inc.

Drowatzky, John N.(1975), Motor Learning, Minneapolis, Minnesota : Burgess Publishing Company.

Drowatzky, John N. and Amstrong, Charles W.(1984), Physical Education, Englewood Cliffs, N.J : Prentice-Hall, Inc.

Freeman, William H.(1982), Physical Education and Sport in A Changing Society Minneapolice, Minnesota : Burgess Publishing Company.

Mumrow, A. D.(1972), Physical Education A Discussion of Principles, New York : G.Bell and Sons LTD.

Nixon, J. E. and Cozens, F. W.(1952), An Introduction to Physical Education, Philadelphia : W.B Sounders Co.

Walter Laird(1998), Technique of Latin Dancing, Chapman Graphics Corporation Limited Printed in England.

Williams J. F.(1956), The Principles of Physical Education, Philadelphia : W. B. Sounders Co.

Wood, J. D. and Cassidy, R. F.(1927), The New Physical Education, New York : The Macmillan Co.

웰빙스포츠 & 댄스

2008년 3월 3일 초 판 발행
2009년 2월 15일 개정판 발행
2011년 3월 15일 개정판 2쇄

지은이 한경희 · 김병화 · 임호남 · 유실 · 김광래 · 김수미
펴낸이 양철문
펴낸곳 교학연구사
서울특별시 마포구 공덕동 105-67
전 화 (02)717-3554(영업부)
(02)703-1140(편집부)
팩 스 (02)717-3567

등록번호 제10-17호(1980. 4.14)
가 격 10,000원

ISBN 978-89-354-0394-3 93690